大是文化

薄世寧
醫學通識

全國醫護與零醫學基礎者傳閱的第一線醫生搶命筆記，
做自己和家人的健康守護者。

北京大學臨床醫學博士、
北京大學第三醫院
重症醫學科（ICU）19年臨床經驗
薄世寧 ——著

CONTENTS

第二章 人，為什麼會生病

第三章 怎麼看病，很重要

CONTENTS

推薦序一

人人都需要知道的醫學常識

臺大醫師、YouTube頻道「蒼藍鴿的醫學天地」創辦人／吳其穎醫師

「醫學通識課」絕對是人生中必修的課程之一。什麼是醫學通識？舉凡能夠促進個人健康的相關知識，例如人體基本的生理現象、疾病的成因、藥物相關知識與使用原則、嚴重疾病的症狀及警訊，甚至是如何與醫護人員有效率的溝通，都可以算在醫學通識的範疇裡面。對於醫學通識課的相關內容越理解，對於自身健康的掌握就越能駕輕就熟。

但很不幸的，臺灣的義務教育對於醫學通識課並無太多著墨。即使是國小、國中的健康教育課，也多半是教導學生對於兩性關係的認識；高中即使有相關課程，恐怕在升學體制的影響下，已淪為另一堂教導「數學」或「物理」的衝刺班。

我曾在網路上做過調查，發現絕大多數臺灣民眾的醫學知識並非由書本中獲得，而是以網路以及診間的醫護人員為最大宗來源，這或許暗示了兩個非常大的問題：

其一，網路上的醫療資訊真真假假，尤其近幾年在 LINE 群組或ＦＢ社群瘋狂轉傳的農場文章，內容往往真偽難辨。許多民眾誤信其中內容而未再進一步查證，最終直接或間接傷害了自己的健康。

其二，診間的醫護人員能提供專業且正確的醫療知識。但能夠接收到這些知識的人，往往已經生病了，才會到診間報到。因此對於大部分未進到醫療院所的人們而言，想要第一手獲取實用且正確的醫療知識，簡直難上加難。

也因此，我於二〇一七年創立了 YouTube 醫學頻道，以及於二〇一八年底出版了《九〇％攸關性命的醫學常識，沒有人教》一書，即是想在臺灣推廣醫學通識，並讓人們了解醫學知識的重要性，出版之後大受好評。而薄世寧醫師在北京大學第三醫院重症醫學科（ＩＣＵ）工作十九年，更有「北京大學抗『非典』（ＳＡＲＳ）英雄」的稱號。他出版此書的理念與我不謀而合：醫生能救的人有限，若到病入膏肓時才到醫院，即使神醫如扁鵲亦束手無策；但如果每個人都能接觸一次「簡明醫學院」，並掌握基礎的醫學知識，那不僅能預防生活中常見的疾病，更能有效促進自身的健康。

本書以醫學通識的理念出發，為讀者細細剖析了基礎生理學、病理學、藥理學、流行病學、實證醫學，及公共衛生的相關概念。書中的講解深入淺出，即使無相關背景的人閱讀起來亦不困難。在此誠摯推薦予所有在乎身體健康的人們。

推薦序二

每個人都必修的醫學院課程

「Dr.Bird」粉專版主／怪醫鳥博士

不久前，鳥博士到外縣市的某醫學中心探訪一位朋友。搭電梯時，電梯裡一位「體重顯然超重」的伯伯，正坐在輪椅上，跟他的傳送人員閒聊。因為密閉空間，講得又很大聲，內容又剛好和泌尿科有關，鳥博士就留意了一下。

臉顯得浮腫的伯伯不滿的對那位傳送人員說：「我本來只是糖尿病，前陣子腰痛發燒，結果泌尿科說是腎臟結石發炎，就把那顆腎臟切掉了，搞得我現在身體這麼虛弱，連路都沒辦法走……。」

傳送人員說：「腎臟結石？不是該看腎臟科嗎？怎麼會看泌尿科？泌尿科只管排尿的，不是嗎？」

伯伯說：「你就知道，一開始就看錯科也沒講，遇到這些蒙古大夫，白挨了一刀，真是……。」

這時，樓層到了，他們就邊碎碎唸邊推出電梯。留在電梯裡的鳥博士，不禁為他的泌尿主治醫師叫屈啊！

事實上，他看泌尿科是正確的，因為腎結石本來就有可能需要外科方面的治療，所以是由泌尿科處理。如果他先看腎臟科，檢查完之後確定是腎結石，也會轉診給泌尿科做後續的治療。而且以目前的醫療水準，腎結石還會發炎到需要切除腎臟，其原因很可能有幾個：

1. 糖尿病控制不良，造成腎臟已經感染到快要敗血症。
2. 結石堵塞尿路太久，腎臟其實已經沒有功能了。
3. 發現了什麼可能的病變，避免惡化須切除。

不管哪種可能，醫生都是為了救他命，才會做切除腎臟的決定。那這中間的環節，是哪裡出了問題，讓在這麼先進的醫學中心就醫的伯伯，居然會以為自己是遇到庸醫，白挨一刀？

顯然醫病雙方在「基本醫學知識」認知上有巨大的落差，是造成這種狀況的重要原因。如果有人能讓伯伯先知道：腎結石看泌尿科沒錯；糖尿病人的體重過重，血糖會難以控制；血糖沒控制好，很容易嚴重感染；腎臟結石嚴重感染，很可能變成敗血症休克死亡；結石阻塞太久，腎臟可能早已沒功能了；腎臟壞了，不切除，可能導致更嚴重病變……相信他就可以理解，醫生不得已切除他腎臟，其實是為了保住他性命。

而且他應該是長期血糖控制不良，加上體重超重太多，所以全身器官功能慢慢衰退，導致現在的虛弱，而不是切了腎臟造成無法走路。如果所有的人，都能具備基本醫學知識，那麼在跟醫生溝通時，更能理解自己所接受的醫療行為，就能避免這樣的誤解產生，也能知道自己該怎麼保養，會比較快恢復健康。這也是本書作者薄世寧大夫寫這本「醫學通識」的目的。

薄世寧大夫，北大臨床醫學博士，加護病房工作十九年，是重症醫學的專家。原本鳥博士以為，這本書主要就是各種疾病知識的介紹，但出乎意料的是，作者著墨更多在「什麼是疾病？」、「什麼是醫療？」、「醫學如何演進？」、「醫病之間相對應的關係是什麼？」……各種深度人文思考的面向。

就像作者說的，醫師需要理性的醫學知識，但也需要人文的判斷。因為治療對象是人，牽涉到人，狀況就變複雜，除了需要用理性判斷病情，在選擇治療方向時，更需要人文思考的關懷。

所以看完本書，你就可以了解，為何不要隨便要求幫小朋友「退燒」？為何不要任意買藥來解除症狀？因為「症狀」其實不完全等同於「疾病」，解除症狀，有可能反而掩蓋了疾病真相。

鳥博士就常遇到，以為自己血尿是「熱到了」，來門診就直接要求開點藥讓他不要血尿就好，但是鳥博士覺得「內情並不單純」，堅持幫他進一步檢查，卻發現了膀胱癌或腎臟癌的例子。

看完本書，你也可以理解，為何醫療不能算是「消費行為」？也不是「一般服務業」？因為醫療人員的角色就像是「背著病患渡過疾病湍流的人」，是和病患一起克服疾病的人，而不是病人想買什麼療程就提供療程的賣家。尤其現在網路發達，常有病人「估狗」一下，就懷疑自己得了什麼罕見重病，來要求醫生配合做他指定的檢查。看了本書，你就會知道什麼是「馬蹄聲原則」，醫生應有的態度是先查機率最大的可能疾病，而不是順著病人，浪費時間和資源先去找相對罕見的疾病。

作者用他豐富醫學經驗和縝密人文思考，藉著這本書，不僅教你醫學知識，更教你如何思考醫病關係，「不但給你魚，還給你釣竿！」這本書從疾病知識、治療項目、醫學史、醫學倫理一直到醫生該如何精進，和病人該如何諮詢醫師、定期該做什麼篩檢，甚至生死學都涉獵。醫學知識豐富生動，人文思考深刻且發人深省。難怪榮獲二〇一九年「中國好書獎」裡唯一一本的醫學書籍。

鳥博士誠摯的認為：如果你是醫療相關人員，這本書能幫你更全面的思考，怎樣提供更有幫助的醫療。如果你是一般民眾，這本書能幫助你在和醫生溝通時，在有限時間內，獲取更多有效的醫療資訊，幫助你做最佳醫療選擇。這是一本不需要醫學基礎也能充分讀懂的醫學書，了解這些知識，必能讓自己和親友都受益終生！

推薦序三

醫學不是萬能，預防勝於治療

中國工程院院士、九三學社中央副主席／叢斌

二十多年前，我還在醫學院教授法醫學這門課程。在眾多的學生當中，薄世寧是最活躍和最能提出關鍵問題的學生。今天他也已經是一名優秀的醫生了，看到他的成長，我感到欣慰。恰逢《薄世寧醫學通識》即將出版，欣然為這本書作序。

人類歷經數百萬年，已進化出獨特、完整，具有高度自我組織性、自身調節性、體內平衡和系統性的智慧網絡體系。人是一個整體，牽一髮而動全身，每個細胞和器官都不是獨立存在的。人也不是獨立存在的，他和周圍的環境，以及體表、體內的微生物群組也形成了一種共生關係，相互依存，協同演進。針對損傷或疾病，人體又進化出修復的功能。因此，我們必須從整體上看待生命、看待健康、看待疾病。

《薄世寧醫學通識》做了一個很好的嘗試。該書從健康、疾病的基本原理出發，引用了大量科學資料和文獻，融入了大量的前沿知識，闡明了深奧的科學道理。透過醫生

的視角，講述健康、疾病、醫療活動的本質。從現象到本質，從科普到認知，讀者不僅可以掌握大量有現實意義的知識點，同時還可以從觀念和認知上提升自我。

該書對醫學發展史上重大的技術和理論進步也進行了梳理和總結，但又不是簡單的回顧，而是追溯歷史背後的邏輯，以及這些進步和今天的醫學之間的關係，對於每項複雜的理論和技術，都用一種很形象的思維模式來進行分析，不僅透徹，而且易懂。書中提到的「應該激發人體的自我修復能力」、「疾病與人終生相伴」、「醫學的科學與人文相伴而行」等許多觀點，也是大多數醫務工作者一直在思考的問題，很值得將這些最樸素、最科學的觀念普及開來，增加人們對於醫學、對於生命的理解。

書中引用了大量鮮活的病例，有的是醫學發展史上比較典型的，有的是薄世寧親自治療的，有的是他的同學、同事、同行提供的。透過病例展開論述，讓整本書生動鮮活，此乃本書的亮點之一。

毫無疑問，醫學理論和技術在朝著越來越深入的方向發展，但是它永遠不會背離以人為本、為人的健康和生命服務的基本宗旨。所以，為人民提供科學的健康知識、改變健康認知、提高健康素養，是目前每一個醫生應該努力去做的。醫學是為人服務，這一終極目的要求我們不僅要為病人治病，用心去關愛病人，同時也應該把醫學的真知普及給人們，提高主動預防疾病、維護健康的能力。

預防勝於治療。

推薦序四

提升自我「健康識能」，醫病都受惠

中國工程院院士、北京大學第三醫院院長／喬傑

醫學起源於人類最原始的相互救助，它既是所有前沿科技交匯的終極陣地，也是人類自我關懷和意義探尋的港灣。所以從選擇醫生這個職業開始，我們就已意識到，醫生的使命不僅是用醫術去治癒疾病，更要用愛去安慰身陷病痛中的人。隨著科技進步，醫學研究從宏觀步入微觀，生物醫學發展方向不斷向資料密集型傾斜，人工智慧在醫學各個領域得以廣泛應用，相關學科研究越發深入。當下，無論是疾病的基礎研究，還是臨床預防及診療水準都取得了長足進展。但是我們依然面臨著很多難題。

我的研究方向是婦產科學和生殖醫學。目前在中國，每十對夫妻中就有一到兩對面臨不孕症的困擾，每二十對夫妻中，就會有一對面臨缺陷兒出生的風險。中國每年新增先天性缺陷兒約九十萬例，其中出生時臨床明顯可見的先天缺陷約有二十五萬例。與此同時，高齡妊娠也威脅著這些產婦的健康和安全。因此，解決生育難題、維護生育健

康，是長久以來甚至未來一段時間內，擺在生殖醫學工作者面前亟待解決的重大難題。

一九八八年，中國首例試管嬰兒，在北京大學第三醫院張麗珠教授的帶領下，成功誕生。我們跟隨前輩的腳步，從成功構建世界首張高精度重組定位女性個人遺傳圖譜，到世界首例應用單細胞MALBAC（按：multiple annealing and looping-based amplification cycles，多次黏合環狀擴增技術）聯合高通量測序做植入前遺傳學診斷、胚胎篩選、成功誕生的寶寶，再到其他眾多生殖醫學領域同道們的技術突破，所有這些都為過去很多不能解決的疑難疾病的診治提供了可能，為更準確、更有效的預防生殖缺陷帶來了曙光。

醫學不同領域的每一次進步和飛越，都給人類帶來了切實的福祉和回報。然而在醫學快速發展的同時，醫學的高度專業性和專業資訊不對稱性，使得普通人似乎與其相距甚遠。因此，一個好醫生不僅要具有科學探索精神，還要擔負起醫學知識普及的責任。

這本醫學通識從醫學的基本共識、疾病原理、醫生的決策思維、患者的思考幾個層面展開闡述。在系統介紹醫學體系的同時，滲透著醫學的智慧。它以深入淺出的方式列舉大量病例，打破專業壁壘，降低了普通讀者掌握這些知識的時間成本。

健康行動計畫正穩步推進，健康知識普及行動作為其中首要的任務，主要目的便是期望普羅大眾更加主動的去獲取健康知識，提高健康素養。這本書的初衷亦是如此，希望廣大讀者能從本書中獲取更多醫學知識，不斷提升自身科學認知。也期待眾多醫生共同加入到健康知識科普行動中，為患者、為普通人、為社會做有益之事。

各界讚譽

醫生的思維方式，是培養和實踐數十年甚至更久才得以形成的，難能可貴的是，薄醫生的這本書能讓我們在短時間擁有同樣的思維方式。在絕大多數迷茫的患者和同樣無奈的醫生中間，橫亙著一條思維的鴻溝，這本書讓我看見了這條鴻溝消失的可能。

阜外醫院心臟康復中心創始人及負責人／馮雪教授

這本書用科學界定醫療活動的核心，用人文激盪醫生的情懷，用智慧指引患者的選擇，用理性詮釋疾病的歸宿。它讓醫學更有溫度，讓醫者更有思想，讓患者更有尊嚴。我會在第一時間將它推薦給我的學生們。

北京天壇醫院國際醫療部主任／任添華教授

薄世寧醫生的書，直擊醫學本質，剖析醫生角色，就像庖丁解牛，既淋漓盡致，又通透明晰。無論是否有醫學基礎，這本書都將幫您重新認識醫生，讀懂醫學。

醫學博士、作家、投資人／馮唐

醫學，不僅僅是一門解決病痛的技術。書中大量案例告訴我們醫學是科學，更是「人學」和「仁學」。薄醫生說出了我作為醫者的心聲。醫學通識，不可不知，推薦給關心疾病和健康的每一個人。

清華大學醫學中心細胞治療研究所所長／張明徽教授

讀了薄世寧醫生的書，讓我深刻的體會到：醫學不應該僅僅是冷冰冰的處方和手術刀，它的底層應該是對人的價值的一種最深刻的關懷。過去我們有可能把醫學僅僅看作一門嚴格的實證科學，實則驅動所有這些實證的，都是對於人的關懷與理解。醫者仁心，誠哉斯言！

外交學院世界政治研究中心主任、《樞紐》作者／施展教授

自序
只有先活著，才有其他可能

到二〇二〇年，我在北京大學第三醫院工作就整整十九年了。我每天都在臨床一線工作，我工作的科室叫ＩＣＵ（Intensive Care Unit，加護病房）。ＩＣＵ是醫院裡治療病情最危急重症病人的地方，也是距離死亡最近的地方。我每天的工作，就是救命，把這些發生器官衰竭的病人救回來，讓他們先脫離危險，再繼續原發病的治療。我每天想的都是「怎麼讓人活下來」。因為只有先活著，才有其他的可能。

每天經歷生離死別，讓我開始思考，人類如何才能從整體上提高應對病痛的能力。畢竟醫生能救的人有限，真正等病重了再到醫院，再高明的醫生也會感到棘手。如果每個人對醫學能有一個全面的了解，都能掌握一些基礎的醫學知識，上一次「簡明醫學院」，那麼在疾病面前，我們就不會那麼無助。

有了這個想法，我決定把這幾年來對健康、對疾病、對生命、對醫生這個職業的理解總結出來，把對醫學的認知梳理出來，讓每一個即便沒有任何醫學專業知識的人也可以快速掌握醫學的精髓，理解醫生診斷和治療疾病的思路，將醫學處理疑難、複雜問題的智慧為自己所用。

但是真做起來，我發現這個工作太難了。

首先，醫學體系太過龐大，要捋順醫學發展的脈絡，把醫學最重要的進展、常見疾病的認知、醫患溝通、就醫決策、未來發展等總結並且提煉出來，談何容易？其次，把深奧的專業知識用「顯」而不「淺」的語言表達出來，也是非常不容易的事情。最後，目前絕大多數醫學通識書籍都是針對醫學系學生寫的。構建一個認知體系，讓醫學院學生、年輕醫生、非醫學專業的讀者都可以有所收穫，這樣一個從無到有的工作更是難上加難。

就在這個時候，「得到App」（手機應用軟體）創辦人羅振宇找到了我，他說一直在尋找一位可以做醫學通識課程的醫生，找了很久，認為我是做這個課程最合適的人選。

因為現在的醫學專業性越來越強，分科越來越細，而ICU醫生接觸的都是每個科的嚴重危急、疑難病例，掌握著每個科的進展。而且臨床醫生是真正和病人面對面的人，更能體會病人的所需所想，和病人最能產生共鳴。我不僅每天在一線工作，還參加過很多災難的現場醫學救援，對生命和病痛有著更深的感悟和體驗。

他告訴我：「最關鍵的一點，是你一直在做科普。你組織成立了中國健康管理協會健康科普專委會，一直都在普及醫學知識，製作醫學科普動畫，你擅長用通俗的語言把深奧的知識呈現出來。」

我們就這樣一拍即合。

在得到App梳理內容和提煉認知最有經驗的宣明棟老師，和我一起構思如何選題。宣老師曾經在央視新聞中心工作，他有敏銳的視角，是我認為最能從專業知識領域捕捉和提升認知的人選。同時，我又邀請了首都醫科大學附屬北京天壇醫院國際醫療部主任任添華教授、中國醫學科學院北京阜外醫院心臟康復中心創始人馮雪教授，以及清華大學細胞治療研究所所長張明徽教授，這幾位優秀的醫生和專家擔任這門課程的顧問，他們在各自的領域都有突出的造詣和獨到的見解。

但是，即便是這麼強大的團隊，這個工作一做就是兩年。

第一，為了保證所有觀點和資料的權威性和實效性，在這兩年裡，我們檢索了近年來發表在權威醫學期刊上的所有相關文獻，這些期刊包括《細胞》（*Cell*）、《科學》（*Science*）、《自然》（*Nature*）、《新英格蘭醫學雜誌》（*New England Journal of Medicine*）、《英國醫學期刊（中文版）》（*British Medical Journal*）、《臨床醫師癌症雜誌》（*CA: A Cancer Journal for Clinicians*）、《刺胳針》（*The Lancet*，另譯柳葉刀）……參閱了大量書籍，包括《人類大歷史》（*A Brief History of Humankind*）、《人類大命運》（*Homo Deus The Brief History of Tomorrow*）、《醫生的精進》（*Better*）、《清單革命》（*The Checklist Manifesto*）、《西方醫學史》（*Western History of Medicine*）、《疾病的價值》、《我們為什麼生病》（*Why We Get Sick*）……閱讀了大

量醫學公眾號文章，如鳳梨因子、丁香園、奇點網、學術經緯、全球醫生組織、疫苗與科學……力求所有引用的資料和理論是現階段最權威、最前沿、最科學的。

第二，為了交付給讀者頂級的醫學認知，而不單純是瑣碎的知識點，讓知識點作為認知的「血」、「肉」，穿插在認知體系裡，我們給每一個複雜的理論和技術，都構建了一個「認知模型」。比如，在寫〈藥不只是用來治病，有時也會殺人〉這一單元（見第一四三頁）時，我就遇到了難題，反反覆覆的寫了十四版，都不滿意。

有一天，宣老師打電話給我，聽得出他異常喜悅。他說：「我想到了一個可以迅速提高認知的角度。有個科幻電影叫做《二〇〇一：太空漫遊》（*2001: A Space Odyssey*），你趕緊看一下。裡面有個細節，就是地球人在月球上發現了一個黑色方碑。這個方碑製作技術之先進，遠遠超過了人類的技術水準。外星人就用方碑這個『物質載體』，向人類狂妄的展示了他們的科技發展水準。」

我恍然大悟。這世界上的萬物，不都是反映了它那個時代的技術水準嗎？藥，也是如此。醫學共同體把對於某種疾病的所有的認知，都封裝在「藥」這樣一個簡單的「物質載體」裡，普通人不用了解藥物背後深奧的醫學原理，只需要簡單的了解怎麼應用，就可以治病。

有了「物質載體」這個思維模型，所有問題迎刃而解，用這個思維模型去詮釋藥物的本質，並把藥物的不良反應、副作用、毒性，藥物的研發、審核這些必需的知識點穿插進去，整篇內容的認知水準就大大提升了。當我把修改了十五版後完成的內容拿給大家看的時候，大家都欣喜若狂。

每一單元的內容都是用這種攻關的精神完成的。我用大量的思維模型詮釋了深奧的醫學理論和技術，比如，用「戰爭中的能量投送」這個模型，講述靜脈注射；用「交通和交流道」這個模型，講解冠心病的原理和治療；用「熱修復」（hotfix）這個電腦術語，來講述治療過程……這些可感、形象的思維模型，讓專業而深奧的醫學原理變得直觀而易懂。

第三，內容梳理。醫學通識中的一部分內容是〈現代醫學發展最重要的十三件事〉（見第二一九頁）、〈改變醫學發展的大醫生〉（見第三一一頁），在醫學發展過程中，有很多重大的理論和技術進步，也有很多醫生做出了突出貢獻。如何才能篩選出具有「里程碑」意義的事件和最具人格魅力的醫生呢？

選擇最重要的事件，除了充分的論證，我還考慮到了這些事件是怎麼改變了今天的醫學和我們的生活，讓讀者不僅了解這些理論和技術本身，通曉它們的前世今生，還可以掌握目前臨床上重要技術的由來和原理。

在篩選大醫生時，我用自律、實踐、犧牲、探索、自省、人文六大人格特點，從無數個為醫學做出巨大貢獻的醫生中，遴選出了六位，這些醫生極具人格魅力，他們展現出的高尚的人格品質，不僅是我們每個醫生學習的榜樣，更能讓我們普通人從中學會如何工作、如何生活，體會出「生活之道」。

第四，在這兩年裡，我回顧了我十幾年來臨床工作中遇到的所有典型病例，並選取了一些放在了書中。只有親自治療過的病例，才更有心得，更能深入的解釋背後的原理。醫學史上最典型的病例，書中也舉了很多。從這些病例中，你能感受到，醫學是如何一步一步破除愚昧，發展到今天的。

截至本書出版之日，得到App《薄世寧．醫學通識五十講》已經有超過十萬讀者和聽眾了，他們在後臺留言告訴我，透過這門課程他們學到了很多：很多醫生告訴我，我說出了他們一直以來想說給病人聽的話、想告訴病人的知識；很多非醫學專業的讀者告訴我，這門課程澈底顛覆了他們對於醫學、醫生、健康、疾病和生命的認知。很多人說，聽到了課程裡面那些醫生為了醫學的進步不惜犧牲生命，以及病人在疾病面前抗爭的那些案例，他們感動得哭了。

這是一門成功的課程，然後，我對這門課程重新進行了打磨、梳理。

首先，將所有的文字從口語化轉為書面化。

其次，增加了從網路課程發布到二〇一九年底為止這段時間內，和本書內容相關的一些醫學領域最新的研究進展，進一步豐富和強化了內容；和顧問團隊的專家們對文中所有的數據和資料進一步進行了核查，並標注了原文出處，以利於讀者進一步擴展閱讀。

最後，我從上萬張圖片資料中不斷篩選，添加了有助於讀者理解文章內容所必需的圖片和表格，這些都是珍貴的資料，比如，在〈所有醫學都只為了兩個字：活著〉（見第三十二頁）這一節中，我講到了為了挽救先天性心臟病兒童的生命，打破生命禁區，李拉海（Clarence Walton Lillehei）醫生在一九五四年第一次大膽嘗試「交叉循環」技術，也就是幫孩子做手術的時候，讓他的父親躺在另外一張手術臺上，把孩子的血引出來，經過父親的肺加氧後，再打回孩子體內，這樣醫生就可以打開患兒的心臟做心臟修補手術了（見第三十五頁圖1-1）。為了獲得這張珍貴的歷史照片，我們特地與美國明尼蘇達大學（University of Minnesota）聯繫，獲得了他們的版權許可。書中的每一張圖片都是這樣精選出來的，將有利於你對於本書的進一步理解。這樣，才有了你今天見到的這本書。

我將醫學這個博大精深的體系的精華和認知都濃縮在了這本《薄世寧醫學通識》中，它不僅適合年輕醫生閱讀，也適合沒有讀過醫科的人。希望這本書不僅能讓你對醫學有更深入的了解，更能幫你將醫學發展了兩千五百多年的智慧為己所用。

醫學是我一生的事業，我願意帶著你，一起領略醫學的奇妙。

前言
每個人一生都該上一次簡明醫學院

經常有人問我很多關於健康和醫學的問題。比如，為什麼現在癌症發病率這麼高，而且一發現就是中晚期？為什麼醫學這麼強大了，還是有很多病都治不好？有的人說：「到醫院我就矇了，就醫時間那麼短，根本不知道怎麼和醫生溝通。」還有的人擔心，全國這麼多的醫院，這麼多的醫生，怎麼保證我接受的治療方案是最好的？

這些問題，相信也是你最關心的問題。如果我們每個人都可以掌握一些醫學的基礎知識，那麼所有這些問題都會迎刃而解；如果我們可以上一次「醫學院」，了解醫學的智慧，那麼我們不僅能解決生活中常遇到的健康和疾病問題，更能從認知層面提升自己，讓醫學的智慧為自己所用。

當你掌握了一定的醫學知識，了解了醫學的智慧，你一定會有以下三個不同：

▣ 你會成為自己和家人的健康守護神。

如果你理解了人類進化和疾病的關係，並且善加利用，那麼走向一個健康又享受的百歲人生便不是奢望。

如果你能了解疾病代償的原理，知道**所有的慢性病都不是突然發生的，而是被突然發現的**，那麼你就會主動、科學的進行疾病篩檢，從此讓你的生活和工作更有健康的底氣和保證。

如果你能準確描述症狀和病史，能夠在醫患溝通中掌握關鍵的資訊，更確切的說，你能跟醫生溝通五個方面的問題（見第三八七頁），那麼同樣跟醫生面對面三分鐘，你利用醫療資源的效率就是別人的二十倍。

如果能和醫生共同決策，和醫生結成合作的盟友，檢查報告上那一串串的數字就不再冰冷，它們是你主動戰勝疾病的路徑。

如果我們每個人都能了解醫學的祕密和智慧，成為自己和家人的健康守護神，那麼整個社會應對疾病的能力將會有很大的提升。

▣ 你會了解什麼是醫學的本質。

所有的醫生都知道，聽診器於一八一六年被發明，是十九世紀重要的醫學發明之一。但是有的醫生會多知道一個知識點：一八五二年，美國人才幫聽診器裝上了兩個耳機，使它成為一種雙聲道的設備，這時候的聽診器才成為你今天見到的樣子。

事實上，哪怕是最有名望、最權威的專家醫生，如果他不親自走到病人的床頭去，和病人多說說話、多用用聽診器，他也不會理解聽診器是一項提升醫患關係的祕密武器，使用聽診器就是用實際行動去傳達醫生的關切。聽診器的祕密，或許沒有一個醫生告訴過你，但它正是醫學的本質：戴上科學的面具，表達關懷和仁愛。

最近我讀到一個案例，一位肺癌患者分享她的抗癌經歷，過程充滿艱辛和風險，但是結局很美好——患者康復了。作為醫生，我最受觸動的是這位患者問當年幫她做手術的主刀醫生，為什麼沒有切掉她的肺時，醫生說的一段話。因為這位患者有過多年的抗癌經歷，自己也成了半個專家。她事後意識到，如果按照手術前的計畫本來應該切除半個肺，但是實際並沒有。主刀醫生是怎麼回答的呢？

醫生說，當時打開胸腔以後，發現患者肺裡的腫瘤已經完全侵襲了肺動脈，而且已經轉移到很多部位。這個時候，即便切肺也無法清除所有的腫瘤了，就算換根血管也沒有用。根據他多年的經驗，這種情況下，切不切肺和腫瘤復發不復發，以及患者能存活多少時間已經沒有關係了。但是切了肺，患者的生活品質毫無疑問會大大降低。所以醫生在手術臺上當機立斷，不切除！不做手術，還可以化療。如果化療效果好，患者仍然可以帶病生存。如果化療效果不好，就更沒必要再遭受只留下半個肺的痛苦了。

聽完主刀醫生的解釋，患者無比感激。因為創傷小，也為她日後對抗癌症提供了很好的身體條件。

這就是我心目中真正的好醫生：用最好的醫術和經驗確定和實施治療方案，最大限度的實現患者的長遠利益，提高患者的生命品質。

現代醫學已經認識到，單純的延長存活時間是遠遠不夠的。維護患者的尊嚴、支持患者的生活意義、提高患者的生命品質，同樣是醫學重要的使命。用我的話說就是：**不關心人的科學是傲慢，沒有科學依據的關心是濫情**。在醫學中，尤其如此。

▣ 可以讓醫學的方法和智慧為你所用。

不確定性是世界的內在屬性，**在不確定性面前盡量去追求確定**，也是醫學的拿手好戲。醫學積累了那麼多關於疾病的知識，該怎麼運用到一個具體的、獨特的、鮮活的患者身上？臨床醫生每天都在面對這個難題。

醫生是怎麼解決這個難題的？

有這樣一則定義：慎重、準確和明智的應用現有的最佳研究依據，結合臨床醫生的個人專業技能和多年臨床經驗，考慮患者的權利、價值和期望，將三者完美的結合，以制定出患者的治療措施。簡單的說，就是**證據＋經驗＋患者意願**，給病人制定最佳的治療方案。這就是「實證醫學」（Evidence-based medicine）。雖然它是醫學領域的方法論，但是科學證據，加個人的經驗智慧，再加上和利益攸關者的合作，其實也是解決所有難題的通用套路。如果你掌握了這套方法，那麼把「醫生—患者」這一對組合換成「設計師—客戶」、換成「生產者—消費者」、換成「管理者—員工」都是可行的。

醫學不僅是一套博大精深的知識體系，更是一套富含了生活哲理和態度的認知體系，讓醫學的智慧為你所用，從這所「簡明醫學院」開始。

第一章

理解醫學的前提

在第一章，我們先來了解醫學的五大基礎共識。所謂共識，就是大多數醫務工作者對於醫學的共同理解。它不僅是其他六章的理論基礎，更是本書的精髓和核心。

01 所有醫學都只為了兩個字：活著

你是否考慮過這個問題：人類為什麼需要醫學，沒有醫學行不行？

這個問題乍看沒什麼意義。眾所周知，醫學將人們從疾病的痛苦中拯救出來，大大的延長了人類壽命。現代醫學誕生之初，人類的平均壽命是三十歲。而今天，在全世界人均壽命最長的國家——日本，國民的平均預期壽命已經達到了八十四．二歲（按：根據世界衛生組織〔WHO〕的《二〇一八世界衛生統計報告》）。另外，很多以前致命的疾病今天都能治癒了。愛滋病和很多類型的癌症，目前已有了相對理想的治療藥物，患者不會因為得了這些病就很快死亡。醫學也在逐步破解人類生殖祕密，各種輔助生殖技術讓不孕不育的人有了生育的可能，讓他們的基因得以延續。

醫學帶來的進步讓我們形成了一種錯覺，似乎人類離開醫學就無法延續下去。真的是這樣嗎？

我的答案是：沒有醫學，人類照樣生存。為什麼？

因為只要一個物種的出生率大於死亡率，它就可以延續下去。人類基因的多樣性，是對抗所有已知和未知災難的終極武器。只要生態還在，人類就還在，除非發生地球毀滅級別的災難。不然人類生存與否和有沒有醫學根本沒有關係，因為醫學保證不了人類這個物種的延續和生存。

那醫學的存在到底是為了什麼？

在我看來，醫學存在的終極理由是「生命第一」。這個概念包含三個層面的含義：

先保證活著

第一個層面，就是兩個字：活著。

文學家魯迅曾說過：「人必生活著，愛才有所附麗。」《傷逝》裡這句話的意思是，愛的情感依附在一定的物質基礎之上，人這一最重要的物質基礎死了，愛就沒有了。人只有先活下來，才有其他可能。

醫學院教授醫學生最重要的理論和技術，都是為了保證患者活著。醫院所有的規章制度、流程、指南，也都是為了保證患者活著。在極端情況下，醫生甚至需要打破常規，用看似「不理性」的方法解決問題，他們的目的同樣是讓患者活著。

我在十幾年前經手過這樣一個病例。一位患有急性膽囊炎的四十五歲中年男性接受了手術，手術做得非常成功，但是術後卻出了問題——病人持續昏迷。絕大多數患者在手術停了麻醉藥物後十幾分鐘，快的甚至幾分鐘就能清醒，但是這位病人在ＩＣＵ躺了兩週，一點反應都沒有。我給他做了所有相關的檢查，就是找不到昏迷的原因。這個時候，病人的各項指標開始惡化，而且已經出現肺炎，病情越來越嚴重。如果這麼持續下去，病人的生存機率就越來越低了。

在同學聚會時，我鬱悶的說起這個病例。一位同學安慰我說：「別想了，趕緊喝酒，喝完你的病人就醒了。」聽了這句話，我拔腿就往醫院跑。趕到醫院，我立刻詢問病人的妻子：「他平時喝不喝酒？」她答道：「喝，而且每天喝一斤（按：〇．五公斤）。」

顯然，病人酗酒這個細節，之前被我忽視了。那麼，病人昏迷會不會是一種酒精戒斷的症狀呢？酗酒的人突然斷了酒，嚴重的有可能昏迷。我突然產生一個想法：為了救命，能不能試著透過胃管給病人的胃一點兒酒呢？別的醫生都勸我：「你瘋了，酒不是藥，這不符合常規。要是給了酒病人還不醒，你不僅會給自己惹麻煩，同行也會笑話你。」但我堅信自己的判斷，當時的主任也支持我，他說：「為了救命可以試，有問題我擔著。」

結果給了酒的當天，這位病人就醒了。

我想透過這個病例來說明：所有的醫學常規都是為生命服務的，它必須優先保障病人活著；在特殊情況下，為了讓病人活著，也可以打破常規。

但是，打破常規也未必能有好的結果。因為醫學面臨的一個現實就是不確定性。每個病人都是不同的個體，治療的效果因人而異，尤其是疑難病例。有時候你做了選擇，結果卻未必好；但是你不做，病人可能就一點希望都沒了。為了讓病人活著，醫生必須在各種不確定性面前，突破各種障礙，有時候甚至需要踏入禁區。

在幾十年前，心臟外科醫生就面臨著一個無法逾越的鴻溝：不把心臟裡的血引出身體外，就不可能打開心臟做手術，心臟就是生命的禁區。所以，當時很多得了先天性心臟病的孩子就只能等死。

一九五四年，美國明尼蘇達大學醫學院的一位心臟外科醫生——沃爾頓・李拉海，為了不眼睜睜的看著得了這種病的孩子就這麼死去，他設計了一個大膽的手術方案。李拉海在幫孩子做手術時，讓孩子的父親躺在旁邊，把父子兩人的血管連在一起。這樣孩子心臟裡的血就能被引出來流到父親體內，然後讓父親的肺給血液加上氧，再輸送回孩子的身體。醫生在這樣的條件下就可以進行手術了（見圖1-1），孩子也就有了生存的可能。

但是你想過沒有，這麼做，手術風險也就從一條命增加到了兩條命。李拉海醫生不這麼做，沒人會說什麼，畢竟當時的醫療條件就是如此。可一旦手術失敗，不僅父子倆的命沒

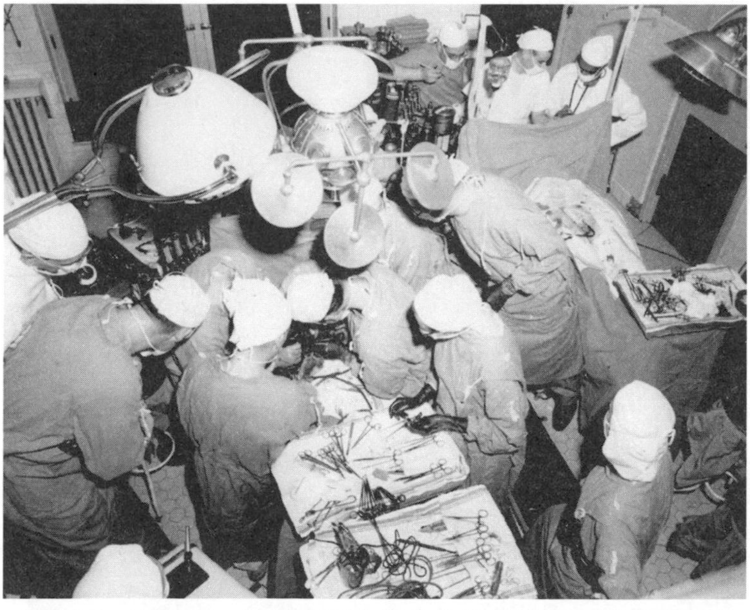

▲ 圖 1-1 1954 年，李拉海醫生和他的團隊進行心臟直視手術。

了，李拉海醫生的職業生涯也會到此結束。

如果你是醫生，你做還是不做？

答案當然是肯定的。生命第一，先救命。這個原則要求醫生必須突破各種不確定的限制，為病人爭取生的各種可能。

後來，這臺手術成功了。雖然手術之後孩子還是因肺炎不幸去世，但是這種手術方式成了當時唯一能挽救先天性心臟病患者的手段。在隨後一年多的時間裡，李拉海醫生繼續用這種方法給四十多名患者做了心臟修補手術，其中大部分是年齡不滿兩歲的嬰兒[1]。

所有這一切，都是為了兩個字：**活著**。

活得有尊嚴

那麼讓患者可以活著，是不是就是「生命第一」的全部意義了呢？

不是，除了活著，生命第一還必須保障每個活著的人都能有尊嚴的活著。

很多病會讓人失去尊嚴。比如，先天性聾啞病人聽不到聲音，也就永遠學不會說話。儘管社會為他們提供了各式各樣的幫助和便利，但這都不是最根本的解決辦法。

某些類型的癌症晚期病人最怕的不是死亡，而是疼痛。對他們來說，疼痛的折磨比死都可怕。有的病人痛不欲生，甚至會憂鬱、自殺。這個時候，再多的言語安慰，都不能讓病人有尊嚴的活著。

因為意外失去肢體的病人，有時可能要爬著移動身體。他雖然活著，但是尊嚴在哪裡呢？還有患有思覺失調症（按：舊稱精神分裂症）的病人，在沒有抗精神病藥物的年代，只能被關在精神病院裡。狂躁的病人會被捆起來，當時甚至有一種專門的手術——用手術刀破壞病人的腦前額葉——讓病人安靜下來，這樣也破壞了病人的高級思維活動，手術後的病人會變成一具行屍走肉[2]。他們雖然活著，但是尊嚴又在哪裡？

生命第一，不僅要保證人活著，也必須為人找回尊嚴。醫學做到了讓病人有尊嚴的活著。比如，人工耳蝸（按：又稱人工電子耳）可以把聲音轉化成電信號，然後透過植入體內的電極直接刺激病人的聽神經。這樣的做法就可以讓先天性聾啞的孩子聽到聲音了（見下頁圖1-2）。人工耳蝸之所以神奇，就在於它的電信號經過神經傳導到大腦之後，產生的聲音和正常人聽到的幾乎一模一樣。這樣，孩子就能學會說話。人工耳蝸讓先天性聾啞的孩子有了尊嚴。

對於晚期癌痛，醫生們可以用藥物或者手術來減輕病人的疼痛，讓病人有尊嚴的度過生命的最後時光。對於這些病人來說，這比多活幾天更重要。

1 Cooley D A. C. Walton Lillehei, the "father of open heart surgery" [J]. Circulation, 1999,100 (13): 1364-1365.

2 符征，李建會。前額葉皮質切除術的實踐與教訓 [J]. 醫學與哲學，2012, 33 (23): 6-9。

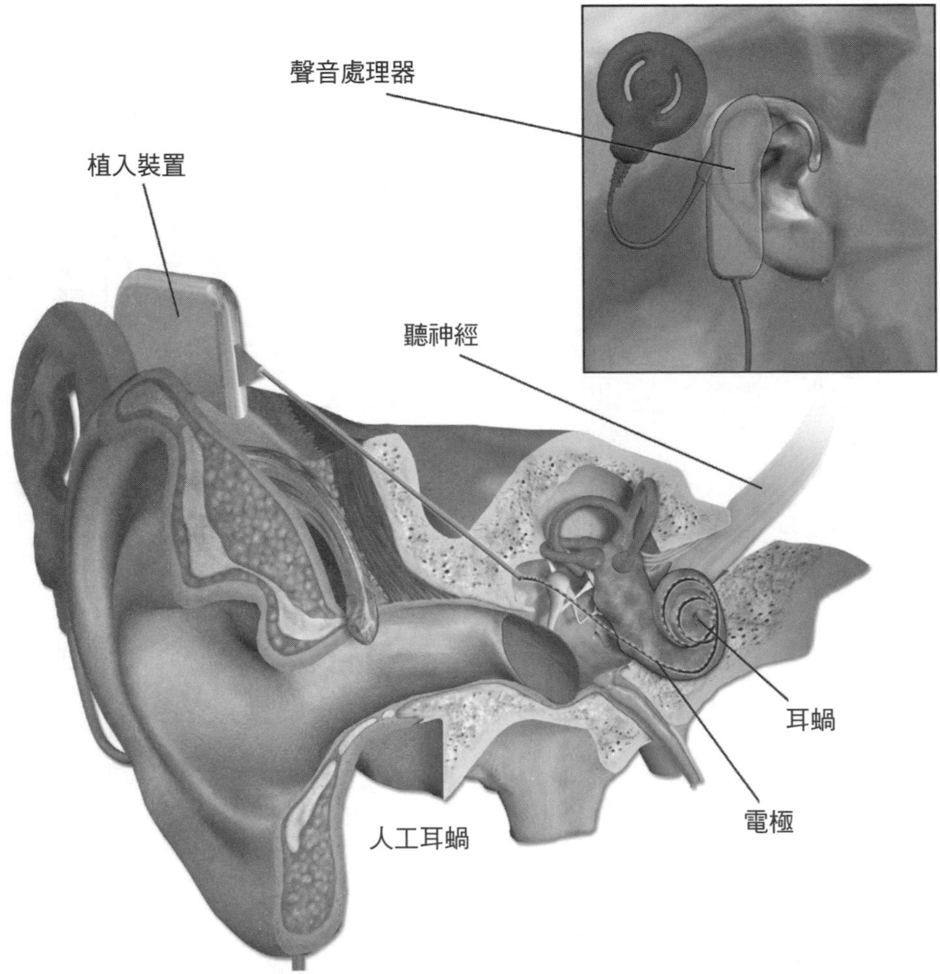
聲音處理器
植入裝置
聽神經
耳蝸
電極
人工耳蝸

▲ 圖 1-2 人工耳蝸示意圖。

肢體殘缺的病人可以透過安裝義肢，重新恢復相應的功能。思覺失調症目前也已經有了有效的治療藥物，很多病人不僅能依靠藥物完全控制症狀，而且可以像正常人一樣回歸社會、回歸家庭。

生命第一，醫學讓遭受痛苦的人活得有尊嚴。

實現生命的意義

那麼是不是能活著，還能有尊嚴的活著，就夠了呢？

當然不是。人是社會中的人，每個生命都有權利追求自己獨特的價值和意義。有些病人為了實現自己的價值，並沒有選擇多數人認為的最有利的治療方案。而「生命第一」的第三個層面，就是支持人實現生命的意義。

比如，一個下肢肌肉嚴重壞死、感染的患者，如果不截肢，那麼他可能會丟掉性命，但是他認為有腿比活著更重要。怎麼辦？再比如，一位患了癌症的女性堅持要懷孕，但懷孕可能影響她的治療，甚至加重她的病情、縮短她的生命。但在她看來，能有自己的孩子就是她生命的全部意義，那麼醫生要不要幫助她實現這個願望？還有，一個重要工作崗位上的科研人員患了病，但是他堅持不做手術，因為做手術會耽誤重要的工作，對他來說，工作就是他活著的意義。這個時候，醫生該怎麼辦？

請你與我共同思考這些問題。

生命第一，醫學必須支持生命的意義。如果在反覆告知病人不截肢可能會喪失生命後，病人依然堅持不截肢，那麼醫生應該在病人提的這個條件下，想盡一切辦法保住病人的生命。比如切開壞死的肢體，清除壞死組織，立刻開始血液淨化，過濾血液中的毒素；嚴密觀察，隨時和病人交換意見，直到最後一刻。對想要懷孕生孩子的癌症病人，醫生應該盡量採取對小孩影響最小的治療方案，控制患者的病情，一旦時機到來，立刻展開下一步治療。對於不願放棄工作而拖延手術的病人，醫生要想辦法制訂其他非手術方案，盡一切可能延緩他的病情惡化，一旦工作結束，立刻動員讓病人接受手術治療。

或許這個生命是殘缺的、或許這個治療過程是打破常規的、或許這個結果是不確定的，但是醫學必須給所有生命以希望。

薄世寧的醫學通識

生命第一，永遠是醫學存在的終極理由。

02 真正的健康，是與疾病共處[3]

對於疾病，不同的人會有不同的理解。

我曾經就「什麼是疾病，你怎麼看待疾病」做過一個調查，人們給出的答案五花八門。我總結了一下，大概可以分成兩類：第一類，把疾病和感覺聯繫在一起，認為身體舒服就是沒病，不舒服就是病了；第二類，把疾病和健康對立起來，認為有病就是不健康，健康就是沒病。

你會不會曾經或者一直這麼認為的呢？

但是，這兩種觀點都是片面的。因為感覺如何不能和有沒有病畫上等號，健康和疾病也不是對立的。疾病在生命中的角色用一句話說就是：我們的生命註定離不開疾病，疾病是生命的一種常態，疾病與人終生相伴。

在理解這個觀點之前，我們有必要先了解，為什麼上面提到的這兩種對疾病的看法都是片面的。

3 張玉龍。疾病的價值 [M]. 桂林：廣西師範大學出版社，二〇一一。

感覺良好並不代表沒有病

確實，很多人先感覺不舒服，然後去醫院檢查，隨後醫生告訴他生病了。所以，很多人把不舒服和生病對等起來也是可以理解的。但是現代醫學檢查手段越來越精準，越來越高級，很多病根本沒有明顯的症狀，而是經醫院檢查以後才被發現的。也就是說，一個人即使沒有明顯覺得身體不舒服，也可能已經生病了。

《科學》雜誌發表的一項研究表示，肺癌可以在體內潛伏二十多年，然後突然轉變成具有侵襲性的癌症，開始攻擊人的身體。這個時候，肺癌會迅速惡化[4]。那麼在肺癌潛伏的這二十多年，身體沒有任何明顯的不舒服，是沒病嗎？實際上，多數癌症都經歷了一個漫長的沒有明顯症狀的過程，等症狀出現，已經進入中晚期。

所以感覺良好並不代表沒病。同樣的，感覺不舒服也未必有病。比如在懷孕早期，有些孕婦會出現劇烈的噁心、嘔吐、倦怠、乏力等症狀，但這都不是病。**不舒服和疾病沒有必然關係**。

健康和疾病可以共存

人們對於疾病的第二個常見的錯誤觀念是，對立疾病與健康。

這個觀念不光被大部分人認同，甚至連世界衛生組織給健康下的定義也是這麼說的。

這個定義認為：健康不僅是沒有疾病，而且是生理、心理和社會適應能力三個方面的完好狀態[5]。但是對於這個定義，很多醫生（包括我自己在內）並不完全認可。

如果健康是「沒病」，那這個世界上就不存在健康的人了。沒有疾病的絕對健康，是一種永遠都不可能實現的理想狀態。疾病和健康之間，沒有一條絕對清晰的界限。

隨著年齡增長，人的血管開始逐漸老化。一個人到了成年，血管壁上開始出現斑塊，血管會慢慢硬化、變窄（見圖1-3），得冠心病的風險也在不斷增加。那麼這個時候的人是健康的嗎？肯定是。算是生病嗎？也算，血管壁上出現斑塊，當然是病。這就是一種健康和疾病共存的狀

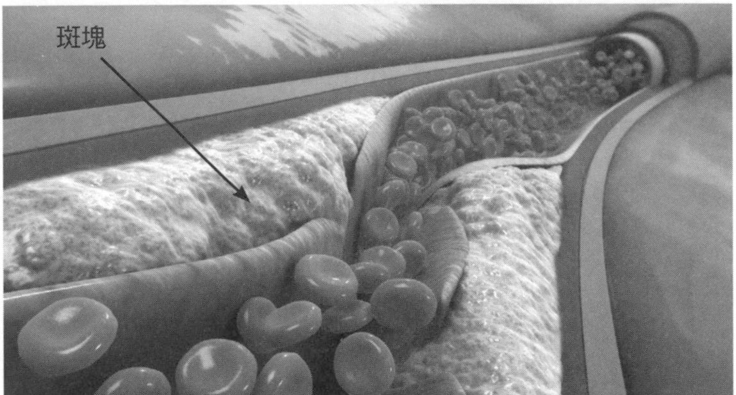

▲ 圖 1-3 隨著冠狀動脈管壁動脈粥樣硬化斑塊體積增大，管腔越來越狹窄。

4 Elza C. de Bruin, et al. Spatial and temporal diversity in genomic instability processes defines lung cancer evolution [J]. Science, 2014, 346 (6206): 251-256.

5 WHO. Constitution of the World Health Organization [M]. Geneva: WHO, 1948.

態。當血管狹窄的程度超過七〇%甚至達到九〇%時，人就開始出現心絞痛的症狀了。這個時候，人就不光是生病了，嚴重的話甚至需要接受手術治療。

所以，我認為健康包括兩個方面：第一，**健康是可以包容疾病的**；第二，**健康並不是排斥疾病，健康的人不代表不可以生病，而是具有從疾病中康復的能力**。疾病和健康之間並不存在一個絕對的界限，兩者是可以共存的。

疾病的本源

你可能會問：「為什麼疾病會與生命共存，甚至終生相伴？」答案很簡單：人類的進化並不能做到盡善盡美，而這些不完美，就是導致疾病伴隨終生的原因。

進化的不完美，體現在以下三個方面。

首先，我們的**基因**是不完美的。多數的慢性病都和體內的基因有一定的相關性，比如糖尿病、高血壓、癌症等。基因這種包含了生命巨大遺傳資訊的最底層的東西是不完美的，也就決定了人始終處於生病的風險之中。

其次，**人體器官**是不完美的。人體器官權衡了人類物種整體的利益和風險，是為了最大限度的實現人體的基本功能和生存需求，而進化出的「妥協」和「折中」的方案。

比如，我們的胃分泌的胃酸，可以消滅進入胃裡的絕大多數細菌，甚至可以腐蝕掉進入胃裡的鐵屑。但是這麼強悍的器官卻鬥不過小小的幽門螺旋桿菌（Helicobacter pylori，見圖

1-4）。這種細菌能使我們罹患胃炎、胃潰瘍，導致患胃癌的風險明顯增加。

再比如，人體的免疫系統可以精準的攻擊進入人體的病毒、細菌，可以吞噬和殺傷壞死、老化和癌變的細胞，但是這麼精密的自我保護系統，有時候卻會誤傷自己，使我們產生自體免疫性疾病，如紅斑狼瘡、類風溼性關節炎等。且有時候人體的免疫系統還會認不出癌細胞，以致癌細胞在體內不斷分裂、轉移，最後給人體帶來災難。

還有，男性睪丸這麼重要的器官，卻沒有防護的「掛」在體外，從而很容易受到撞擊和傷害。可以說，每個人體器官都不是進化「精心打造」的永不出錯的作品，在外界環境因素和自身因素作用下，都可能受疾病困擾。

最後，**人類的適應能力**是不完美的。

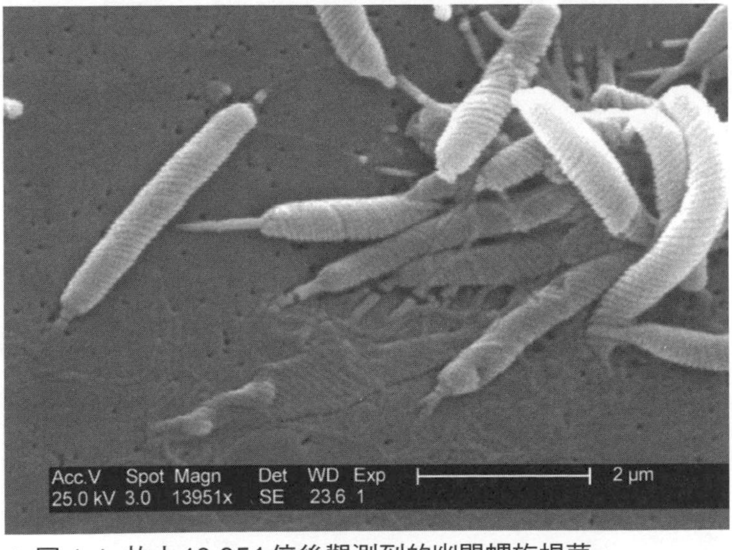

▲ 圖 1-4 放大13,951倍後觀測到的幽門螺旋桿菌。

人類進化的速度永遠趕不上環境變化的速度，導致的一個結果就是疾病的到來。在數百萬年的進化過程中，我們這副身體已經適應了飢一頓飽一頓的日子。穩定的社會環境讓我們衣食無憂，我們不用再為尋找食物到處奔波了，而很多代謝類疾病（比如糖尿病、高血壓、高血脂、高尿酸等）也就隨之而來。

不僅人類的身體沒能完美的適應外界環境，人類需求與自身能力的匹配也是不完美的。人類擁有了語言、意識、理性和想像力，這使得人類對自身不斷提出新的需求：擁有更多的可支配時間、攝取美食、活得更久、星際旅行、透過不斷競爭來實現價值……不斷增加的需求給人體帶來的壓力逐步累積，從而產生疾病。

我們無法消除這些不完美，這也就註定了疾病與人終生相伴。關於疾病與進化的關係，我還會在下一章詳細論述。

疾病的價值

看到這裡你可能會有些悲觀：「人一輩子都擺脫不了疾病這個壞東西了。」其實疾病並不永遠都是災難，有時候也有價值。

印度恆河三角洲地區和孟加拉曾經是霍亂高發地區，十五歲的孩子中有半數都感染過霍亂。霍亂是一種急性消化道傳染病，感染的人會腹瀉，嚴重的在幾個小時之內就可能死亡。而現在的孟加拉，儘管仍然會有人感染霍亂，但是有的人症狀卻很輕，有的人甚至根本沒症狀。這是怎麼回事？

科學家經過研究發現，這類感染了霍亂但是症狀輕微的人，在他們的基因組裡有三百零五個DNA（deoxyribonucleic acid，去氧核糖核酸）片段發生了改變。就是這些發生改變的基因，增強了他們對霍亂的抵抗能力[6]。所以疾病也可以成為進化的動力，有利於整個物種的生存和繁衍。

你肯定會覺得，儘管這樣，自己也不願意得病，健康比什麼都好，至於幾千年、幾萬年以後的子孫就顧不上了。但你需要知道的是：沒有昨天的疾病，就沒有我們今天的健康。

我們的身體經常會感染病毒，感冒就是最常見的病毒感染之一。感冒病毒會不斷刺激我們的免疫系統，免疫系統也因為這種刺激，變得越來越強大，從而可以抵禦更嚴重的疾病。應該說，每次感冒都能讓我們的免疫系統變強一次。一種叫做「衛生假說」（hygiene hypothesis）[7]的學說認為，孩子的成長環境不要太過於乾淨，大人應該多讓孩子接觸細菌和寵物，增加他們和微生物接觸的機會。這樣的孩子在成年之後，免疫系統會更強大，更不容易過敏。

---

6 Karlsson E K, Harris J B, Tabrizi S, et al. Natural selection in a Bangladeshi population from the Cholera-Endemic Ganges River Delta [J]. Science Translational Medicine, 2013, 5（192）.

7 Strachan D P. Hay fever, hygiene, and household size [J]. British Medical Journal, 1989, 299(6710): 1259-1260.

醫生甚至利用疾病來預防疾病。一些人在接種疫苗之後可能會有輕微的反應——發燒、倦怠、乏力等。多數人把這些反應理解成疫苗的副作用，但其實這就是利用讓你生一場小病的辦法，刺激你產生免疫力，從而預防大病。所以疾病，尤其是小病，也不一定都是壞事。

當然，目前這類研究主要還是集中在微生物感染領域。至於其他疾病是不是對人類也有價值，或者曾經有過價值，目前仍然缺乏可靠的證據。我們期待更多的研究來證明疾病的價值。

薄世寧的醫學通識

學會與疾病共存，因為真正的健康，是包容疾病的。

03 病，不僅要靠醫生治，更需要人體的自我修復

在病人眼裡，醫生究竟扮演著什麼樣的角色？

據二〇一四年經濟之聲《央廣財經評論》的報導，每天有多達七十萬名患者進京求醫問藥。這些人風餐露宿，整宿守在醫院門口，就為了掛一個名醫的診。你能想像病人排了一宿的隊、好不容易掛到了號，在見到醫生時是什麼感覺嗎？

就像見了神一樣。這種感覺是人在生病的狀態下很容易產生的感覺。在中國，病人在痊癒後經常會送一面錦旗給醫生，上面寫著「醫德高尚，妙手回春」之類的話。這些治好病的醫生在病人眼裡也是「神」。醫生顯然不是神，那病究竟是怎麼治好的？醫生和病人在治療過程中分別起了什麼作用？

美國醫生湯瑪士・薩斯（Thomas Szasz）說過：「在宗教強盛而科學無力的從前，人們誤將所謂的神的力量當作醫學；在科學強大而宗教處於弱勢的今天，人們又誤將醫學當成神力[8]。」這句話說出了人們看待醫學的兩個極端：以前，找神鬼看病；現今，又把醫學想得

8 Tomas Szasz. The second sin [M]. Anchor Press, 1973.

無所不能。很多人想當然的認為，得了病就應該把自己完全的交給醫生。進醫院就像進修理廠——醫生用藥或者用手術刀對病人「修修補補」，最後「出廠」的是一副健康的身體。這個觀點聽起來似乎很有道理，因為很多病確實被治好了。

但我想說的是：所有的醫療行為只起到了支持的作用，最終治癒疾病的，還是病人的自我修復能力。換句話說，醫療的本質是支援生命自我修復。

疾病治癒首先要靠**人體的自我修復能力**，這是核心和關鍵，其次才是醫學的支持作用。兩者缺一不可。

身體強大的自我修復能力

為什麼自我修復這麼重要呢？

我們先看看，如果人體沒有自我修復能力，而只有強大的醫療手段會發生什麼。

兩年前，我接診過一個服毒自殺的二十歲男孩。雖然事情已經過去很久了，但是直到今天，搶救的場景依然歷歷在目。這個男孩服用的是一種實驗室裡常用的化學試劑，它的作用原理是阻斷細胞的有絲分裂（按：真核細胞將其細胞核中染色體分配到兩個子核之中的過程），誤服後很容易引起中毒甚至死亡。這個男孩喝下去五百毫克，這個劑量超過了致死量的十倍，最可怕的是，這種毒根本沒有解藥。

所有的人都認為這個病人存活的希望渺茫，但是他太年輕了，所有的醫生又都不甘心，都希望能出現奇蹟。我們請了各科室的專家會診，洗胃、心電監護、上呼吸器、血漿置換、持續血液淨化、注射升壓藥物、使用 PiCCO[9]、輸血……全世界所有能幫助他的醫療手段都用上了。

但是病人還是在不到七十二小時的時間裡全部器官衰竭，最終搶救無效而死亡。他昏迷之前還在紙上寫了三個字——「救救我」。整個病程發展和教科書上寫的一模一樣，我們沒能創造奇蹟。

我永遠都能回憶起，這個男孩的父母在得知他的死訊的瞬間，爆發出的撕心裂肺的哭聲。這麼年輕的一條生命，眼睜睜的就沒了，這對於醫生來說似乎是一場失敗的戰役。是醫生無能嗎？不是。我相信我們是全國最優秀的團隊之一。是治療力度不夠嗎？也不是。這位患者用盡了全世界最好的設備和藥物。可為什麼這麼年輕的生命卻救不回來呢？

最根本的原因是這位病人失去了人類戰勝疾病的最基本的環節——**自我修復**。

自我修復是人類在數百萬年的進化過程當中，形成的一種對抗損傷和疾病的自我保護機制。我們體內每天都有細胞老化、變性、凋亡，然後人體會透過細胞分裂再生出新的細胞來補充。這個病人之所以未能搶救成功，正是由於病人服用的致死量的毒物阻斷了細胞的分

9　PiCCO（Pulse-induced Contour Cardiac Output），脈搏波形心輸出監測的簡稱，是一種對重症病人主要血流動力學參數進行監測的工具，這些參數對於臨床治療具有較高的參考價值。

裂。細胞不能分裂了，也就不能產生新的細胞，這就相當於少了疾病治癒最基本的環節——自我修復。在這種情況下，再強大的醫療團隊也無能為力，因為醫療的作用必須基於人體的自我修復。

除了細胞分裂產生新的細胞替代和補充老化、死亡的細胞之外，人體還有著其他神奇的自我修復功能。比如得肺炎時，人體會啟動炎症反應以攻擊進入人體的致病菌——體內的白血球會吞噬細菌，我們還會咳嗽、咳痰，主動排出細菌和壞死物質。這也是一種自我修復。

再比如，我們的基因會發生突變，突變後可能會影響基因的功能，人體存在一種基因修復機制，可以主動修復這段突變了的基因，讓基因的功能保持正常。我們在進入深度睡眠時，腦脊髓液（cerebrospinal fluid）清除腦細胞代謝廢物的效率將增加十至二十倍[10]，這種功能可能有利於預防阿茲海默症，這也是人體的一種自我修復。

自我修復，是人類戰勝疾病的終極武器。

自我修復的助攻手

你可能會產生困惑，既然疾病治癒必須依賴自我修復，那醫療手段還有什麼用呢？我認為，在疾病尤其是大病面前，醫療手段的支持作用是必不可少的。因為這時候，人體的自我修復系統已經很難獨立應對損害因素。醫療手段的支持，就是為自我修復贏得時間、創造條件，等待自我修復系統最終發揮作用並戰勝疾病。

我工作的ICU是患者病情最重、距離死亡最近的地方。ICU的治療也是現代醫學生命救護的最高形態。但是，即便ICU運用的是全世界最前沿、最高端的救命設備和救命手段，起到的也是支持自我修復的作用。呼吸器支援肺，讓肺休息，等待自癒；床旁血液淨化支援腎，替代腎臟的功能，等待自癒；全世界最前沿的ECMO（按：Extra-Corporeal Membrane Oxygenation，體外膜氧合，又稱體外維生系統），也就是俗稱的「葉克膜」，是對心臟和肺最高級別的支持。所有這些頂級的醫療設備，都是為了先把命保住，然後等待器官功能恢復。這是為自我修復贏得時間。

那什麼是創造條件呢？

一個人在骨折時，如果骨折端嚴重錯位，那麼再強大的人體自我修復也不可能讓肢體的功能重新恢復。因此醫生會做手術、打石膏，讓骨折端對齊，然後固定，這樣骨折才會痊癒（見下頁圖1-5、圖1-6）。這是醫療手段的支持，這是為自我修復創造條件。

罹癌期間，病人的腫瘤細胞會不斷的分裂、生長，不斷的侵襲人體的組織。這個時候單純依靠人體的免疫系統和自我修復，就很難和這些癌細胞搏鬥了。醫生用手術刀切除癌症組織，用化療剿滅藏在身體其他部位的癌細胞，用放射線治療打掉不易用手術澈底清除的癌變組織，這些做法都是為了減輕腫瘤負荷，讓人體的免疫系統發揮作用，戰勝癌症。這也是為

10 Nedergaard M, Goldman S A. Brain Drain [J]. Scientific American, 2016, 314 (3): 44-49.

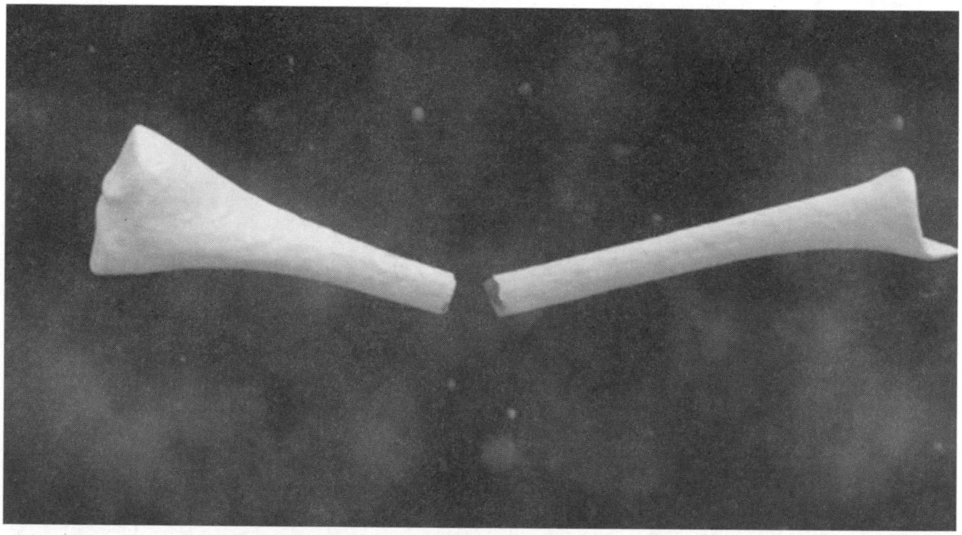

▲ 圖 1-5 骨折：如果骨折錯位，則很難或無法痊癒。

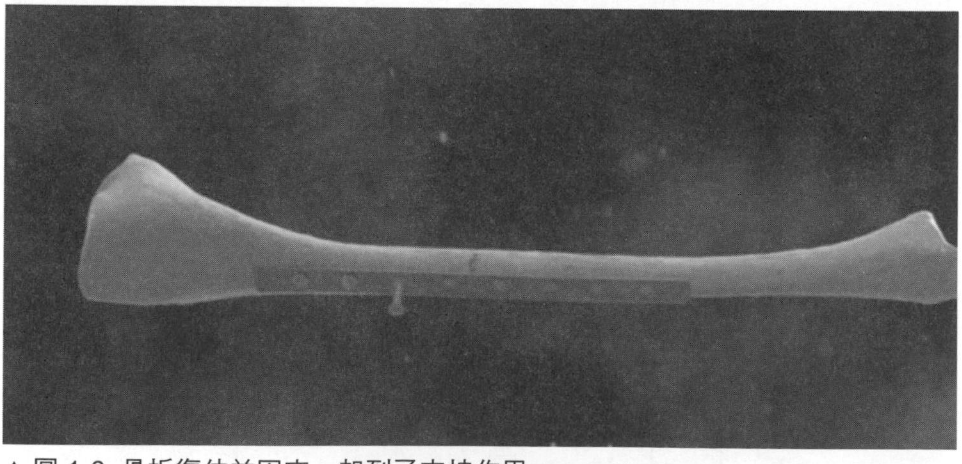

▲ 圖 1-6 骨折復位並固定，起到了支持作用。

人體的自我修復創造條件。

還有一個著名的病例，也是醫療手段支持自我修復的典型例證。說它著名，不僅是由於患者身分特殊，更是由於這個病例取得的傳奇治療效果。

二〇一五年八月，九十歲的美國前總統吉米・卡特（Jimmy Carter）被診斷出惡性黑色素瘤。更可怕的是，腫瘤已經發生了腦轉移。你肯定能猜到這對於一個九十歲的老人預示著什麼。惡性黑色素瘤的五年存活率低於一〇%，屬於最難有效治療的腫瘤之一[11]。卡特的醫生立刻給他做了手術，並且對腦部轉移灶進行放射線治療。

但即便是這樣積極的治療，由於惡性黑色素瘤的惡性程度較高，卡特依然很難痊癒，因為病人體內狡猾的癌細胞，會逃過人體免疫細胞的監視。免疫細胞殺傷腫瘤細胞的作用，就是一種自我修復，如果癌症細胞從免疫細胞的視線裡逃脫，免疫細胞「認不出」癌症細胞，那就說明自我修復能力降低了或者說「垮了」。如果人體的自我修復能力不恢復，單純依靠手術、化療、放射線治療的效果都不會太好。

這個病例之所以傳奇，就是由於卡特的醫生給他用了一種藥物——PD-1（Programmed cell death 1 ligand 1，細胞程式死亡—受體1）抑制劑。簡單來說，這種藥的作用是讓卡特身體內的免疫細胞重新恢復識別和殺傷癌細胞的能力，也就是讓病人恢復自我修復的能力

11 Jeffrey Weber. 惡性黑色素瘤的免疫治療進展 [J]. 中國腫瘤臨床，2012, 39 (9): 486-489。

（見圖1-7）。四個月後，奇蹟出現了，卡特的病灶全部消失，而且至今沒有復發。

二〇一八年十月一日，諾貝爾生理學或醫學獎頒給了美國和日本的兩位免疫學家，獎勵他們透過重新激發癌症患者免疫系統的能力來對抗癌症的發現。從此，人類有了一個全新的癌症治療思路。在我看來，這個諾貝爾獎獎項，既頒給了支援自我修復的癌症免疫療法，同時也頒給了咱們人體偉大的自我修復能力。

薄世寧的醫學通識

對抗疾病的時候，你要記得：你身體內數以萬億計的細胞，正在和你一起努力。

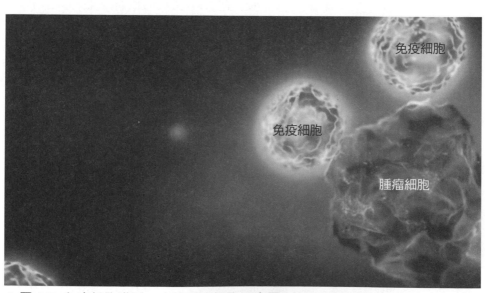

▲ 圖 1-7 免疫細胞識別、攻擊腫瘤細胞示意圖。

04 醫學，是科學，也是人文

美劇《怪醫豪斯》（*House M.D.*）中，有這樣一個案例。

一個孩子得了一種罕見的遺傳疾病，他的父母都非常焦慮，因為孩子的病發生了激烈的爭吵。父親覺得母親不知道關心人，指責她不知道孩子最好的朋友是誰、喜歡什麼玩具，她送給孩子的玩具甚至會讓孩子做噩夢。作為醫生的母親則反駁道：「我怎麼會不關心孩子？我是在救他的命。那你知道孩子的血型是什麼嗎？Rh 因子是什麼？他的 E14/ATM 基因啟動子（基因前面的一段ＤＮＡ片段，負責啟動基因轉錄）中間的變體是什麼？他的免疫球蛋白水平是多少？」父親說：「你說的這些我聽不懂，那只是數據和字母，不是我的孩子。」

雖然身為孩子的親生母親，但是當醫生的她只懂得用冰冷的數據來給孩子治病，而忽略了孩子是一個有血有肉有情感需要的人。而孩子的父親只關注了孩子的情感需求，忘記了最終還得靠這些科學的醫療手段和數據來挽救孩子。

誰對誰錯並不重要，這個案例說明了一個普遍存在的問題：無論是醫生還是患者，對於醫學可能都存有一定的誤解。

也許你也正有這樣的擔心：醫學是不是正在追求科學的道路上狂奔，以至於忘了它的初心——醫學是為人服務的。

這一節，我們來聊聊醫學的性格。

醫學的性格：倔強的老頭

在我看來，醫學一直都具有科學性和人文性的雙重性格，而且醫學的科學性和人文性也不是此消彼長的關係。在我眼裡，醫學就像個「倔強的老頭」。

為什麼說它倔強呢？它堅持原則、不懂變通，永遠只用數據說話，永遠是一副「你就得聽我的」的架勢。為什麼說它是「老頭」呢？它閱歷多，見過大風大浪。了解多了你就會發現，其實這個「老頭」的內心也有溫情，它的慈愛藏在了冰冷的面具背後。

接下來，我們透過乳癌治療方案的演進過程來看看醫學的科學性和人文性。

很久以前，人們用火燒、烙鐵烙、化學物質腐蝕的方法治療乳癌。你肯定覺得這些方法太殘忍了，既不科學又不人文。後來有了外科手術，乳癌患者不光要切除乳房，還要切除乳房下面的肌肉組織，周圍的淋巴結、腋窩裡的組織，甚至連肋骨都要切。這麼做病人放心了，醫生也放心了，那效果好嗎？

未必。首先，手術創傷大，病人要承受巨大的痛苦——胳膊嚴重水腫、抬不起來，連梳頭都困難；沒了乳房，人也沒了自信，很多術後的病人自卑、憂鬱的活著，沒有性生活，沒有幸福，甚至失去了家庭關愛。其次，研究發現，對於早期乳癌患者來說，切除的多與少，在生存時間上並沒太大區別。

一九七〇年，美國的費雪（Bernard Fisher）醫生提出：**乳癌是全身病，手術切除只是第一步，接下來的全身治療才是重點**。這個觀念後來成為縮小手術範圍的理論基礎，並取得了成功[12]。

這時，針對早期乳癌患者的手術就不再切除那麼多了。如果沒有發生淋巴結轉移，那麼患者可以只做腫瘤組織局部切除，這叫做「乳房保留手術」。再加上後期的局部放射線治療，乳房保留手術的效果比單純性全乳房切除還好。再後來，化療、內分泌治療、基因檢測、標靶治療等措施都成了乳癌治療的有效手段。乳癌的研究越來越深入，到了基因、分子和激素（賀爾蒙）水平層面，其治療過程用到了醫學各個領域最前沿的資訊和技術，大大的改善了病人的預後，提高了存活率。

當年進行大面積切除手術時，乳癌病人的五年存活率是三五％；今天，根據美國的統計，五年存活率已經提高到了九〇％[13]，這其中還包括了很多接受乳房保留手術的病人。

乳癌的治療方案越來越完善，讓病人的生存時間明顯延長，這是科學；同時它也綜合考慮到了患者的生存品質，在保證科學性的基礎上兼顧了人文性。乳癌治療方案的演進歷史說

---

12 Fisher B. Breast cancer [J]. Postgraduate Medicine,1969, 45 (4): 73-8.

13 Siegel R L, Miller K D, Jemal A. Cancer statistics, 2019 [J]. CA: A Cancer Journal for Clinicians, 2019, 69 (1): 7-34.

明：醫學的發展始終是圍繞著為人服務這一點的，醫學的科學性和人文性從來都不是獨立存在的。

有了人文的科學才更科學

在某些醫生的眼裡，醫學的科學性就是存活率、治癒率，是數據。他們認為，完美的手術和對症下藥，讓異常的數據變正常，這就是科學；用每個時代最前沿的技術、用醫學最好的證據、用最完善的指南給病人治好病，延長壽命，這也是科學。

真是這樣嗎？

接下來我們來看看，如果只關心數據和成功率，而忽略患者的心理感受和尊嚴，這樣的醫學會是一張什麼樣的面孔。

二十多年前，在一所大醫院的生殖醫學科裡，人滿為患。該生殖醫學科治療不孕的成功率非常高，所以全國的不孕不育患者慕名而來。男性病人就診的一個關鍵環節是取精，取精就是用手淫的方式收集男性的精液，然後化驗精液品質。怎麼取呢？人太多了，大家在廁所排成一排，單手扶牆，另一隻手工作，你看著我，我看著你，後面的人還在不停的催。這樣的環境和條件怎麼能取得出來呢？但是沒辦法，因為這個醫院成功率太高了，病人放棄尊嚴也得按照醫院的規矩辦。

現在看起來，當時的狀況有點讓人啼笑皆非，這就是單純追求成功率，單純追求所謂的

「科學」，而忽略患者心理感受和尊嚴造成的結果。真正的科學性不僅要關注數據和指標，還要做整體考慮——關注病人的尊嚴、體面和生存品質，給出全套的解決方案。現如今，很多醫院都設置了單獨的房間用於男病人留取精液。

有了人文的科學才更科學。

伴隨著科學的人文才是真人文

很多病人認為醫學的人文性，就是醫生的態度和自己的就醫體驗。如果醫生可以做到共情，理解病人，那就是人文。這些確實非常重要，但是在我看來，這些只是人文的一部分，伴隨著科學的人文才是真人文。

比如，有人說賈伯斯（Steve Jobs）不好，因為在他執掌蘋果公司期間從來不給慈善機構捐一分錢。但是賈伯斯認為企業的本分是盈利，企業最大的慈善是商業成功。一個盈利的企業能讓越來越多的人就業，給他們尊嚴，讓他們有能力追求自己想要的生活。這樣的做法和給貧困地區孩子捐贈金錢和物品相比，哪個才是更有社會責任感的表現呢？

不是說捐款不好，而是說捐款不是判斷企業有沒有社會責任感的唯一標準。同樣，理解、共情和對病人的態度，也不是判斷醫學是不是人文的唯一標準。

再回到乳癌治療方案的發展演變上。在以前用火燒、用烙鐵烙的時候，怎麼談人文？在病人遭受巨大的痛苦，失去社會生活、家庭生活，甚至最終丟了命的時候，怎麼談人文？

只有科學進步才能帶來真正的人文。運用目前的乳癌治療方案，患者的五年存活率達到了九〇％，其中還包括很多並沒有切除乳房的病人。這些處於發病早期的患者，只做了局部腫瘤切除。保留乳房，也就保留了病人的美和尊嚴，這不僅考慮了患者的存活率和復發率，還兼顧了術後上肢的功能、形體美容以及患者的心理感受。

目前乳房保留手術已經成為歐美國家早期乳癌患者的首選術式。除此之外，乳房整形、美容、心理輔導也能讓病人回歸社會且能更自信的生活。這是不是比拉著病人的手告訴她「妳得堅強的活著」更人文呢？

歷史上天花在歐洲爆發流行，曾經讓歐洲死亡人數超過一．五億。那個時候，能有人掩埋屍體就是最大的人文。後來研發出疫苗，人類已經消滅了天花，這才是科學的人文。

一九八一年（美國）剛發現愛滋病的時候，人們把愛滋病患者看作瘟疫，是道德敗壞者應有的下場。所有人都遠離患者，也沒有有效的治療藥物，等待患者的只有死亡。但是隨著研究的深入，醫學用科學的數據告訴人們，日常生活接觸不會傳播愛滋病。今天在抗反轉錄病毒藥物（management of HIV/AID）治療下，有效控制病毒複製的愛滋病患者，甚至完全可以避免透過性行為將愛滋病傳染給他人[14]。愛滋病已經成為一種慢性病，患者只要堅持接受規範的治療就可以長期生存。這就是科學的人文。

有了科學，人文才有了堅實的基礎。

以前，沒有科學的接生手段，孕婦只要大出血或者胎位不正、難產，多半會出現孕婦死亡或者一屍兩命的情形。那時最大的人文就是找一個有經驗的接生婆。科學讓整個生孩子的過程在熟練的醫護人員的輔助下進行。在中國成立初期，孕產婦的死亡率是每十萬人死亡一千五百人；到了二〇一八年，這個數字是每十萬人死亡十八・三人[15]。醫學的發展讓女性的妊娠和生產過程更安全，這同樣是伴隨著科學的人文（按：根據臺灣衛福部統計數據二〇一八年孕產婦死亡率，每十萬活產為十二・二人）。

一九九二年，中國人B型肝炎病毒帶原率是九・七％。一九九三年，中國生產出第一批基因工程B型肝炎疫苗。到二〇一八年，中國至少有五億孩子免費接種了B型肝炎疫苗。到二〇一九年，五歲以下兒童的B型肝炎病毒帶原率是〇・三％[16]（按：臺灣自一九八四年開始為新生兒施打B型肝炎疫苗，是全球第一個全面施打B肝疫苗的國家，根據統計，一九八四年以前出生的人口中，B肝帶原率高達一五％，而長期追蹤研究發現，一九八四年以後出生的人，因B肝疫苗全面接種，B肝帶原率大幅下降至一％以下）。

14 Rodger A J, Cambiano V, Bruun T, et al. Risk of HIV transmission through condomless sex in serodifferent gay couples with the HIV-positive partner taking suppressive antiretroviral therapy (PARTNER): final results of a multicentre, prospective, observational study [J]. The Lancet, 2019, 393 (10189): 2428-2438.

15 中國國家衛生健康委員會·中國婦幼健康事業發展報告（2019）[R]. 2019。

16 中國國家衛生健康委員會·中國婦幼健康事業發展報告（2019）[R]. 2019。

二〇一八年，中國將十七種癌症新藥納入醫保，而且藥品價格的降幅高達七一％。這些國家認可的好藥，代表了全世界癌症治療的趨勢。這樣做也縮短了我們和已開發國家癌症治療的差距。國家還在加快癌症藥物的審核進度，對一些進口抗癌藥實行零關稅，以及讓更多的新藥、好藥納入醫保。這樣做可以使更多吃不起藥的癌症病人獲益。

醫學不僅要看病，更要看人，有了人文的科學才是真科學。不僅要看態度，還要關注科學性，有了科學的人文才是真人文。科學賦予人文以力量，體制用溫情推動更多人享受醫學的福祉。醫學從來都是科學與人文相伴而行的。

薄世寧的醫學通識

沒有人文的科學是傲慢，沒有科學的人文是濫情。

04 醫療不是消費，不適用消保法

既然醫學具有科學與人文的雙重性格，既然醫學最終是為人服務的，那麼醫生和患者應該是一種什麼關係呢？

這就涉及醫學的第五大基礎共識：**醫生與患者不是利益對立的甲方乙方，而是聯盟。**

醫患關係的實質：聯盟

醫患關係是目前大家普遍關心的問題。我們究竟應該怎樣理解醫患關係呢？我認為，只有先理解醫療活動的真相，才能理解醫患關係的實質。

很多人覺得：「我花錢去醫院看病，我就是消費者，買的是醫生專業的診斷、治療，還有藥品、檢查及護理服務。」那麼，就醫真的是一種消費活動嗎？

不是。人們之所以有把醫療當作消費的錯誤想法，是因為沒有考慮醫療行業的特殊性，而且把醫療看成消費也是激發醫患矛盾的最常見的原因之一。

如果醫療是消費，那就意味著消費的內容、流程和目標應該是提前確定好的。但是醫療行為是不確定的，每一個病人都是不同的個體，即使針對同一種病，治療過程和手段也不完全相同，同時治療結果也是不確定的。

如果醫療活動是消費，那消費者必須為每項服務付費。實際上很多疾病的治療費用是由政府承擔的，比如疫苗接種、愛滋病患者的治療等。如果就醫是消費，那麼患者對某次消費不滿意，可以要求退款嗎？醫院可以促銷打折嗎？可以用廣告吸引消費者嗎？當然不可以。

所以醫療活動不是消費。那醫療活動是什麼？

中國著名外科學家，有「中國外科之父」之稱的裘法祖打過一個比方：治療就像過河。醫生和病人都以彼岸為目標，由醫生背著病人過河。但是在渡河的過程中，只能制定一個大概的路線和方向。是否會遇到暗流、波折，是否能順利到達彼岸，何時到達，誰都不知道。

過河這個比喻形象的說明了醫療過程。理解了這一點，醫患關係的實質也就容易理解了。我個人認為，在疾病這條湍急的河流面前，用聯盟來描述醫生和病人的關係最為貼切，因為醫生和病人的關係符合聯盟關係的所有屬性。首先，在治病過程中，不僅僅是醫生，患者也是積極主動的，是有貢獻的。其次，雙方優勢互補、共同決策、分擔利益和風險。

醫學的進步離不開病人的參與

每個去醫院看病的人都會或多或少的擔心：醫生的水準如何？會不會草菅人命？醫生態度好不好？會不會敷衍了事？醫生會不會過度醫療？治病流程是不是科學？我的尊嚴和隱私會不會得到足夠的尊重？

可以看出，這些擔憂都是從醫生的單方面角度考慮的。確實有少數技術和道德需要改善的醫生影響了醫患關係，但是大家都忽略了醫患關係中患者一方的重要作用。在疾病的治療過程中，其實付出的不僅僅是醫生，病人也是積極主動的，是有貢獻的，只是這一點經常被忽視。這也是理解醫患聯盟關係的第一個層面。

有一種病叫慢性心臟衰竭（chronic heart failure），也就是由很多病因導致病人心臟功能逐漸衰竭的一種症候群。患這種病的病人，生存品質會越來越差，到最後甚至連平躺都成了奢望。目前只能靠心臟移植治癒這種病。全球每年約有一百萬個嚴重的慢性心臟衰竭患者需要進行心臟移植手術，但根本沒有數量如此龐大的捐贈者。

在過去十年中，全球心臟移植手術的數量一直固定在每年四千到四千五百次[17]。也就是說，無數病人在等待捐贈者的希望中受盡疾病的折磨，最終死去。終末期心臟衰竭的病人，如果找不到捐贈者做心臟移植，一年的存活率只有五〇％左右。為了解決這個問題，醫生們研發出了人工心臟，在找到合適的心臟捐贈者之前，它可以代替病人的心臟工作。

一九八二年十二月二日，六十一歲的巴尼·克拉克（Barney Clark）上手術臺接受了人

17 Lund L H, Edwards L B, Kucheryavaya A Y, et al. The registry of the International Society for Heart and Lung Transplantation: thirty-first official adult heart transplant report-2014 [J].Journal of Heart & Lung Transplantation, 2014, 33 (10): 996-1008.

工心臟植入手術。手術做得非常成功，但是效果卻不理想。術後，克拉克身上插滿了各種管子——胃管、尿管、引流管。更痛苦的是，他脖子兩側的大血管（頸動脈）要透過兩條兩公尺多長的軟管連到一個機器上。這個機器就是空氣壓縮機，它負責驅動血液循環。在經受了一百一十二天的痛苦之後，克拉克最終還是因為器官衰竭和嚴重感染而沒能存活下來。其實如果不做這個手術，他有可能活得更久。

看到這裡，你也許會想：這種手術不是忽悠病人嗎？

還真不是。在接受手術之前，克拉克很清楚當時的醫療技術不太成熟。不做手術，他的心臟還可以湊合著用一段時間；做了手術，他就可能面臨痛苦和死亡。但他最終還是選擇接受手術治療，他說：「只願醫生經此獲得的經驗，在未來可以用於拯救他人。」

緊接著，一個個病人躺在手術臺上接受了人工心臟植入手術。今天，人工心臟移植技術已經成為心臟移植之前的一項關鍵技術，甚至有人可以背著人工心臟打球、跑步、開車。這項技術進入了全新的發展階段，人工心臟植入者的最長存活期已經達到了十幾年。在美國，每年有八千人依靠人工心臟維持生命[18]。

以前，所有的醫學進步都強調醫生的權威和努力，醫生不僅是技術權威，還是道德權威，但這不是全部的事實。克拉克這一病例告訴我們，醫學進步的背後也有無數病人生命的付出和對醫生的信任。每種新藥到了研發的最後階段，都得靠病人用身體來驗證藥物的療效和安全性。幾乎每一種新的手術在最早的實施階段，病人很有可能因手術失敗或併發症而去世。正是病人的付出和犧牲，加上醫生的堅持和努力，才讓每種治療方案越來越成熟。

中國神經外科專家王忠誠就曾說：「病人對我們的成長做出了很大貢獻。」面對醫學，患者從來都不是被動的，他們做了非常大的貢獻，只是這一點經常被忽略。

病人在醫療過程中做出貢獻，表現出主動性，正像聯盟內部的合作夥伴一樣，他們和醫生目標一致，並為此付出了積極的努力。

如果這個病人是你的家人……

在治療的過程中，醫患雙方各具優勢，且優勢互補。這是理解醫患聯盟關係的第二個層面。醫生具有技術優勢，掌握診斷技術，可以探究病因、預後、提供治療方案及預防策略。也就是說，醫生知道該怎麼過河。患者的優勢是了解自己的具體情況和需求。患者可以向醫生提供本人生活習慣，和其他有助於診斷和治療的關鍵資訊，並回饋治療的體會。所以在疾病面前，尤其是在複雜疾病面前，醫患雙方需要聯合這些優勢，共同決策、共用利益、共同承擔風險。

我治療過一個羊水栓塞的三十五歲產婦。在手術臺上，她的心跳停了九次。被送到

18 黎秋玲．心衰了，裝個人工機械心臟兩年生存率可達九成！[EB/OL]. [2019-04-12].http://www.myzaker.com/article/5cb06f831bc8e0fa0e0004b4/。

ＩＣＵ時，她的多個臟器都衰竭了。在接下來的半個小時裡，她的心臟又停跳了四次，血壓垮了，凝血功能也出現了障礙。

臨床上羊水栓塞的發生率雖然很低但死亡率很高[19]，這位產婦在羊水栓塞的基礎上又併發了多器官衰竭、凝血功能衰竭、休克……她的死亡率幾乎是一〇〇％。這個時候，病人又發生了嚴重的腦水腫（腦組織腫脹）。如果情況繼續惡化，那麼病人面臨的就是腦疝（Brain herniation，顱內壓過高的併發症）和死亡。

我的判斷是給病人做ＣＲＲＴ（Continuous Renal Replacement Therapy，連續性腎臟替代治療），也就是用一臺機器清除產婦體內的毒素及水分。這樣做肯定對治療腦水腫有利，但產婦發生了嚴重休克，治療過程中心跳隨時有可能再次停止。她凝血功能衰竭，身上每一個針眼都在滲血，要做ＣＲＲＴ就必須進行股靜脈穿刺，在血管裡留置一根導管，不然無法把病人的血液引出來在體外進行淨化，但是一旦穿刺失敗，誤傷大動脈，病人很可能會大出血而死。

我沒有一〇〇％的勝算，還有一百個理由不去做這樣的冒險操作，但是做ＣＲＲＴ對這位產婦來說是此時唯一的生路。我把產婦的丈夫叫來，和他一起分析病情。他最後只說了一句話：「我完全相信你。我只問你一句話，如果這是你的家人，你做還是不做？」

最後我選擇給病人做ＣＲＲＴ。第二天病人就醒了。過了幾天，她痊癒出院了。

醫學永遠面臨很多決策，不存在完全的對與錯，至少在目前的條件下，我們很難判斷正確與否。這個時候，醫生和患者應該共同決策、共擔風險、共同往前走。

作為醫生，我最喜歡聽病人說的一句話是：「我相信你，我們一起努力。」我也相信，病人家屬最喜歡聽醫生說的一句話是：「如果這個病人是我的家人，那麼我會選擇……」

因為在疾病面前，醫生和病人是協同作戰的聯盟。

薄世寧的醫學通識

生病了別怕，有我背著你，你可抱緊了我，咱們一起過河去。

19 Abenhaim H A, Azoulay L, Kramer M S, et al. Incidence and risk factors of amniotic fluid embolisms: a population-based study on 3 million births in the United States [J]. American Journal of Obstetrics & Gynecology, 2008, 199 (1): 49. el-8.

第二章

人，為什麼會生病

你知道已知的人類疾病有多少種嗎？26,000種。

在這一章中，我並不打算為你介紹每種疾病的具體發病機制，而是在原理層面幫你建立對疾病的整體認知。理解了原理，也就理解了疾病。

01 人是自然演化的不良品

為什麼人會生病，為什麼疾病與人終生相伴？

我的答案是——疾病是人類進化的遺產。從地球上出現第一個真核細胞（eukaryotic cell）[1]開始，大約過了上億年的時間，人類才出現。經過上百萬年的進化，人類才逐步成為我們今天的樣子。我們的身體裡處處保留著進化的痕跡，但進化並沒有幫我們將疾病消除。

比如，眼睛作為這個世界上最精密的光學系統，卻可能罹患八百二十多種眼病中的任何一種。再比如，在人的一生中，心臟可以撲通撲通的跳二十五億至三十億次，把血液精準的輸送到身體的各個部位，但是供應心臟自身用血的血管卻非常細，容易變狹窄甚至堵塞，導致心絞痛和心肌梗塞。

另外，人類需要尿道和腸道兩個通道排泄廢物。多一套系統，也就多了一層患病的風險，故醫院設泌尿科和消化科分別治療這兩條「通路」上的疾病。但是鳥類卻只需要一個排泄通道。進化讓鳥類和人走上了不同的道路。

進化為什麼要這麼做？我們將這個問題留給進化生物學家回答。醫學要做的是接受進化帶來的一切，從結果去反推過程，推導人類與進化、疾病與進化的關係，這樣我們就可以站在一個更高的時空角度去審視疾病，為疾病的預防和治療提供更高維度的理解。

在我看來，疾病是進化帶來的遺產。為什麼這麼說呢？我們分三個層面進行討論。

基因的不完美

絕大多數的疾病都與基因具有相關性。很多慢性病的風險基因在我們出生之前，就已經潛伏在我們的基因組中，等待發病年齡的到來，或者等待被啟動的時機。就拿第二型糖尿病來說，目前已有研究表示有兩百四十三個基因位點與第二型糖尿病的風險相關[2]。各種遺傳病也都與基因有關，比如血友病、地中海貧血。基因是包含著我們生命遺傳資訊的最底層的

1 真核細胞是指具有真正細胞核（被核膜包被的細胞核）的生物細胞。除細菌和藍藻的細胞以外，所有的動物細胞以及植物細胞都屬於真核細胞。

2 Morris A P, Voight B F, Teslovich T M, et al. Large-scale association analysis provides insights into the genetic architecture and pathophysiology of type 2 diabetes [J]. Nat Genet,2012 Sep, 44 (9): 981-90. DOI: 10.1038/ng.2383. Equb 2012 Aug 12.
Fuchsberger C, et al. The genetic architecture of type 2 diabetes [J]. Nature, 2016 Aug 4,536(7614): 41-47. DOI: 10.1038/nature18642. Epub 2016 Jul 11.
Scott R A, Scott L J, Mägi R,et al.An Expanded Genome-Wide Association Study of Type 2 Diabetes in Europeans [J]. Diabetes, 2017 Nov, 66 (11): 2888-2902. DOI: 10.2337/db16-1253.Epub 2017 May 31.

東西，它在傳遞人類基本性徵的同時，也將疾病或者疾病的風險傳遞了下來，這是基因不完美的第一個層面。

人類的基因能在細胞分裂時精確的複製自己，儘管在複製過程中會出現個別位點的錯誤，但是整體而言，這一過程是相對穩定的。

如果基因組中產生的某種致病基因讓人在生育年齡之前發病，那麼攜帶了這種致病基因的人，很可能還沒來得及生育就因疾病去世了。這段致病基因自然也無法傳遞下去，從而消逝在進化的長河中。

但是，像高血壓、糖尿病、冠心病、癌症這些疾病，多數情況下是在四十歲以後才發病的，攜帶引起這些疾病的風險基因的人群仍然可以生育，因此這些基因雖然「不健康」，但依然順利的傳遞了下來。也就是說，這些風險基因引起的疾病不會影響人類的繁衍，加上基因複製的相對穩定性，這段「不健康」的基因就會隨著人類繁衍傳遞下去。

基因不完美的另一個層面是基因突變。也就是說，一段健康的基因也可能突變成致病基因。我們在生物課上都學過，基因突變是進化的「原材料」。沒有基因突變，人類和其他物種就不會進化。絕大多數基因突變不會產生顯著的影響和意義，一些基因突變甚至因為具有先進性，而得以在人類進化的過程中迅速傳播。

但是如果某些關鍵基因發生突變，就有可能使一段原本「健康」的基因變成致病基因。比如，癌症基因就是我們基因組中正常的「原癌基因」[3]，在細胞分裂過程產生了複製錯誤、突變，變成了癌基因，然後引起癌症。再比如，研究發現我們的祖先可能在兩百萬到三百萬年前遺失了一個基因（CMAH〔CMP-Neu5Ac Hydroxylase〕基因），導致人類患心血管疾病的風險增加，其中以多食紅肉者的風險增加更多[4]。

器官的不完美

除了基因的不完美，我們的人體器官也非盡善盡美，所有器官的結構和功能並不能達到絕對的理想狀態。

舉例來說，我們剛出生時不會走路，抵抗力也很差，甚至吃奶被嗆到時也會得肺炎。如果母親的懷孕週期長一些，等胎兒長得更強壯再生產，那孩子得病的機率不就能降低很多嗎？再比如，患有閱讀障礙症的孩子非常多（據統計，學齡兒童的患病率為五%至一二%），這意味著大多數受影響的孩子將終身面臨學習困難[5]。

---

3 原癌基因是細胞內與細胞增殖相關的基因，是維持具有生命機能個體正常生命活動所必需的。當原癌基因的結構或調控區發生變異，基因產物增多或活性增強時，細胞過度增殖，從而形成腫瘤。

4 Kawanishi K, Dhar C, Do R, et al. Human species-specific loss of CMP-N-acetylneuraminic acid hydroxylase enhances atherosclerosis via intrinsic and extrinsic mechanisms [J]. Proc Natl Acad Sci USA, 2019 Jul 22. pii: 201902902.

5 Peterson R L, Pennington B F. Developmental dyslexia [J]. The Lancet, 2015, 379 (9830):1997-2007.

那為什麼進化沒有讓人類去除這些不完美的地方呢？我的答案是：進化不是手術刀，不能一刀把「不完美」切除，只能敲敲打打、修修補補，進化的邏輯是讓利益和風險平衡。

還是拿哺育過程來說，很多動物生下來就會走，比如剛生下來的小馬，它的身體的各部位的發育相對健全。而嬰兒剛出生的時候非常脆弱，容易得病，尤其是得感染性疾病。但這是人類進化的選擇——用器官發育的不完全換來了更大的腦容量。進化讓胎兒的大腦在母體內得到更有優勢的發育，人類腦容量的增長又為出生後各種高級功能的逐步鍛煉和實現帶來了可能，所以人類比馬聰明，具有更強的思維能力，也具有更高級的語言功能、學習能力，以及更豐富的情感和應變能力。

進化雖然解決了腦容量問題，但是導致胎兒的腦袋相對較大，所以進化又選擇讓胎兒較早離開母體來解決這一問題，甚至有人說人類都是「早產兒」。即便如此，相較於母親狹窄的產道，胎兒腦袋還是偏大，還是有一部分母親會因此難產甚至死亡。

所以，進化做不到完美，它只是做到了平衡人類這個物種的整體利益和風險。再拿兒童閱讀障礙症來說，進化並沒有設計出一個獨立的大腦區域處理閱讀，人類的閱讀能力借用了大腦圖像識別區域和聽覺處理區域。當大腦處理這兩部分的訊息無法協調時，閱讀障礙就會出現。

那為什麼人類大腦沒有進化出一個單獨的區域專門用於閱讀呢？

這是因為進化需要節約能量，以應對環境的風險和不確定性。多進化出一個大腦區域，就需要額外的能量維繫，所以進化捨棄了這個大腦區域，代價就是少數孩子的閱讀速度比別人慢得多，會出現閱讀障礙症。進化這麼做同樣是為了整體利益和風險的平衡。

其實，我們身上的所有器官，都是進化妥協和折中的結果，都不是完美的設計。比如，為了保持低溫和精子活力，男性睪丸位於體外，幾乎沒有任何防護，代價是易患精索靜脈曲張[6]，還容易受到撞擊。

還有視網膜，大家都說它「貼反了」，所以容易發生視網膜剝離，有盲點，到了晚上人還會看不清楚東西（見下頁圖2-1）。但你有沒有想過，這種設計可能是為了讓眼睛在強光下避免受傷害，延長它的「有效期」；到了晚上讓我們看不清東西，是想讓我們抓緊時間睡覺，讓身體進入自我修復的狀態。進化這麼做還是為了利益和風險的平衡，而不是為了追求「完美」。

我們身上的所有器官，是進化為了人類的生存和延續而「精心打造」的利益和風險的共同體，而疾病就是妥協和折中必須付出的代價。

人體適應能力的不完美

人類進化的速度趕不上環境變化的速度，導致人體適應能力的不完美。

6 精索靜脈曲張是指精索蔓狀靜脈叢血管因血流瘀滯而形成的迂曲擴張，此病多見於青壯年。

你可能會說：「日子過得這麼好，吃好喝好的我很適應。」但是，吃好喝好源於人好吃的本性，這不是人體真正想要的，人體最適應在非洲撒哈拉沙漠南部的半乾旱地區生活[7]。說到這裡，你是不是立刻想到了非洲沙漠、原始森林、大峽谷、瀑布、清澈的河水，還有穿著樹葉拿著棍子追逐動物的老祖宗呢？

大約一萬年前，人類進入農耕時代，飲食結構徹底改變。人類像做了個夢，夢裡還處於飢餓和恐懼的狀態，可是一覺醒來卻進入了新時代，食物一下子豐富了。但是我們的身體、身體裡的細胞、細胞裡的基因，還停留在飢一頓飽一頓，不停奔跑追逐的記憶裡。

身體適應不了新環境，曾經的優勢就有可能帶來今天的疾病。

比如，糖分是人體不可或缺的主要能量物質。遠古時代的人類想找點糖吃，可能就要冒著被蜜蜂蜇得渾身是包的風險，獲取糖分是一件很不容易的

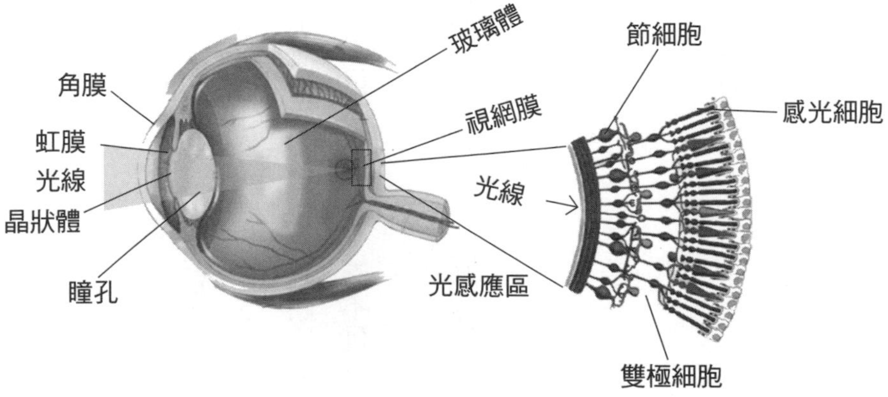

▲ 圖 2-1「貼反了」的視網膜示意圖：光線需要透過節細胞和雙極細胞才可以到達感光細胞。

事。所以細胞遇到糖分趕緊儲存起來的行為，在當時是能讓人活命的，這個功能就被保留了下來。但是，現在獲取糖分非常容易，基因保留下來的這種讓人不斷儲存糖分的行為，就容易引起代謝性疾病（如糖尿病[8]）。

再比如，在遠古時代站起來就能跑的人、跑得快的人，容易活下來。因為遠古人要麼獵殺動物以獲取食物，要麼被動物追趕逃命，不能跑、跑不快就意味著餓死或者被野獸吃掉。血壓的快速上升，能讓人在緊急狀態下迅速提升重要臟器的供血量，讓奔跑能力得以提升，這種讓血壓快速升高的功能也被保留了下來。到了今天，我們已經不用再為一頓飯去打獵或者為了逃命和野獸賽跑了，運動量的減少也容易帶來高血壓的問題。

不用使勁奔跑就可以獲得高脂肪、高熱量的食物，看起來是生產力增長帶來的福利，但與福利相伴的，是肥胖、高血脂、高尿酸等一系列代謝性疾病，其中肥胖還增加了人類患癌的風險[9]。

7 在古人類學研究中，主流的「走出非洲理論」認為，現代人類起源於非洲，這一理論也得到越來越多的分子生物學證據的支持。

8 糖尿病是一種與遺傳基因相關，內源性胰島素相對或絕對不足而引起的糖、脂肪、蛋白質代謝紊亂的疾病。

9 美國癌症研究所和世界癌症研究基金會。Diet, nutrition, physical activity and Cancer: a global perspective. The third expert report [R]. 2018.

當然，沒有人希望回到撒哈拉。但人體需要再進化多少年，才能適應現在的優越環境，這個問題誰也說不定。不過肯定的是，人類進化的速度永遠趕不上環境的變化，我們沒辦法躲避疾病，想想就讓人發愁。

除了環境變遷帶來的不適應，人類自身的能力和越來越多的需求也不能「完美」的適應。人類進化出了意識、理性和想像力，這導致人類不斷產生新的需求。人類文明進程中湧現的科學技術、社會文化、文學藝術，激發著人類探索宇宙、探索自我的欲望。

我們想越跑越快、越跳越高；我們要登山，還要潛水；我們想四處旅行，感受異域風情；我們希望和愛人浪漫的慢慢變老，不想痴呆得相見不相識；我們還要探索萬物之理，不想到了年齡就退休；我們想穿越時空，去半人馬座比鄰星（按：電影《流浪地球》裡地球的目的地，也是小說《三體》中所說的外星文明所在地，作者皆為劉慈欣）定居。

但是面對長壽、行為模式改變以及應對多樣性的環境等新的需求，人體的功能往往無法與之完美匹配，進化還沒有賦予人類匹配新需求的能力。這時，強加在身體裡的「硬體」和「軟體」的新需求就構成了壓力，壓力逐步累積，就會帶來疾病。

比如，高齡給人類帶來了關節、血管老化和腰痛的問題。社會競爭加劇，作息不規律的生活方式（比如熬夜）變得普遍，這又會增加生理時鐘調控機制的壓力，以及情緒控制和修復能力的壓力，進而導致疾病。

我們的基因會突變，進化給了我們修復基因的能力。但是外界環境還有人類的各種行為和不良的生活方式，比如吸菸、酗酒，都會加速基因的突變，使自我修復的速度趕不上基因突變的速度。基因突變累積，就有可能提高罹患疾病的風險。

聽起來似乎有點令人沮喪，但是這就是真實的進化故事。我們永遠沒有辦法消除進化中的這些不完美，但是醫學也始終在盡力幫助我們彌補這些不完美。

薄世寧的醫學通識

醫學做不到讓進化完美，但是它在努力彌補不完美。

02 任何疾病都不是憑空產生的

進化做不到盡善盡美，無法幫助人類消除所有的疾病，這是借生物演化的視角探尋到的疾病的「遠」因。

但是要想治病，知道進化不完美還遠遠不夠。如果你到醫院看醫生，醫生卻說：「回去吧，這是進化的不完美。」你肯定翻臉。所以我們必須找到疾病的病理、生理解釋，即疾病的「近」因，這才是醫學的基本工作。

現代醫學誕生之前，古人尋找病因的方法因為受到科學發展情況的限制而千奇百怪。隨著科學的進步，醫學逐漸建立起一套尋找病因的科學方法。透過了解找病因的方法，你就能大概掌握整個醫學的發展歷史。

從遠古人「開腦洞」到華盛頓之死

遠古時代生產力低下，也沒什麼科學可言。古人把一切不能理解的現象，比如電閃雷鳴、風雲雨雪，都用超自然力量——神鬼來解釋。

生病也是古人不能理解的，所以他們認為病是神的懲罰或魔鬼附體。那時誰要是有頭疼、癲癇的症狀，或者得了精神疾病，古人就認為是鬼鑽進腦袋裡了。於是他們就在病人的腦袋上打洞，認為這樣能讓鬼跑出來，病就能好。考古學者在世界各地發現了被開了腦洞的人類頭骨化石（見圖2-2）。

這種找病因的邏輯，是把病和人看成兩個彼此獨立的東西：病是鬼，人是人。鬼進入人體，人就病了；鬼離開人體，病也就好了。這個階段是醫學誕生之前的蒙昧狀態，人們信奉的是神鬼巫術。

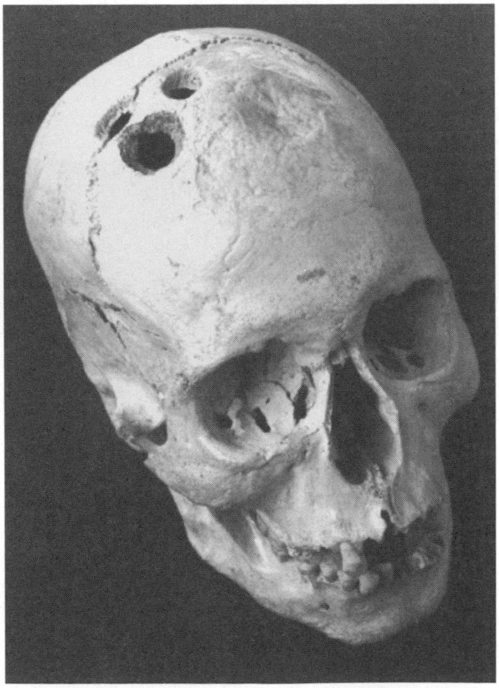

▲圖2-2 1958年出土自巴勒斯坦耶利哥的青銅器時代的人類頭骨化石。

到了西元前四、五百年，也就是距離現在兩千多年的時候，一位真正意義上的醫生站了出來。他認為病是人體內部的事，他推翻了病和人彼此獨立的觀點，把醫學從神鬼的桎梏中解救了出來。這個人就是被後人稱為「西方醫學之父」的希波克拉底（Hippocratic Oath）。他創立了「體液學說」（Humorism），認為人體是由血液、黏液、黑膽汁、黃膽汁四種體液組成的。體液平衡人就健康，體液不平衡人就會生病。

在「體液學說」這套理論體系裡，流傳最廣的治療方法是放血療法（見圖2-3）。醫學領域有一本大名鼎鼎的雜誌——《刺胳針》，「刺胳針」最初指的就是放血用的工具。關於放血療法，人們經常會提到一個病例——一七九九年，美國開國總統喬治・華盛頓（George Washington）因為喉炎喪命。你肯定會想，喉炎怎麼會致死呢，而且病人身分還這麼顯赫？

今天的醫生們經分析給出一些說法：首先，嚴重的喉炎是會引起窒息；其次，相傳華盛頓本人對放血療法深信不疑，得病後他要醫生給他放血（據說一天就放出了兩千三百毫升左右的血，而人體一共才有四千毫升左右的血）。在放血的當天晚上，華盛頓就去世了。至於華盛頓是否死於失血導致的休克，

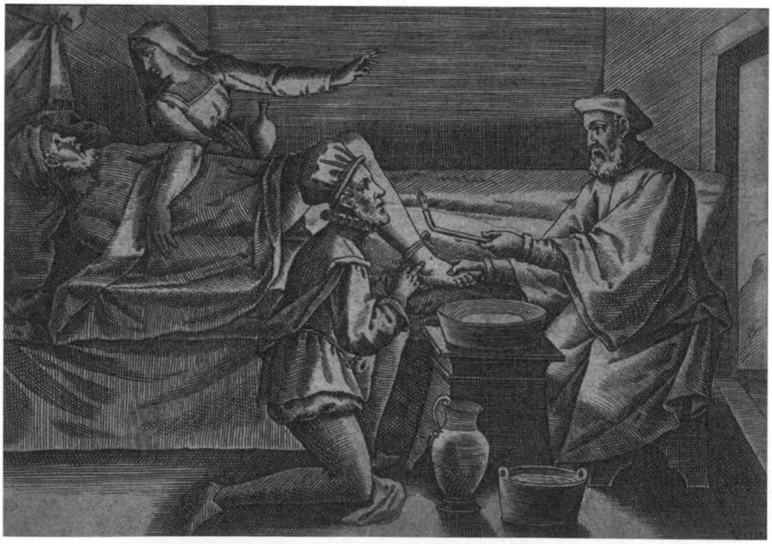

▲圖 2-3 古老的放血療法：一位外科醫生正在傳授如何在病人足部放血治療疾病。

已經不重要了，但是毫無疑問，大量放血引起的休克加速了華盛頓的死亡。

現在看來，用體液學說找病因存在兩個方面的問題。

首先，這個理論沒有科學基礎，靠的是哲學思辨，如果什麼病都用體液不平衡來解釋，結果就是什麼問題也解決不了。其次，一個學說如果沒有邊界，無所不能，它也就失去了成長的空間。所以，雖然用體液學說找病因的方法存在了兩千多年，但它沒有積累出太有用的東西。隨著科學的到來和發展，這種理論也就逐步退出了歷史舞臺。

果子狸、蝙蝠與人類的「非典型肺炎」

科學推動了現代醫學的誕生。我們通常把人體解剖學、生理學、病理學這三門基礎學科的建立，看作現代醫學誕生的標誌。現代醫學逐步建立了一整套找病因的科學方法。

最開始，人們只能看到很粗淺的病因。比如，感冒是因為著涼、受累，傷口感染是由皮膚屏障作用受損、致病微生物入侵引起的。

隨著新的科學技術的出現，找病因的方法越來越深入，也越來越複雜。醫生不僅要找到發病部位，還要研究發病機制和致病因子，即引起疾病的物質實體。比如，闌尾炎的發病部位是闌尾，致病因子是細菌，發病機制是細菌在闌尾中過度繁殖，損害闌尾組織並引起局部和全身的炎症反應。

在顯微鏡發明後，人們發現微生物也可以是致病因子，對疾病的理解也從宏觀層面進入微生物層面了。比如，人們知道了感冒是病毒攻擊上呼吸道導致的上呼吸道感染。再比如，胃裡有一種叫幽門螺旋桿菌的細菌，它不僅可以引起胃炎、胃潰瘍、口腔異味、貧血，而且是大部分胃癌的罪魁禍首。

隨著研究的不斷深入，科學家發現了ＤＮＡ雙螺旋結構，看到了基因。人們發現很多疾病都和基因有關，比如肺癌。另外，同樣患有肺癌的病人，致癌基因並不相同。甚至，一個病人的腫瘤組織外層和內層的基因變異也可能不同。這樣，找病因也就變得越來越深入、越來越微觀，對疾病的理解也越來越透澈。

方法有了，按理說找病因應該就簡單了，但實際上它遠比我們想像中的難得多。我們從下面的例子中一起看看追尋病因到底有多難。

二〇〇三年，ＳＡＲＳ（嚴重急性呼吸道症候群，又稱非典型肺炎）席捲中國。那時，我在一線治療病毒傳染性最強、病情最重的病人。在這場戰役中，我有三個同學在工作中不幸感染ＳＡＲＳ病毒，其中一個經過積極治療痊癒，另外一個罹患了股骨頭壞死（Osteonecrosis of the femoral head）和嚴重的憂鬱症，還有一個犧牲了。

ＳＡＲＳ如此可怕，我們必須找到病因，否則它還可能捲土重來。但是從ＳＡＲＳ發病到找到確切的病因，研究人員足足用了十五年，用到了現代醫學絕大多數技術手段。

第一步：找發病部位（這個過程相對容易）。給患者拍的Ｘ光片和ＣＴ（Computed Tomography，電腦斷層掃描）片都顯示病變以肺部為主。

第二步：找病原體（這個過程最難）。研究人員在病人體內和痰液、血液中，甚至死者的肺內，不斷尋找是否有細菌或者病毒。最後，研究人員找到了一種冠狀病毒。但這種病毒是致病因子嗎？未必。

第三步：給動物接種這種「嫌疑」病毒。研究人員發現，在動物感染這種冠狀病毒後，發病症狀和人類似。同時，研究人員在死者的肺內發現了大量的這種病毒，但是正常人的肺內是不存在的。這就驗證了SARS的致病因子是這種病毒，我們把它稱為SARS冠狀病毒。至此，研究的關鍵一步就完成了。

但是這種病毒是從哪兒來的呢？

第四步：擴大搜索範圍，開始地毯式搜查。研究人員發現果子狸攜帶的一種病毒和SARS病毒最接近。那麼果子狸是真凶嗎？研究證實不是。二〇一七年十二月，「幕後黑手」終於被找到了。研究人員在居住於偏遠地區山洞裡的一種蝙蝠體內，找到了SARS病毒的全部基因組[10]。真相終於大白。

SARS的病因不是神鬼懲罰，也不是四體液不平衡，而是蝙蝠身上的一種病毒透過果子狸傳染給人，導致了傳染病爆發。

10 David C. Bat cave solves mystery of deadly SARS virus-and suggests new outbreak could occur [J]. Nature, 2017, 552 (7683): 15-16.

一切疾病都有病理基礎

看到這，你可能覺得找病因的過程已經很複雜。但其實尋找傳染病病因還算是簡單的。有些病我們可以找到發病部位，但是找不到確切的發病機制。比如運動神經元疾病（漸凍症），它是一類神經退化性疾病，會使運動神經元細胞不明原因的減少和凋亡。罹患這種病的病人四肢、軀幹、胸部、腹部的肌肉會逐漸無力和萎縮。但是，我們至今仍然搞不清楚確切的病因和發病機制。找不到病因，也就沒有有效的治療方法。

有些「病」我們研究了幾十年，找了幾十年的病因，最後卻發現它根本不是病，比如同性戀。最初醫生把他們稱為「同性戀患者」，研究他們的激素水平，研究他們兒童時期的經歷，甚至研究他們的大腦結構。用盡了一切辦法，醫生最後發現這只是大千世界不同的選擇而已。

還有很多病一點研究線索都沒有，連診斷都診斷不出來。直到很多病人去世，醫生也沒搞清楚他們具體得的是什麼病。

你可能會問：是不是在某些特殊、疑難的疾病面前，現代醫學找病因的方法失靈了？我可以肯定的告訴你：「不會。不僅不會失靈，而且永遠可行。」

在我看來，現代醫學以科學為基礎，以科學技術為手段，探索疾病病因和發病機制，這是一套行之有效的方法。沒有這套方法，什麼病的確切病因都找不到；有了這套方法，找到某種病的病因只是時間問題。

就拿憂鬱症來說，在以前找不到病因時，大家認為憂鬱症是單純的心理問題。但是到了二〇一八年二月，浙江大學胡海嵐教授在《自然》雜誌上發表的研究指出，大腦裡面的某個部位——韁核（habenular nucleus），是引起憂鬱症的關鍵部位。外側韁核異常放電，就可以抑制多巴胺的分泌，多巴胺的分泌被抑制了，人就憂鬱了[11]。儘管這些研究仍然處於基礎研究階段，仍然無法完全清楚的解釋憂鬱症的發病機理，但是我們又向找到確切的病因和發病機制邁進了一步。

只要堅信任何疾病都不是憑空產生的，都有病理基礎，那麼在未來，越來越多的疾病就會得到解釋，我們也可以找到病因。疾病病因和發病機制越來越清晰，也就越有可能讓更多的疾病得到科學的治療。

薄世寧的醫學通識

看一個人怎麼找病因，就能知道他的思維處在哪個時代了。

11 Hailan Hu, et al. Ketamine blocks bursting in the lateral habenula to rapidly relieve depression [J]. Nature, 2018, 554 (7692): 317-322.

03 有些「病」不該治？因為它在保護你

用科學的方法找到病因、明確診斷後，下一步就是治療。但是有些你認為的「病」卻不該治，因為這些「病」很可能是保護你的症狀。病需要治，但症狀未必需要過度干預。在這一節中，我希望幫你建立一個重要的認知：病和症狀不是一回事。病是人體出問題了，但是症狀卻是人體的一種自我保護。

咳嗽、腹瀉、發熱、骨刺不是病

臨床上有一類常見的急症，叫「創傷性大出血」[12]，車禍、刀傷、槍傷都會引起病人大出血甚至死亡。搶救這類病人是外科醫生的基本功之一。戰地醫生在創傷性大出血傷患的搶救上最有經驗，因為在炮火無情的戰場上，很多傷患都會出現大出血的情況。大出血會導致低血壓，這時按理應該輸血，可戰場上哪有那麼多血給傷患輸呢？所以，以前醫生在做手術之前就只能給病人輸入大量的液體，先把血壓提升起來，以保住傷患的命。

這樣做似乎很有道理。但是到了二〇〇六年，一位美國軍醫認為快速、過多的輸液提升血壓的做法會加速傷患死亡。因為大量輸液會稀釋血液中促進凝血的物質，而且人在大出血時，低血壓的症狀是一種自我保護，它會減慢出血速度。如果採用大量輸液的方式來提高血壓，出血速度反而會加快，也會加速傷患的死亡。所以這位軍醫認為，關於創傷性大出血傷患的搶救，**止血**才是關鍵，應該減少輸液量，在手術止血之前應該讓傷患的血壓維持在較低的水準。按照這個做法，傷患的死亡率從以前的六五%降到了一七%，相當於在每一百個傷患裡，多救活了四十八個[13]。

當時這個救治方案被評為「美國陸軍年度十大發明」之一，甚至有人覺得它可以與人類第一次使用抗生素相媲美。這種策略也得到了推廣，現在全世界的醫生都在這麼做。

為什麼會提到這個病例呢？因為這個病例說明：首先，有些症狀對人具有保護作用，就像**低血壓的症狀可以減慢出血速度**一樣；其次，如果盲目的干預症狀，對於治療來說，有可能會南轅北轍。

所以正確區分病和症狀十分重要。但生活中還有很多的症狀，常被人們誤以為是病，比如骨刺。很多人把骨刺當成「病」，在他們的感覺裡，所謂骨刺就是骨頭上長出了一根「刺兒」，這根「刺兒」扎進了肉裡，所以病人才會疼。這就是把「症狀」當成了病。

骨刺其實只是一種症狀，引起骨刺的真正的病是關節老化、退變。在多數情況下，骨刺

12 創傷性大出血是指由於創傷造成人體大血管或臟器破裂，引起失血量超過一千毫升的出血。

13 Defense Industry Daily staff. US Army Awards Top 10 Inventions of 2007[EB/OL]. [2008-07-27]. https://www.defenseindustrydaily.com/US-Army-Awards-Top-10-Inventions-of-2007-04997/.

也不是引起疼痛的病因，長骨刺反而是為了不痛。

我解釋一下，在關節老化、退變的情況下，關節的穩定性變差了，在人體重力或者關節承受的其他力量的作用下就會引起關節疼痛。為了減輕這種退變帶來的損害，人體就會發生骨質增生，增加受力面的面積，降低骨骼單位面積上的壓力，減輕疼痛和對於關節功能的影響。所以只有在增生的骨質嚴重影響了關節功能時，才考慮手術治療。在大多數情況下，用手術刀「切掉」骨刺的做法是不可行的。

再比如咳嗽、腹瀉、發熱，這些都是日常生活中常見的「症狀」，而不是病。引起咳嗽的疾病可能有呼吸道感染、肺部腫瘤、氣道過度反應、呼吸道異物梗塞等；引起腹瀉的可能原因有腸道細菌感染、病毒感染、食物刺激、腸道菌群紊亂、精神因素等；引起發熱的疾病就更多了，可能是身體某個部位感染了，也可能是中毒、壓力過大，甚至某些兒童在受到精神刺激後也會出現發熱的症狀。

病在說話，人在防護

症狀不是病，不能把症狀當成病來治。那我們該如何正確認識症狀？

所有不舒服的感覺，都叫症狀。廣義的症狀還包括到醫院檢查時發現的各種異常指標。症狀的作用可以總結成八個字：病在說話，人在防護。

第一，症狀是「病在說話」。我們的身體出現症狀意味著疾病在告訴我們：「你生病了，得趕緊治。」比如，血尿可能是腎炎、泌尿道系統炎症、腫瘤或者結石引起的；打噴嚏可能是由於對某種物質或者氣味過敏引起的等。

有時候病比較複雜，為了引起我們的注意，它會表現出一系列症狀。比如中風這種病，通常會出現三個症狀——「一二〇」。「一」是指一張臉左右不對稱，口角歪斜；「二」的意思是將兩隻胳膊平舉時，胳膊無力、下垂；「〇」則指別人在聆聽病人說話時，發現病人口齒不清。如果一個人同時出現這三個症狀，那麼他有九〇%以上的可能患有中風。

第二，症狀是「人在防護」。症狀不僅能提醒人「你生病了」，絕大多數症狀還是人體的一種自我保護。比如，前文提到的創傷性大出血時出現的低血壓，就是為了降低出血速度，是一種自我保護。發熱也是一種自我保護，它可以調節人體的免疫系統，殺死細菌和病毒。症狀的這種功能是人類為了生存在進化過程中形成的，是人體的智慧。

《我們為什麼生病》這本書，講述了一個非常著名的症狀的自我保護的例子——人體的限鐵機制，即人體限制鐵元素的吸收。得了慢性傳染病（如肺結核）的大多數人會出現缺鐵性貧血的症狀。人們想當然的把貧血看成壞事，但這種缺鐵現象其實是人體的一種自我保護。因為致病的微生物存活需要鐵元素，但它自己不能合成鐵元素，所以只能從人體獲得。故在感染微生物時，人體會減少鐵元素的吸收，故意造成一種缺鐵狀態，是為了限制細菌的生長[14]。

---

14 Nesse R M, William G C. Why we get sick [M]. New York: Vintage Books, 1995.

人體的這種智慧不僅能對抗已經發生的病，甚至還能未雨綢繆，防止未來出現嚴重問題。比如，懷孕的女性在即將分娩的前幾天，血液裡的一個凝血指標會快速大幅度上升，有時甚至升高至正常值的幾十倍，這樣血液就會更容易凝固[15]。這也是一種自我保護，是為了防止生產時，損傷產道可能導致的大出血。等生完孩子，產婦安全了，這個指標也會迅速恢復正常。

綜上所述，症狀具有積極作用，不僅能提醒我們「生病了」，還能主動對抗疾病，甚至能預防未來有可能發生的嚴重異常情況，這些都是人體進化出來的自我保護機制，是生命的本能。

但症狀也是一把雙刃劍，很多時候，症狀掌握不好自己的「火候」。比如感染。人體的自我保護機制告訴我們「該發熱了」，但是發熱到多少度合適呢？不知道。每個人有不同的反應，絕大多數時候的發熱是沒有問題的，而且可以起到保護作用。但是有時候症狀反應過度，就會有相反的效果，給人體帶來傷害。比如高熱，可使病人基礎代謝率增加、脫水、心率增快、心臟負擔增大，有的孩子會驚厥、抽搐，甚至會大腦缺氧。

再比如過敏。過敏是一種症狀，是人體在接觸到異物時免疫系統產生的排斥性反應，目的是讓我們遠離過敏物質。但是，有些人的過敏反應特別強烈，會出現休克、氣道痙攣、水腫，嚴重的甚至會窒息和死亡。

還有我們前面提到的傷患大出血的例子。低血壓是為了減慢出血速度，為了保命，但是血壓過低，或者這個狀態持續時間過長，則會造成重要器官缺血，導致器官功能衰竭，也會引起死亡。

所以，症狀固然有積極的一面，但是如果反應過度了，或者持續時間過長，就會對人體造成傷害。

先找到病根再治病

對病和症狀有了正確的認識之後，討論治療才更有針對性。

首先，任何治療都應該從病著手，只有正確診斷和治療「隱藏」在症狀後面的疾病，才是根本。只要診斷和治療正確，在疾病好轉的同時，症狀也會快速消失。有時候，在找不到病因的情況下就盲目干預症狀，反而會讓診斷變得更難。

其次，對於症狀我們要適度干預。我們要尊重生物在進化過程中形成的自我保護，避免破壞天然的防禦機制。比如，對於肺部感染的病人，治療的重點應該是針對病原菌給予敏感的抗生素；對於咳嗽的病人來說，過度抑制咳嗽反射，也就抑制了主動排出細菌和壞死物質的能力，這對治療反而是不利的。

最後，症狀具有雙刃劍效應。如果症狀嚴重或者持續存在，後續就可能帶來對身體的損

15 趙揚玉．以羊水栓塞發病機制為基礎探討其救治思路[J]．實用婦產科雜誌，2019, 35(01): 6-8。

害，那麼我們就需要適度干預。

比如，在體溫過高時，我們需要採取退熱措施，以緩解不適，或者防止嬰幼兒因為發燒痙攣引起大腦缺氧。再比如，如果咳嗽過度影響了病人的休息和睡眠，反而會造成抵抗力下降，這對疾病恢復也是不利的。這時，我們便需要適度鎮咳止咳。

總之，別跟症狀死磕，治療的正確做法是先找到病根再治病。

薄世寧的醫學通識

症狀是人體的智慧，不過度干預症狀同樣也是一種治療。

04 我身體很好，這個病怎麼會找上我？

大多數症狀是人類進化帶來的智慧，是對疾病的提醒和對人體的自我保護。但是很多病尤其是慢性病在早期卻沒有明顯的症狀，一旦發現就是中晚期。

比如大腸癌，當腫瘤組織已經長到引起腸阻塞[16]或者已經發生轉移時，很多病人才到醫院檢查。再比如，在給劇烈胸痛的病人做完心電圖、查完心肌酶（按：一種存在心肌部位的酶的總稱）後，醫生發現他已經患了心肌梗塞（Myocardial infarction）。這時醫生問病人：「怎麼這麼晚才來看病呢？」很多人的回答都是：「我平時身體很好，沒一點兒感覺，為什麼這個病突然找上我？」這就涉及疾病發生發展的另外一個機制：代償。

毫無徵兆的慢性疾病

所有嚴重的慢性病都是突然被發現的，但它們絕不是突然發生的。

16 任何原因引起的腸內容物通過障礙統稱腸阻塞，是常見的外科急腹症之一。

比如胃癌，很多胃癌患者在患病早期並沒有明顯症狀。胃癌的主要原因之一是幽門螺旋桿菌感染（見圖2-4）。二〇〇五年，澳大利亞（澳洲）的兩位醫生巴里．馬歇爾（Barry J. Marshall）和羅賓．沃倫（Robin Warren）因為發現了幽門螺旋桿菌和胃部疾病的關係[17]而獲得了諾貝爾生理學或醫學獎。他們的獲獎理由是：幽門螺旋桿菌的發現，加深了人們對慢性感染、炎症和癌症之間關係的認識。

持續的幽門螺旋桿菌感染可能導致胃癌，世界衛生組織也把這種細菌列為一級致癌物[18]。二〇一四年，全世界的醫學專家在日本京都的「幽門螺旋桿菌胃炎全球共識」會議上達成共識：根除幽門螺旋桿菌感染，是預防胃癌的首要手段[19]。從這種慢性的、持續的甚至沒有明顯症狀的幽門螺旋桿菌感染發展成胃癌，要經歷一個非常漫長的過程。

以大腸癌為例，從一個小的良性的腺瘤逐步演變成惡性腫瘤（見第一〇二頁圖2-5），通常需要十五年或更久。女性從持續的感染高危型HPV[20]發

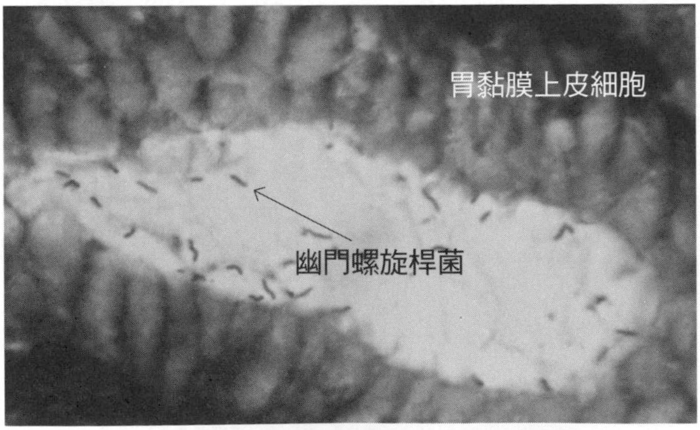

▲ 圖 2-4 持續的幽門螺旋桿菌感染可能導致胃癌。

展到子宮頸癌（見下頁圖2-6），一般需要十幾年。還有導致中國人死亡的第一元凶——心血管疾病，患者多是從青壯年時期開始，血管上就出現斑塊。經過二十至三十年漫長的時間，血管逐漸變窄，當狹窄程度超過一定的範圍時，病人才會出現心臟病或腦血管病的症狀。

當然，這些具體的時間、數字因人而異。列舉這些數字，主要是為了說明患了類似的慢性病，無明顯症狀的過程非常漫長。**所有嚴重的慢性疾病都不是突然發生的，而是突然被發現的。**

代償是慢性病發展過程中人體的妥協

你可能會問：這些病能在人體內隱藏這麼久，我們卻感覺不到，是敵人太狡猾了，還是

17 Warren J R, Marshall B. Unidentified curved bacilli on gastric epithelium in active chronic gastritis [J]. The Lancet, 1983, 1 (8336): 1273-5.

18 一級致癌物指的是有明確證據表明可以致癌的物質，比如霧霾、菸草、檳榔、黃麴黴素等。

19 Sagano K, Tack J, Kuipers E J, et al. Kyoto global consensus report on Helicobacter pyliri gastritis [J]. Gut, 2015, 64 (9): 1353-1367.

20 HPV（Human Papillomvirus）指的是人類乳頭狀瘤病毒，高危型HPV是最容易引起子宮頸癌的HPV類型。

人體太麻木了？都不是。在患有疾病的狀態下，人體能十幾年甚至幾十年都不出現明顯的症狀，是因為我們體內有一種代償機制。

所謂代償，就是代替、補償。身體某些組織或者器官持續受損，已經沒辦法恢復原樣，人體就會調動沒有受損的部分，加快補充或者代替受損的部分完成工作。

比如，幽門螺旋桿菌持續攻擊胃部細胞，引起胃炎、胃潰瘍等疾病，胃部的某些部位的細胞就會死亡。這時人體就會啟動代償機制，深層的幹細胞加速分裂以補充死亡的細胞，維持胃

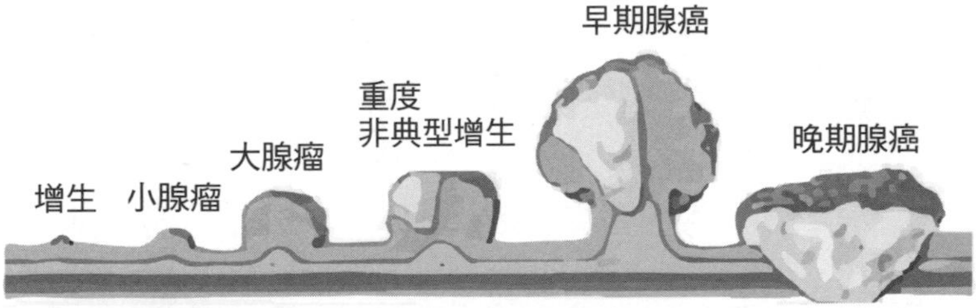

▲ 圖 2-5 結腸腺瘤性息肉經過漫長發展過程，最後進展為腺癌。

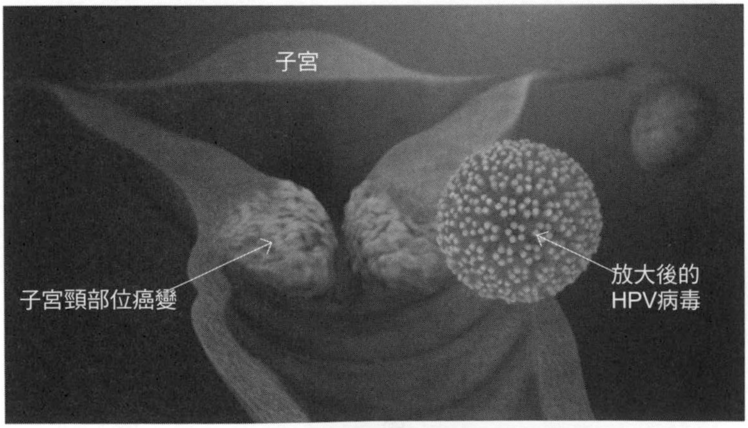

▲ 圖 2-6 子宮頸癌與 HPV 感染示意圖。

部的正常功能。這樣就可以防止發生嚴重的胃穿孔、胃出血。

代償是人體不得已而為之的機制，是妥協。人體的代償能夠讓器官在持續損傷的狀態下，基本滿足人體所需的功能（也就是湊合著用），所以才不會出現明顯的症狀。只有到了疾病晚期，代償不動或者器官的需求超過代償極限了，症狀才會出現。

應對所有的慢性病時，人體都會啟動代償機制。人體的代償能力也超過了我們的想像。有一種手術叫做大腦半球切除術（Hemispherectomy），被用於治療難治性癲癇。當一側大腦被切除後，人還能活嗎？答案是能。只要經過有計畫的康復訓練，另外一側大腦就可以代償，替代切掉的腦組織完成任務。病人還能夠和正常人一樣進行思維活動，複雜的認知能力也能夠得到恢復。

當冠心病病人的血管變窄發生堵塞時，這根易發生堵塞的血管周圍的小血管就會變粗、變長，甚至長出新生的血管，幫助、替代這根堵住了的血管給心肌供血，防止發生致命性的心肌梗塞。這也是一種代償。所以經常犯心絞痛[21]的老人不容易猝死，就是因為人體有代償機制——**長期的心絞痛已經讓病人狹窄的血管周圍，長出了新的小血管**。年輕人突發心肌梗塞時反而更容易死亡，是因為他們的病發部位還沒有形成這些用以代償的血管。

21 世界衛生組織將冠心病分為五大類：無症狀心肌缺血（隱性冠心病）、心絞痛（狹心症）、心肌梗塞（心臟病發作）、缺血性心力衰竭（缺血性心臟病）和猝死五種臨床類型。

所以，代償也是人類偉大的自我保護機制，是人類進化的另一種智慧。這種機制讓我們在沒辦法消除持續損傷因素的情況下，先妥協著活下來。這是代償有利的一面。

但是代償機制終究掩蓋了病情，時間久了，也會對人體產生不利的影響。如果病因持續存在，人體早晚會出現問題、出現明顯症狀，慢性炎症持續發展甚至會發生癌變。這是代償不利的一面。

代償帶給我們的疾病防治啟示

在闡述代償的原理後，我將提三個重要的建議，告訴大家應該如何巧妙的利用代償機制對抗疾病。

第一個建議：既然很多慢性病在早期沒有症狀，我們就要**主動篩檢**。這點毋庸置疑。現在有種錯誤觀點認為，人不知道自身疾病的存在最好，知道了反而死得更快。這種想法非常愚昧。

二〇一八年，美國癌症的總體死亡率比歷史上死亡率最高時的一九九一年下降了二七%，這個數字意味著美國又多挽救了兩百六十二萬條生命[22]。

研究者認為，之所以有如此驚人的成就，其中一個重要的因素就是美國開展了癌症的早期篩檢。癌症若能在早期被診斷出來，治癒的可能性會大大提高。比如，美國大力推廣了大腸鏡檢查，從二〇〇〇年到二〇一五年，美國五十歲以上的成年人接受大腸鏡檢查的比例從二一％提高到了六〇％[23]。這使得結腸癌、直腸癌等癌症得以早發現早治療，發病率明顯下降——二〇一六年結、直腸癌病死率較一九七〇年下降了約五三％[24]。

第二個建議：**從源頭上預防或者從中間環節阻斷**，可以有效防止慢性病的發展。

比如子宮頸癌，九九％以上子宮頸癌的病因是ＨＰＶ感染[25]，可以說沒有ＨＰＶ感染就不會得子宮頸癌。病毒先引起慢性炎症，然後引發不典型增生，最後才發展成子宮頸癌，這是一個非常漫長的過程。接種子宮頸癌疫苗是從源頭上預防ＨＰＶ感染的一種有效手段。對於已經發生感染的病人，應該定期複查；對於已經發生ＣＩＮ（子宮頸上皮內贅瘤）的病人，應該加強監測。在不同階段進行針對性的治療，比如陰道鏡檢查、圓錐狀切除、活體組織切片，甚至進行子宮切除術，這些都是阻斷中間環節的治療方式。

---

22 Siegel R L, Miller K D, Jemal A. Cancer statistics, 2019 [J]. CA: A Cancer Journal for Clinicians, 2019, 69 (1): 7-34.

23 Siegel R L, Miller K D, Jemal A. Cancer statistics, 2018 [J]. CA: A Cancer Journal for Clinicians, 2018, 68 (1): 7-30.

24 Siegel R L, Miller K D, Jemal A. Cancer statistics, 2019 [J]. CA: A Cancer Journal for Clinicians, 2019, 69 (1): 7-34.

25 Keating J T, Ince T, Crum C P. Surrogate biomarkers of HPV infection in cervical neoplasia screening and diagnosis [J]. Advances In Anatomic Pathology, 2001, 8 (2): 83-92.

很多病我們很難從源頭上預防，也很難完全阻斷，比如冠心病。儘管我們嚴格控制血壓、血糖、血脂，不吸菸，但還是有人得了冠心病。而且儘管嚴格用藥，也依然有相當比例的病人的病情在發展。遇到這種情況怎麼辦？

第三個建議：巧妙的**放大代償機制**。前面我們講到，冠心病患者體內的代償機制是，變窄了的血管周圍的小血管會變粗、變長，甚至會產生新生血管，代替那些狹窄的血管完成供血任務。

放大代償機制，就是主動幫助小血管長出來。比如在醫生的指導下，透過康復訓練、適度運動促進這些小血管的形成。這樣病人以後再犯心絞痛，或者心肌梗塞的可能性就大大降低了。

總之，人類生存的必不可少的一項機制就是代償。因為危險帶來的損傷無時不在，所以**急性損傷靠修復，慢性和持續性的損傷就只能依靠代償**。沒有代償機制就沒有人類的今天和未來。

薄世寧的醫學通識

一種劣勢總是在激發某種代償，一種暫時看不見的優勢一定在暗中生長。

05 人體本身就是「細菌星球」

說到細菌，人們可能對它沒什麼好印象，因為很多疾病都和細菌有關。比如常見的肺炎、肺結核、尿道感染、傷口感染、急性腸炎等，這些都是由細菌引起的感染性疾病。

除此之外，近年來越來越多的研究證明，很多非感染性疾病，比如肥胖、過敏性疾病（包括蕁麻疹、溼疹、哮喘、鼻炎等）、類風溼性關節炎、紅斑狼瘡等自體免疫性疾病，還有焦慮、憂鬱、自閉等精神問題，甚至癌症（尤其是大腸癌）也和腸道菌群具有一定的相關性。

人們本能的想遠離細菌，但是你知道嗎，人類的健康不僅離不開細菌，而且人體本身就是一個「細菌星球」。從身體部位來看，不僅腸道、口腔、鼻腔、皮膚、陰道、上呼吸道有細菌，而且最新的研究顯示，健康人的血液裡，眼睛表面，女性的輸卵管、子宮和盆腔裡，甚至以前被認為絕對無菌的大腦裡，都有細菌。據我推測，人體的所有器官裡都有常駐的細菌或者比細菌更小的微生物，只是對於某些器官而言，現有的技術手段沒有檢測到而已，但沒發現不代表不存在。

從數量來看，人體內的細菌更是不計其數。情侶間親密接吻十秒就可以交換八千萬個口腔細菌[26]。腸道內的細菌數量和種類最多，有上千種，總數大約為一百萬億個[27]。這個數字是人體細胞的十倍，是全球總人口的一萬三千多倍。如果讓這些細菌一個挨一個的排好隊，總長度可以繞地球兩圈。

既然人體內有這麼多常駐細菌，還可以和平共處，那麼人和這些細菌從來就不只是敵對關係。我把人和體內細菌（非致病菌）相互之間的關係概括為：共生。

沒有內共生就沒有現在的人類

人和體表、體內的常駐菌群是共生關係。以美國微生物學家琳．馬古利斯（Lynn Margulis）為代表的一些科學家認為，共生是生物演化的機制，她說：「大自然的本性就厭惡任何生物獨占世界的現象，所以地球上絕對不會有單獨存在的生物。」在一九七〇年出版的《真核細胞的起源——共生起源假說》（*Origin of Eukaryotic Cells*）一書中，馬古利斯提出，真核細胞裡的線粒體是由細菌演化而來的，真核細胞和它內部的細菌存在內共生關係。具體來說，就是上億年前的某一天，細胞吞噬了細菌。吞噬後，不僅兩者都生存了下來，而且它們兩個還發現這樣「搭夥過日子」最經濟、最有效率。再經過億萬年的進化，細菌就慢慢的演變成了細胞裡的關鍵物質——線粒體。

細胞的生存和分裂都需要能量，線粒體就是能量來源，好比一個發電廠。發電廠可以把煤轉化為電，而線粒體可以把葡萄糖、氨基酸、脂肪這些營養物質，轉化為細胞可以利用的能量形式——ATP（adenosine triphosphat，腺嘌呤核苷三磷酸，簡稱三磷酸腺苷）。這樣生命才有了能量，進化才有了能量來源。

這樣一來，細菌得到了營養，同時又把營養物質變成能量以供細胞利用，這就是內共生。內共生是生物進化的關鍵一步，可以說，**沒有內共生就沒有現在的人類**。

內共生是共生關係的一種。同樣人體體表、體內的細菌也與人形成了重要的共生關係。具體來說就是，人體為細菌提供了營養和生存環境，但細菌也不「白吃」，它會從幾個方面反哺它賴以生存的人體。

首先，**細菌為人體提供了免疫屏障**。

每個部位的細菌都有領地觀念——「這塊地我占了」，其他的細菌或者其他微生物別想來搗亂，這樣就間接的保護了我們不受有害菌的感染。我們把這種現象叫做免疫屏障。比如，在正常情況下，女性陰道內有著大量的常駐菌群，這些細菌就構成了對人體有益的免疫屏障，一旦這些細菌的數量或者種類發生明顯變化，就容易滋生其他有害菌，引起感染。

26 Remco Kort, et al. Shaping the oral microbiota through intimate kissing [J]. Microbiome,2014, 2 (1): 41.

27 Sommer F, Backhes F. The gut microbiota-masters of host development and physiology [J].Nature Reviews Microbiology, 2013, 11 (4): 227-238.

再比如，研究顯示，在小白鼠的眼結膜上「駐紮」著一種細菌——乳腺炎棒狀桿菌[28]。這種細菌不會引起任何症狀，但是它可以刺激白血球在眼淚中釋放殺菌物質，這樣就可以抵禦其他引起結膜炎的有害菌了。

還有我們的呼吸道也常駐有多種細菌，這些細菌的存在對於維持呼吸道的健康和生理功能也是至關重要的。研究顯示人類呼吸道從鼻孔到肺泡，每個位置上都定殖有特定的細菌菌落，這些呼吸道菌群扮演著抵抗病原體的「看門人」的角色[29]。

其次，細菌會合成人體實現某些生理功能不可或缺的化學物質。例如，5-羥色胺是大腦內的一種主要的神經傳導物質，是讓人產生快樂的化學物質，但是九〇%以上的5-羥色胺都是由腸道細菌合成的[30]。

最後，細菌的存在培養出了強大的人體免疫系統。

比如，腸道就是人的免疫系統和細菌作戰的最大戰場。為了和細菌作戰，人體給腸道配備了王牌部隊——**有七〇%以上的免疫細胞集中在腸道**，包括巨噬細胞、T細胞、NK細胞、B細胞；還有七〇%以上的免疫球蛋白A（Immunoglobulin A，IgA）是由腸道製造的。免疫系統和細菌在腸道內不停的打打殺殺的過程，就像在不停的給我們「打疫苗」，鍛煉我們的免疫力。沒有對抗就沒有和平，這是生物界的規律。

所以人和細菌的共生關係可以總結為「相愛相殺，互惠互利」。細菌和人既相互對抗，又互惠互利。細菌不僅可以幫助人類抵禦其他有害菌的攻擊，幫助人體合成實現生理功能必需的一些關鍵物質，還可以鍛煉人體的免疫系統。

打破共生就會帶來疾病

在正常情況下，人和體內的細菌的關係是很穩定的，但是很多因素會打破這種穩定關係，包括抗生素、化療藥物、免疫功能低下、疾病狀態，包括糖在內的很多食物，這些因素都會干擾共生關係。共生關係一旦被打破，就會給人帶來疾病。

首先，共生關係被打破，細菌發生「移位」就會帶來疾病。移位是指細菌跑到不該去的地方了，細菌如果在它應該待的地方就是正常菌，細菌如果跑到本不屬於它的地方，就會變成有害菌。

比如，關於阿茲海默症的最新研究顯示，引起牙周炎的細菌[31]和引起口腔潰瘍的白色念

28 St Leger A J, Desai J V, Drummond R A, et al. An ocular commensal protects against corneal infection by driving an interleukin-17 response from mucosal $\gamma\delta$ T Cells [J]. Immunity,2017, 47 (1): 148-158.

29 Man W H, de Steenhuijsen Piters W A, Bogaert D. The microbiota of the respiratory tract: gatekeeper to respiratory health [J]. Nature Reviews Microbiology, 2017 May, 15 (5): 259-270.

30 Yano J, Yu K, Donaldson G, et al. Indigenous bacteria from the gut microbiota regulate host serotonin biosynthesis [J]. Cell, 2015, 161 (2): 264-276.

31 Stephen S. Dominy, et al. Porphyromonas gingivalis in Alzheimer's disease brains: evidence for disease causation and treatment with small-molecule Inhibitors [J]. Science Advances, 2019, 5 (1).

珠菌（Candida albicans）[32]可以移位到大腦中，這些細菌透過複雜的機制，就可能引起阿茲海默症的病理改變。

其次，共生關係被打破，其他致病微生物乘虛而入時也會帶來疾病。上文提到，在正常情況下細菌會形成免疫屏障，免疫屏障的最大作用就是阻止其他微生物搗亂。參與免疫屏障的正常菌群相當於「常駐部隊」，而各種因素會影響到常駐部隊的穩定，所以「土匪」就會來搗亂。

很多女性經常使用含有殺菌劑的沖洗液沖洗陰道，這反而會引起真菌感染，進而引起真菌性陰道炎。再比如，在我工作的ＩＣＵ中，因為嚴重感染必須大劑量應用廣效抗生素的病人，就很容易繼發耐藥的細菌感染或者真菌感染。這些感染就更難治療了。

最後，共生關係被打破，細菌合成的化學物質出現異常時也會帶來疾病。

比如肥胖。研究發現肥胖患者體內「胖菌」多，這些胖菌會分解食物，產生乙酸[33]。乙酸會讓人產生飢餓的感覺，進而讓人們不停的進食，引起肥胖。再比如，大腦細胞在完成神經信號傳遞的過程中，主要涉及二十多種化學物質，我們把這些化學物質稱為「神經傳導物質」（neurotransmitter）。多種神經傳導物質是由或者主要由腸道細菌參與合成的。如果腸道菌群紊亂，就會引起神經傳導物質紊亂，從而引起精神問題，比如焦慮、憂鬱、自閉症等。

共生關係被打破時，腸道菌群如果發生紊亂，還會影響免疫細胞功能，產生相應的炎性因子和自身抗體，最終引發對自身組織的攻擊，導致自身免疫性疾病的發生，比如類風溼性關節炎、系統性紅斑性狼瘡、脊椎關節炎等。

打破共生關係會帶來很多疾病，但如果巧妙的保護這種關係，那麼我們也可以在一定程度上緩解或者預防疾病。

如何保護共生關係？

人和細菌的共生關係如此重要，我們該怎麼保護好這種關係？

第一個建議：少用抗生素。如果不是嚴重的或者關鍵部位的細菌感染，那麼我們應該少用抗生素，能不用最好不用。如果必須用，也要到醫院由醫生評估後，按照處方劑量和療程規範使用，因為抗生素是對共生關係破壞最大的藥物。健康的人不要經常性的使用含殺菌劑的任何沖洗液或者漱口水，細菌沒惹你，你也不要主動攻擊細菌，它和你不是敵人。

第二個建議：別「過度乾淨」。我在第一章中提到過的「衛生假說」認為，孩子在成長

---

32 Yifan Wu, Shuqi Du, et al. Microglia and amyloid precursor protein coordinate control of transient candida cerebritis with memory deficits [J]. Nature Communications, 2019, 10 (1): 58.

33 Rachel J. Perry, Liang Peng, et al. Acetate Mediates a Microbiome-brain-β-cell Axis to Promote Metabolic Syndrome [J]. Nature, 2016, 534 (7606): 213-217.

過程中周遭的環境不要過於乾淨，要讓孩子多和大自然接觸，多和寵物接觸。孩子從小和微生物接觸得多，就可以培養出多樣性和穩定性更好的腸道菌群，長大以後免疫力會更強，更不容易過敏。另外，產婦能安全順產就不要剖腹產。現在的研究認為，經過女性產道生產的嬰兒可以迅速建立起第一道多樣性更好的腸道菌群[34]。

第三個建議：多吃膳食纖維豐富的食物[35]。膳食纖維豐富的食物可以改善腸道健康，平衡菌群。蘋果、梨、蒟蒻、黑麥、黃豆、青豆、枸杞、石榴、椰子、香菇等都是膳食纖維豐富的食物。我們常認為芹菜的含膳食纖維很高，其實它的膳食纖維含量並不算高，在蔬菜裡只是中等水準而已。

第四個建議：少吃糖。糖不僅會讓人變胖，還會引起腸道菌群發生改變。研究顯示，糖會減少讓人變瘦的「瘦菌」——多形擬桿菌（Bacteroides thetaiotaomicron）的數量[36]。

以上就是我基於現有的研究結果給出的關於保護共生關係的四條建議。在我看來，目前所有的研究也只反映了人體內的細菌與疾病關係的冰山一角，但這些研究為我們認知疾病和治療疾病提供了新思路。

薄世寧的醫學通識

也許沒人陪你走完一生，但是細菌可以。所以，請善待這些和你共生的細菌。

06 免疫力是最好的醫生

說到疾病與健康，就不得不提到人體的免疫系統。很多人都知道，如果免疫力低，人就容易生病；**提高免疫力，就能少生一些病**。沒錯，人體免疫系統就是人的健康維護體系，怎麼強調人體免疫的重要性都不為過。

人體免疫是對抗危險因素的關鍵

關於人體免疫的重要性，我們可以從下面這個極端的案例中獲得更深的認識。

34 武書麗，朱華．分娩方式對新生兒出生後三天內腸道菌群的影響[J]. 兒科藥學雜誌，2017 (12): 4-6。

35 Byndloss M X, Olsan E E, RiveraChávez F, et al. Microbiota-activated PPAR-γ signaling inhibits dysbiotic Enterobacteriaceae expansion [J]. Science, 2017, 357 (6351): 570-575.

36 Guy E. Townsend, Weiwei Han, et al. Dietary Sugar Silences a Colonization Factor in a Mammalian Gut Symbiont [J]. Proceedings of the National Academy of Sciences of the United States of America, 2019, 116 (1): 233-238.

一九七一年，美國男孩大衛（David Vetter）在出生二十秒後就被醫生放入了一個絕對無菌的透明泡泡裡。他和別的孩子不一樣，生來沒有免疫力，泡泡之外的人類世界裡所有的物品，對他來說都是危險的。這種疾病在醫學上的名稱是嚴重複合型免疫缺乏症（Severe combined immunodeficiency，SCID）。人們也把大衛稱作「泡泡男孩」，把這個病稱作「泡泡男孩病」。

大衛從此只能在這個泡泡裡吃飯、睡覺、玩玩具、學習（見圖2-7）。他經常隔著泡泡把自己的手和媽媽的手貼在一起，隔著泡泡親媽媽的臉，感受媽媽的溫度。

但是生活在泡泡裡不是長久之

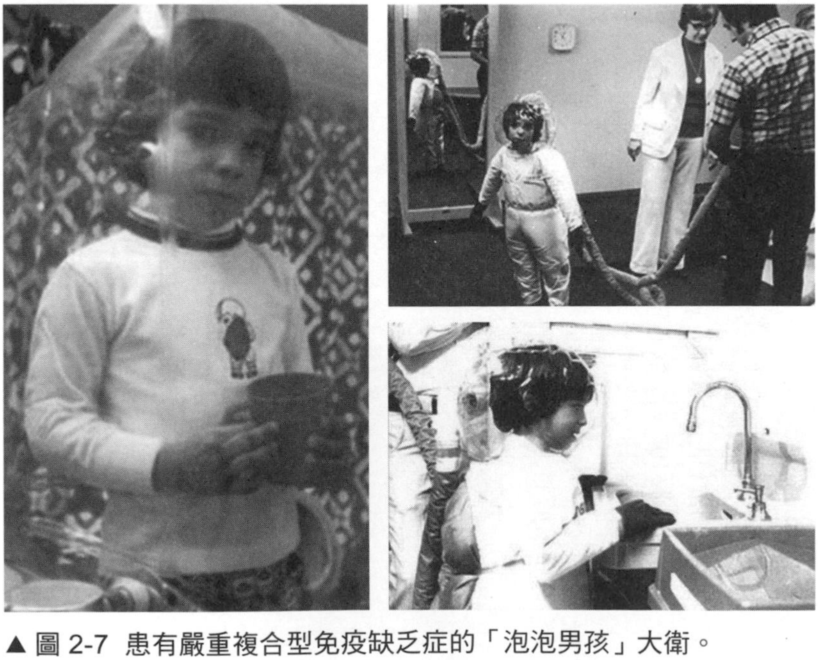

▲圖 2-7 患有嚴重複合型免疫缺乏症的「泡泡男孩」大衛。

計。在大衛十二歲時，大衛和他的父母及醫生，決定透過手術把大衛姐姐的骨髓移植給他，希望可以幫助大衛重建免疫系統。

可是奇蹟並沒有像我們希望的那樣發生，在大家以為手術取得了一定成效時，姐姐骨髓裡潛伏的病毒，隨著移植的骨髓進入大衛的身體。這種病毒對免疫功能正常的孩子沒有影響，卻要了大衛的命。在骨髓移植後，醫生們把大衛從泡泡裡轉到了無菌病房，這個人體完全不設防的孩子接受了媽媽第一次，也是最後一次的親吻。離開泡泡兩週後，大衛就離開了人世。

這個極端病例告訴我們三點：

首先，與危險完全隔離的健康不是真健康。

其次，人體免疫是戰勝疾病的基本武器，當人的免疫系統有嚴重缺陷並且無法恢復時，醫生也無能為力。

最後，人體免疫是對抗危險因素的關鍵，是健康的底層邏輯。

大部分疾病都與人體免疫相關

其實，大部分疾病都和人體免疫有關。在我看來，人之所以會得病，要麼是免疫系統認不出「壞人」，要麼是錯把「好人」當壞人，要麼是即便認出壞人也打不過。

第一個層面：人體免疫認不出壞人。壞人指的是所有與人體密切接觸或者進入體內的對健康有害的物質，比如病毒、細菌、癌細胞等。要想殺壞人，就必須先認出誰是壞人。

但這未必那麼容易，因為壞人也不傻。比如，流感病毒為了逃避人體免疫系統的攻擊，會不斷變換病毒表面的H蛋白；再比如某些細菌會隱藏在人的細胞內；還有一些病毒會把它的基因片段「插入」人的基因序列中；狡猾的癌細胞甚至可以偽造一張「身分證」，騙過人體免疫細胞這位「員警」的檢查。上述提到的狀況，都會造成人體免疫系統識別「敵人」的能力下降。

人體的免疫系統認不出誰是壞人，就一定會出問題，會給人體帶來感染，甚至癌症。但有時候免疫系統自己內部亂了，也會出麻煩，而且這種情況更難治。

第二個層面：把好人當壞人。在正常情況下，人體有一套嚴格的識別機制，防止免疫細胞誤傷自己人。但有時候這種識別機制發生紊亂，把好人當成壞人，就會給人體帶來很多疾病，而且大多是疑難病，比如自體免疫性疾病。

人類自體免疫性疾病有一百多種，但是它們的機制相似，都是人體免疫系統不斷的攻擊自身的細胞。拿紅斑狼瘡來說，患者的眼睛、皮膚、肺部、腎臟……幾乎每一個器官，無時無刻都受到自身免疫細胞的攻擊。而且在臨床上，各個學科的難題通常都會涉及自身免疫問題。在我還是菜鳥醫生時，我的老師就曾經說過：「當你遇到解釋不通的臨床問題時，就想想會不會是自身免疫系統出了問題。」

把好人當壞人，除了會引起自體免疫性疾病，還會帶來過敏性疾病。過敏性疾病不是因為免疫力低或者免疫亢進，而是免疫系統把本來無害的物質辨別為敵人，產生過度的反應。

過敏性鼻炎、蕁麻疹、溼疹、哮喘這些病的實質都是如此。

第三個層面：免疫系統即使能夠認出壞人，但是有心無力打不過壞人，這就是所謂的免疫功能低下。比如愛滋病、白血病、糖尿病、尿毒症等，有的是免疫細胞數目減少引起的，有的是免疫細胞功能降低引起的。

不論哪種情況，都是人體免疫細胞認出了壞人，但是打不過它們。罹患癌症，有時候是因為人體免疫細胞認不出壞人，但是有時候即使認出來了，癌細胞也會釋放一些物質麻痺免疫細胞，讓免疫細胞的殺傷能力大大降低。

增強免疫力的三個方法

既然免疫力如此重要，大部分疾病也都和免疫系統有關係，那麼我們應該如何增強免疫力呢？依靠食物？**目前並沒有能夠快速增強免疫力的食品或者保健品**。其實我們在增強免疫力方面，首先要做的就是避免各種損害人體免疫系統的生活方式，比如熬夜、菸酒過量、精神壓力過大、偏食等。

此外，我個人認為還有三種方法可以幫我們建立，或者維持良好的免疫力。

第一，認真打疫苗。疫苗接種就是刺激人體產生針對特定病原體的免疫力。免疫力一旦產生，免疫系統會記很久。疫苗接種是目前我們能夠獲得的最好、最客觀的完善人體免疫系統的方法。

第二，善待共生的細菌。簡單來說，這個方法就是和體內的細菌「搞好關係」，從而培養出一身有益的細菌。如上一節所講，這些細菌可不是「吃素」的，它們同樣是人體免疫系統重要的組成部分。

第三，正確看待感染性疾病，尤其是不嚴重的感染。疾病的價值在於讓人鍛煉出日漸強大的人體免疫系統。每一次不嚴重的感染性疾病，病原微生物都可以激發和鍛煉人體免疫。人體免疫系統只有見多識廣，才能鍛煉出各種本事，才能真的變強。而且從整個物種進化的角度看，有些免疫力形成後還可以傳承。

下面是我親身經歷的一個真實的故事。一九九七年，我最要好的兩個同學在大學畢業之後，被一起分配到了北京，在同一家大醫院當醫生。他們是戀人，後來結婚了，生活一直很幸福。

二〇〇三年，SARS在北京爆發。這位女同學在工作中感染了傳染性最強、致死性也最強的SARS病毒——很多感染這種病毒的人都沒能搶救過來。後來她的病越來越重。她的愛人為了留住她，在搶救她的時候，摘下了自己的口罩，做口對口人工呼吸。淚水順著他的臉流到了女同學的臉上……但是這位女同學最終還是走了。

所有人都擔心這位男同學會被傳染，因為當時這種病毒傳染性太強了，這樣口對口人工呼吸，他不可能倖免。可是這位男同學並沒有被傳染，甚至沒有出現發燒、咳嗽的症狀。

本節提到兩次親吻，兩種真情，它們一樣令人心碎。第一種病毒本不致命，卻殺死了「泡泡男孩」；第二種致死的病毒來勢洶洶，我的一位同學卻安然無恙。

為什麼？原因就在於不同的免疫力。一個健全和強大的免疫系統帶來的是健康，和對於疾病強大的抵抗和恢復能力。

薄世寧的醫學通識

真正的健康是暴露於病毒、細菌的危險之下，還依然健康。

第三章

怎麼看病，很重要

醫生如何根據病人的症狀做出診斷？給病人做治療時首先要考慮什麼？怎樣減小不同醫生的水準差異帶來的治療效果差異？怎樣提高藥物的有效性，降低不良反應？

這一章我將一一解答這些問題。

01 診斷，就是不斷假設和驗證的過程[1]

很多人把醫生診斷的過程比喻成偵破案件，因為兩者確實有很多相似的地方。你可能知道，神探福爾摩斯就是以英國愛丁堡大學的外科醫生為原型創作出來的，塑造福爾摩斯的作者柯南·道爾同樣也是一名醫生。

無論是破案還是診斷，都有高手。美劇《怪醫豪斯》的主角格瑞利·豪斯就是一位診斷高手。與偵破案件的過程相似，醫生診斷的過程也包括三個環節——**提出假設**、**收集證據**、**驗證假設**。接下來，我就以怪醫豪斯破解的一個疑難病例為例，讓你在理解這三個環節的同時，也了解高手做診斷時必備的三種能力。

知識儲備和經驗

有一次，怪醫豪斯這位高手遇到了難題——來看病的不是病人，而是一個不能說話的肺，而且留給他的診斷和治療時間十分有限。

這個肺的主人是一個十八歲的美國少年。他去參加同學聚會，卻在聚會結束之後被送到醫院。醫生發現他多重器官衰竭，而且已經腦死了。不過他的肺還是健康的。這個少年的父親雖然悲痛，但是依然要求醫院把孩子的肺移植給需要的人。此時，剛好有一名生命垂危的病人急需這個肺來進行移植手術。

可是當醫生切下這個孩子的肺準備移植時，卻發現肺組織變得很硬。正常的肺彈性很好，這樣才能保證氧氣充分交換到血液裡，而這個切下來的肺變得這麼硬，氣道阻力就會增大，氧氣也就無法交換到血液裡。這樣的肺肯定不能移植給另外一個病人。

肺離開人體後很快就會壞死，所以怪醫豪斯必須快速確診並治好這個纖維化的肺。

醫生診斷的第一個環節是提出假設，也就是提出一個醫學診斷去匹配病人的症狀。這個環節很重要，提出的假設越接近事實，走的彎路就越少。從這個環節就能看出一名醫生是不是高手。「新手」（缺乏經驗的人）大海撈針，不知從何下手。高手則因為具有豐富的知識儲備和經驗，提出的假設更接近真相。這就是高手和新手的第一個區別。

比如，有一個肥胖的有過生育史的中年女性主訴右上腹疼痛。沒經驗的醫生無法做出假設，可能會讓這位女性患者把所有與腹痛相關的檢查都做一遍。而高手會首先假設膽囊有問題，讓病人做膽囊超音波和血常規、肝功能檢查。因為有專家總結出一個規律：符合「4F」特徵——Female（女性）、over Forty（四十多歲）、Fat（肥胖）、Fertile（生過

---

1 Rapezzi claudio, Branzi Angelo, et al. 白衣&指紋：診斷思維與刑偵破案[J]. 英國醫學期刊（中文版），2013, 16 (Z1): 13-18。

孩子）的病人，罹患膽囊炎的機率比其他人高，加上這個病人疼痛的部位在右上腹，患膽囊方面疾病的機率就更高了。所以，高手提出的假設更有針對性，更接近疾病真相。

回到怪醫豪斯和這個病因不明的肺。怪醫豪斯首先假設肺纖維化是吸毒引起的。因為在美國，年輕人聚會玩高興了，可能會吸毒，而吸食大量毒品會讓肺組織變硬。

有了這個假設，接下來就要進入收集證據和驗證假設的環節了。

保持開放性思維

收集證據環節也非常關鍵。通常，醫生問診、抽血化驗、讓患者進行相關的檢查都是收集證據的過程。但是透過這些檢查得到的資訊並不都是有利於診斷的資訊，在多數情況下，有用的資訊所占比例很小，更多的資訊甚至會干擾診斷。所以醫生必須快速辨別哪些是有效證據，哪些是干擾資訊，這同樣是尋找證據過程中的重要環節。

可怪醫豪斯面對的是一個不能問診的肺，怎麼辦呢？他來到孩子家裡，翻看他的日常用品，向孩子的父親詢問這個孩子的生活習慣。最後的結論是這個孩子並沒有吸毒，第一個假設就被推翻了。

怪醫豪斯立刻做出了第二個、第三個、第四個假設。會不會是腫瘤？會不會是鉛中毒？會不會是細菌性肺炎？因為這些病都可能讓肺纖維化。

這種快速轉變思維的能力，即保持開放性思維的能力，便是高手和新手的第二個區別。

一旦有證據顯示最初的假設不對，高手就會立刻校正，提出新假設，尋找新證據，進行新一輪的驗證，絕不鑽牛角尖。但是新手就容易產生錨定效應——他們在認準一個假設後，往往會將所有注意力集中在這個假設上，丟棄不符合這個假設的證據，而不是修正假設來適應已有的證據。

既然排除了吸毒的假設，怪醫豪斯就立刻根據新的假設，不斷的收集新證據。他給死者做屍檢，進行核磁共振檢查，發現這位病人沒有腫瘤，腫瘤的假設隨即被排除了。然後，怪醫豪斯向這個肺裡注射了螯合劑（chelating agents）——一種能夠和鉛結合的液體。如果是鉛中毒引起的肺變硬，肺裡的鉛就可以被洗出來，那肺就可以被治好了，但結果是鉛中毒的假設也被排除了。他又讓助手給這個肺注射抗生素，如果是細菌感染引起的肺炎導致了肺纖維化，抗生素就應該有效，但還是沒有作用。這幾個假設經過一輪一輪的循環驗證，都一一被推翻了。

發現和利用反常疑點

這個時候，距離這個離開人體的肺還能夠移植的時間期限越來越近了，等待移植的病人的病情也越來越嚴重，怪醫豪斯似乎已經沒有機會了。

但是此時，怪醫豪斯的助手在顯微鏡下發現這個肺裡有大量的白血球。白血球增多，首先應該考慮細菌感染，但之前給這個肺注射了大量的抗生素並沒有效果。既然不是細菌感染，那為什麼這個肺組織裡會出現大量的白血球呢？這是一個反常疑點。臨床診斷的時候，反常疑點通常可以成為最後確診的突破點。越是反常的地方，越要高度重視。這就是高手的第三個能力——發現和利用反常疑點的能力。

怪醫豪斯抓住了白血球增多，用抗生素卻無效這個反常疑點，提出了最後一個假設：肺部纖維化是由嗜酸性粒細胞性肺炎引起的。

簡單來說，就是肺的主人因為過敏導致肺內嗜酸性粒細胞增多。通常，人在過敏時，組織內會出現嗜酸性粒細胞聚集的現象。嗜酸性粒細胞就是一種白血球[2]，但是對這種由過敏引起的白血球增多，使用抗生素無效。

怪醫豪斯推測這個孩子對雪茄過敏。聚會時，雖然他不抽雪茄，但是周圍的孩子都在抽。大量的雪茄菸霧進入他的肺裡，引起急性的、嚴重的過敏反應，使他全身多個器官衰竭，最終導致了死亡。他的肺組織內也因過敏充滿了大量的嗜酸性粒細胞，所以變硬了。最後，怪醫豪斯給這個肺注射了大量的抗過敏藥，奇蹟很快出現了。他終於治好了這個肺，並順利的把肺移植到了另一個病人體內。

這個病例也印證了福爾摩斯說過的一句話：一旦你排除了所有的不可能，那麼剩下的不管多麼難以置信，一定就是真相。

我也經歷過一個利用反常疑點確診的病例。

兩年前，我遇到一位大出血的病人。我在前文提到過，大出血的病人會出現血壓降低的症狀。血壓低一方面是因為血容量不足，另一方面，血壓低才能讓出血速度慢下來（這也是人體對抗大出血時的一種自我保護反應）。但是這位大出血的病人，血壓非但不低，反而越來越高，遠遠超過了他平時的血壓值。

這就是反常疑點。我牢牢抓住了這個疑點，推測這個病人發生了可怕的腦水腫。也就是由於各種原因，腦組織腫脹了，顱內壓力隨之增高，於是影響到腦組織的供血，所以人體就會保護性的提升血壓，以對抗顱內的高壓，給腦組織供血。所以這時本應降低的血壓，反而反常的增高了。我立刻按照這個診斷進行治療，這位病人很快就脫離了生命危險。

在我看來，提出假設、小心求證的診斷思維模式，不僅是醫生診斷的科學邏輯，也是一種為求真而上下求索的態度，是解決任何問題都需要的。

薄世寧的醫學通識

為什麼醫生都在努力精進，成為高手？因為在生命面前，沒有人會容忍平庸。

---

2 人體中正常成熟的白血球可以分為五類：嗜中性白血球、嗜鹼性白血球、嗜酸性白血球、淋巴球及單核球。嗜酸性白血球具有殺傷細菌、寄生蟲的功能，也是免疫反應和過敏反應過程中極為重要的細胞。

02 治療的目標，不一定都是治癒

了解了醫生診斷的過程，知道了病是怎麼診斷的，接下來就該是治療了。不過治療都以「治癒」為目的嗎？醫生在治療時首先會關注什麼？為什麼針對同一種病，不同的病人會有不同的治療方案呢？接下來，我將從三個方面帶你認識治療。

一九九二年，在羅馬尼亞布加勒斯特的演唱會現場，當戴著禮帽和鑽石手套的麥可·傑克遜（Michael Jackson）擺出經典姿勢的那一刻，全場都沉寂了，他就這麼紋絲不動的站著……三分鐘後隨著突然響起的音樂，麥可在舞臺上走出了自創的太空漫步。臺下的歌迷揮動著雙臂，尖叫著、哭喊著，不時有人暈倒，然後被其他觀眾從頭頂上架出去……。

這就是麥可，一位受千萬人愛戴的樂壇巨星。但他同時也是一個備受爭議的人。有人說麥可為了改變黑人身分，不惜花重金進行了「皮膚漂白手術」，移植白人的皮膚。還有人說他化濃妝、戴手套、晴天打傘的行為都是怪癖。

但是這一切都是人們對他的誤解。麥可這些看似奇怪的行為都是為了掩蓋他患有的疾病——白斑（Vitiligo，俗稱白癜風）。白斑症病人的皮膚會一塊一塊的變白，這種病在全身各個部位都可能發生，尤其在口唇、手背、臉部、脖子和生殖器周圍。這種病病因不明，表現為黑色素細胞功能逐漸喪失，也就是因為沒有色素的生成，皮膚的顏色逐漸減退、變白。醫生們至今依然沒有找到治療這種病的確切有效的方法。

麥可化濃妝、戴手套是為了遮住皮膚上的白斑，晴天打傘是為了防晒，避免紫外線照射使皮膚受到更嚴重的損害。剛發病時的白斑很少，麥可就在白斑上塗抹延緩變白的藥膏。隨著病情加重，麥可皮膚上的白斑的面積越來越大，甚至超過了原本的黑皮膚。為了讓皮膚顏色看起來均勻一些，他又只能在黑色皮膚部分塗抹氫醌（hydroquinone，也稱對苯二酚）這種可以抑制黑色素形成的藥物。

最後，麥可的皮膚全變白了，但這並不是他自己的意願，而是這種痛苦的疾病造成的。醫學上根本就沒有皮膚漂白技術，也不可能透過移植皮膚改變一個人的膚色。所以，麥可的所有治療目標並不是改變黑人身分，也不是治癒，而是讓自己的外表盡量接近正常人，能夠登臺為歌迷表演（見圖3-1）。

這個病例告訴我們，治療的目標不一定都是治癒，在很多疾病不能治癒時，就要退一步，尋求其他目標。比如，高血壓、糖尿病在當今的醫療條件下無法治癒，那麼治療的目標就應該是將這些異常的指標降低到一定程度，減少因為這些異常導致的器官損害。

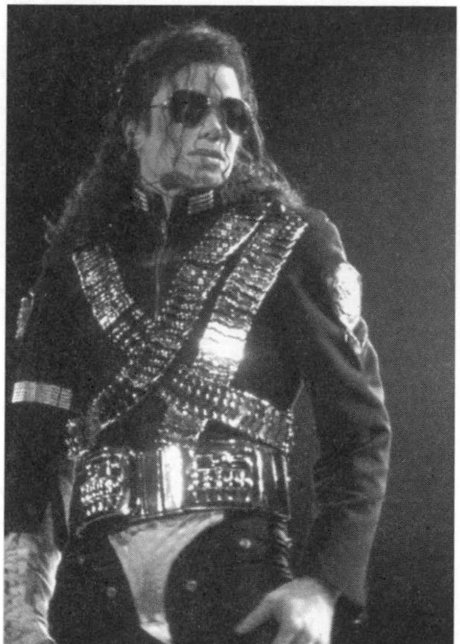

▲圖 3-1　麥可演出照片。他的治療目標：登臺為歌迷演唱。

再比如，多數癌症至今無法澈底治癒，那治療目標就是將癌症變成「慢性病」，讓病人與癌共存，盡量改善病人的生存品質，延長病人的生存時間。到了癌症晚期，病人可能無法延長生命了，那麼治療的目標又轉變為盡量減少病人的痛苦，盡量讓病人在沒那麼痛苦的狀態下走完生命的最後一程。

所以治療時要先定目標，以目標為導向，有了目標再決定下一步的治療方案。治療的核心問題是目標問題，這是認識治療的第一個層面。

患者需求決定治療目標

那治療需要達到什麼樣的目標呢？

即便是同一種病，每個病人希望達到的目標也並不是完全相同的，所以醫生需要根據患者的需求制定不同的治療目標。

二〇一二年倫敦奧運會一百一十公尺跨欄的比賽現場，當身穿紅色運動背心和短褲、號碼為一千三百五十六號的「亞洲飛人」劉翔出場時，現場響起一片熱烈的掌聲。起跑前劉翔微微一笑，槍響後他的起跑不錯，可是在跨第一個欄時他被欄杆絆倒了，全場觀眾發出一片遺憾的噓聲。最後，劉翔單腳跳到終點，一瘸一拐的退出了奧運會賽場。

很多人對這個過程充滿了抱怨，但是他們可能不知道比賽背後的真相。劉翔患有阿基里斯肌腱炎——腳後跟的肌腱因反覆牽拉、勞損引起的局部炎症和劇烈疼痛。治療這種病有手術和非手術兩種方案。手術治療，可以清除病變組織、修復缺損，術後患者經過鍛煉就可以康復。而非手術治療，可以採取痛點封閉的療法，也就是在患者最痛的部位注射藥物臨時止痛，但是這種療法的效果是暫時的，只有一至二個小時，而且可能會止痛失敗。

乍看之下，手術治療是最理想的選擇。但是作為一名運動員，劉翔的需求很明確，就是帶傷也要參加這場關鍵的比賽。如果進行手術，他在痊癒前就無法參賽了。所以，醫生和他選擇了非手術療法——在他上場前，醫生給他的右腳後跟注射了藥物。雖然存在一定風險，但畢竟還有希望參賽。儘管這種治療方法最後失敗了，但是醫生和劉翔為此做出了努力。假設劉翔的需求是澈底治癒疾病，那他就可以直接選擇手術療法。

所以，醫學上沒有絕對的最佳治療方案。患者需求不同，治療的目標就不同，相應的治療方案也不同。這是認識治療的第二個層面：患者需求決定治療目標。

用醫學目標匹配患者需求

患者需求是一種主觀要求，既不客觀也不精確。

比如，對先天性聾啞孩子的父母來說，他們的需求是讓孩子聽得見。那麼聽見的標準是什麼？只聽到吱吱的聲響算不算聽見？再比如，一個齒列不齊的病人到口腔科看病，他的需求是讓牙齒變美。那怎麼算美呢？每個人看待美的標準不同，所以患者需求不是客觀指標。

醫生必須透過醫學上專業的、可量化的、標準化的資料或者指標來實現患者需求，我們把這些醫生希望實現的客觀資料或者指標，稱為醫學目標。治療，就是用客觀的醫學目標去匹配患者的主觀需求。

以上述先天性聾啞孩子為例。為了滿足孩子聽到聲音的需求，醫生要根據具體情況決定是否植入人工耳蝸。植入人工耳蝸的患者聽到的聲音，和我們正常人幾乎是一模一樣的。只要孩子在五歲之前接受人工耳蝸植入手術，就能夠聽到聲音，也就可以學會說話。所以，為了保證聲音的正常轉化和傳導，醫生在結束手術後要調節人工耳蝸的參數，如確定電刺激模式、通道選擇等。手術方案的制訂以及各種指標、資料、參數，就是客觀、可量化的醫學目標了，只要醫生能夠實現這些客觀指標，就能夠滿足患者的主觀需求。

再比如，為了滿足病人想透過矯正牙齒來變美的需求，醫生要用口腔矯正學（*Orthodontics*）中運用到的各種客觀資料和指標來實現，比如選擇什麼類型的托槽，如何實現面部骨骼、牙齒及頜面部的神經及肌肉之間的協調性，讓牙齒排列整齊，咬合舒適，邊緣精密、光滑、無縫隙等。只要實現了這些客觀資料，就能夠符合絕大多數人的審美觀點。

在醫學較為發達的今天，人們不以治病為目的的各種需求，也能透過醫學得到滿足。整形、隆胸、除皺可以滿足人們變美的需求，陰道緊縮術、男性陰莖海綿體假體植入可以滿足人們追求更精彩生活的需要，試管嬰兒、人工授精是為了滿足人們繁衍後代的需求，變性手術則是為了滿足極少數人個體的生物學性別，與心理性別一致的心理需要。

所以，患者需求和醫學目標是兩個概念。治療就是用醫學上的客觀指標去逼近患者的主觀需求，這是認識治療的第三個層面。不過，在很多時候，患者的需求很難實現。患者的需求會受到各種限制，包括現階段醫學能夠達到的水準、患者的身體條件、經濟因素、社會因素，有的需求還會受到法律和倫理的制約。

有這樣一個病例：一位先天性無子宮的二十二歲女性到醫院就診，她的需求是生一個孩子。如果這個需求是在各項技術都不發達的時代提出的，那麼醫學目標根本無法與此需求匹配，不僅患者身體條件不允許，醫學水準也達不到，也就是說患者需求和醫學目標是衝突的。但是這種衝突不是永遠的。二〇一五年，西京醫院婦產科為這位女性移植了她母親的子宮，透過這個移植的子宮，這位女性順利的生下了一名健康的男嬰。這是全球第十四個也是中國第一個在移植子宮內孕育出生的孩子。

所以，隨著醫學的進步，醫生會想方設法的用科學的醫學目標去滿足患者的需求，因為治療的本質就是醫學目標與患者需求的匹配。

薄世寧的醫學通識

我們迷戀妙手回春的那一刻，所以我們抓住每分每秒，用自己的知識和能力去改變一個人一生的命運，讓這個人過得更好。

——阿圖．葛文德醫生

03 臨床診療指引手冊，是地板，不是天花板

醫生給病人診斷，在確定了治療目標後，下一步就是開展治療。但是不同級別的醫院、不同水準的醫生，治療結果的差異會不會很大？有沒有一種可以共同參考的文件，來規範醫生的治療行為呢？

有這樣一則笑話。一位病人因為肚子疼來到醫院，醫生給他檢查完之後說：「你先躺著，等我一會兒。」病人等了很久，醫生遲遲不來。於是病人坐起來，卻發現醫生正在上網搜索「肚子疼怎麼治」。病人立刻從床上跳下來，頭也不回的逃跑了。

雖然這是個笑話，但是醫生透過檢索資料給病人治病並不是件奇怪的事。十幾年前，我以訪問學者的身分到訪美國布朗大學。每到查房時，我就發現主治醫生身後跟著的每個醫生手裡都會拿著一個掌上型電腦。主治醫生說到一個病，年輕醫生立刻就用這個小電腦查，然後按照查詢的結果為病人提供治療方案。我當時想：在中國，醫生要是敢當著病人的面查怎麼治病，病人肯定都被嚇跑了。但是後來我發現，全美國的醫生都在按照檢索到的標準化方案給病人治病。如今，全世界的醫生在治療大多數的常見病時，也是這麼做的。

但醫生絕不是簡單的 Google 一下關於某種病的治療方法。醫生們查的是「手冊」，它

的全稱是臨床診療指引手冊，定義是針對特定的臨床情況，系統制定出的幫助臨床醫生和患者做出恰當處理的治療意見。

手冊保證基本和規範的治療

臨床工作為什麼需要手冊？

第一，手冊可以減少醫生水準差異帶來的治療結果差異。我們到醫院治病時，總會有各種擔憂：自己接受的治療是不是最好的？醫院的水準如何？醫生會不會技術不行？醫院會不會因為想賺錢而過度醫療？

手冊的制定，就是為了盡量避免醫生的水準差異，造成差異化治療結果，而制定出的一套標準化的流程和方案。手冊會對醫生治病的每一個環節提出建議，比如怎麼檢查、怎麼治療、怎麼手術、怎麼用藥、劑量多少、聯合用什麼藥等。即便是看似很簡單的病，在治病的每個環節，都有詳細的手冊來規範治療行為。

現有的手冊涵蓋了臨床上絕大多數的常見病，以及這些常見病的所有類型。在臨床工作中，越是常見的疾病，人們對它的研究就越透澈，它的手冊就越規範，不按手冊操作時出錯的風險就越高。所以，當所有醫生都遵循手冊進行治療時，你就不用擔心不同級別的醫院、不同水準的醫生的治療水準的差異了。

第二，遵循手冊可以保證治療效果、降低風險。手冊是針對某種疾病最標準、最有規範的方案，它用程序化的流程解決了不同醫治者的水準差異問題，也避免了操作者水準差異帶來的治療方法差異，因此可以在很大程度上保證治療效果，以及降低治療過程中的風險。

比如，遇到心臟驟停的病人，我們應該立刻對他進行心肺復甦，不能等。這個時候，無論是醫學中心、區域醫院的醫生，還是衛生所的護士，或者是馬拉松賽場的急救員，甚至是一個不懂醫學的普通人，只要掌握了《心肺復甦術參考指引》中的方法，按照該指引建議的手法和程序操作，心肺復甦的目標就有可能實現，就能避免因為延遲救治，給病人造成不可逆的損害。

除此之外，該指引對每個操作環節都有清晰的指示。比如，心外按壓的次數是每分鐘一百至一百二十次，按壓的深度至少要達到五公分，每按壓三十次要給病人做兩次人工呼吸，要盡量減少按壓中斷的時間。這些清晰的指標保證了心肺復甦的成功率，也避免了救治時動作不標準帶來的風險（如把肋骨壓斷了等）。

這是手冊的第一個特點，我賦予它形象，稱它為地板，即保證了最基本、最規範的治療效果。

手冊不斷更新升級

既然手冊這麼重要，制定手冊的過程就必須十分科學。

首先，制定手冊用到的科學方法，叫做實證醫學（Evidence-based medicine）。實證，就是遵循證據，讓證據說話，把證據轉化為最好的臨床診治建議。把世界上治療這個疾病全部的、最好的證據拿來評估，並根據這些證據提出治療建議，這就是實證醫學。我會在後面的章節中詳細介紹實證醫學。

其次，制定手冊的人不僅包括醫學領域和相關領域的專家，還有基層醫院代表，以及患者代表，既運用了全世界最好的證據，又充分考慮了不同地區、不同水準的醫院的具體設施，以及患者的意願。這樣制定出來的手冊就更具代表性、科學性、可行性。

制定手冊的基礎是遵循證據，所以，只要有關鍵的新證據出現，就需要對手冊進行更新升級。

比如，舊版的《心肺復甦術參考指引》規定心肺復甦時的按壓頻率為每分鐘大於等於一百次，但是到底按壓多少次效果最好？原來的指引沒有說明。新版的指引解決了這個問題，它規定每分鐘一百至一百二十次的按壓頻率最好。這個按壓頻率既保證了被搶救者的安全，也有利於按壓者保存體力，使搶救的品質得以提高。

再比如，美國神經病學學會（American Academy of Neurology，AAN）要求每三年更新一次關於神經系統疾病的手冊；歐洲心臟病學會（European Society of Cardiology，ESC）要求每四年更新一次關於心血管疾病的手冊。有些新證據出現得更快的醫學領域，則隨時可能更新手冊。

醫生永遠利用最新的證據為病人制訂治療方案。手冊不斷的更新升級，永保前沿性和時效性，這是手冊的第二個特點。

規定是死的，人是活的

手冊還有第三個特點：病人都是千差萬別的個體，在臨床上遇到的現實問題也是複雜多樣，因此手冊只是地板，不是天花板。

例如，關於雙眼皮手術的手冊會在對病人的基本情況（比如眼瞼腫不腫、眼瞼弧度、走形、眼睛和整個臉的寬度的比例、眼睛的高度等）進行評估的基礎上，給出具體的操作方案。按照這個方案，每個醫生都可以遵循傳統的「三庭五眼[3]，四高三低[4]」的美學觀點給病人割出雙眼皮。

但是，有經驗的醫生會在這個基礎上靈活運用。他們不僅能保證安全的割出雙眼皮，還會根據人的臉型、五官甚至氣質，按照東方人的審美觀點，使人的眼睛顯得有神，真可謂畫龍點睛。要做到這一點，就不能只依賴手冊。

按照手冊操作保證了流程的規範和安全，但是只有靈活運用，具體情況具體分析，才會給手冊帶來活力。

十幾年前，我們收治了一位溺水的女大學生。這位女學生傍晚獨自在學校游泳，被其他人發現時已經仰著漂在水面上了。校醫院的醫生立刻開始給她做心肺復甦術，在送往醫院的路上都沒有停止過按壓。校醫院的醫生按照指引操作，給這位病人爭取了關鍵的救治時間。如果在送醫途中沒有採取任何措施，等病人被送到醫院，就算有再好的設備，也為時已晚。

這位女學生被送過來後，我們立刻開始搶救，但無論怎麼按壓，監護儀上連一個自主心跳的電信號都不出現。她缺氧時間太長，被救活的希望十分渺茫。

按照指引，我繼續按壓，不停的按壓、給藥、評估。堅持了十幾分鐘後，監護儀上突然出現了幾個微弱的電信號。這個時候，我知道這些信號雖然弱，也不是正常心臟起搏的信號，但它們來之不易，是救活病人的希望。於是我繼續按照指引的步驟按壓，同時也意識到，如果只是按壓，這偶然的信號可能還會消失，我要放大這個信號。

所以我在按壓的同時，要護士（按：臺灣已更名為護理師）立刻給她注射提升心率的藥。用藥後效果非常好，這位女學生的心率快速的升了上來。但是這種心律仍然是一種紊亂心律，可能只是曇花一現，也不能帶給人體有效的血壓。

接下來該怎麼做呢？是先升血壓還是先維持這樣的心律？或者是先用藥物糾正紊亂的心律？這些都是指引上沒有明確說明的，必須根據具體情況具體處理。當時我的判斷是，只有先把血壓提升起來，才可能給缺血的心肌供上血，心肌有了供血後才有可能恢復正常心律。這些也是指引上沒有的。

---

3 三庭五眼是指臉形輪廓標準化。三庭分別是上庭、中庭、下庭，從髮際線到眉間的距離是上庭，從眉間到鼻尖的距離是中庭，從鼻尖至下巴尖的距離為下庭，標準分割比例是一：一：一。兩眼間距離、眼睛長度、外眼角到髮際線的距離，都是一：一：一：一的比例。

4 四高三低是指臉部五官立體化。四高指的是額頭要高、鼻尖要高、上唇唇珠要高、下巴尖端也要高。三低指的是額頭與鼻梁的交接處要低、鼻柱跟人中交接處要低、下唇與下巴交接處要低。

我立刻要護士給病人注射了升壓藥物，這位女學生的血壓快速上升，但是維持了不到一分鐘又迅速下降了。接下來，必須持續用藥升血壓，這就需要快速建立一條深靜脈通道，使得升壓藥物能持續輸注。我立刻換別的醫生繼續給病人做心外按壓，並在他短暫的按壓間歇期，從病人的鎖骨下穿刺，將一根靜脈導管放進了連接右心房的大靜脈，這樣就可以持續給病人注射升壓藥了。最後，奇蹟出現了，這顆已經停跳了不知道多久的心臟，終於恢復了正常心律。

手冊用規範降低水準差異，用科學保證療效、控制風險，但是手冊永遠不是天花板，而靈活運用它可以給病人提供更好的治療方案。

薄世寧的醫學通識

我們制定規則以減少錯誤，但只有靈活運用規則，才會帶來卓越。

04 藥不只是用來治病，有時也會殺人

藥物療效好、安全、沒有副作用，這是所有人包括醫生眼裡「好藥」的標準。那「好藥」是怎麼來的呢？

我們知道，無論是藥物的研發、審核、生產，還是藥物的臨床應用過程，都有嚴格的法規和制度來規範每個環節，保障藥物的有效性和安全。但在我看來，讓藥物真正做到越來越「好」，不是主要依靠監管，而是有賴於醫學整體認知水準的提高。

所以，你需要重新認識一下藥。

藥簡化了複雜的認知體系

我們通常認為藥是用來治病的，這種觀點正確但不全面。《藥品管理法》給藥的定義是：藥物是用於預防、治療、診斷人的疾病，有目的的調節人的生理機能，並規定有適應證或者功能主治、用法用量的物質。

根據這個定義，我們可以看出，首先，**藥不只是用來治病的，能夠預防、診斷疾病的也是藥**。比如，疫苗是用來預防疾病的，做增強CT時注射到血管裡的顯影劑，是用於檢查

的。其次，這個定義中更重要的一點是，藥能夠調節生理機能。機能，就是機制和功能。也就是說，藥物承載著打斷發病機制，以及改變細胞或者器官功能的作用。

抗生素透過殺死或抑制細菌治療感染性疾病，這是打斷發病機制；臨床常用的退熱藥透過調節體溫調節中樞的功能，達到退熱的效果；口服避孕藥透過抑制女性排卵，防止懷孕；緊急避孕藥則是透過阻止受精卵在子宮內膜著床，達到避孕的目的。這些都是藥物改變細胞或者器官的功能的體現，所有藥物的作用都必須透過改變人體機能得以實現。

但是，我認為這個專業的定義並沒有觸及藥物的實質。在我看來，藥是醫學解決方案的物質載體。為什麼這麼說呢？

著名科幻小說《二〇〇一：太空漫遊》中有一個情節：人類在月球上發現了一塊黑色方碑，這塊方碑的神奇之處在於，不論人類用多麼精確的方式對它進行測量，它的長、寬、高的比例永遠是一：四：九，沒有一絲一毫的誤差。

顯然，這塊方碑的製作工藝超越了人類的水準。因為人類生產出來的東西，在經過極度精確的測量後，比例雖然可以接近整數，但做不到如此精準。這塊方碑一定是地球之外的某個星球上的外星人留下的。小說作者亞瑟·克拉克（Arthur C. Clarke）寫道：「這是那個未知文明以這種方式，狂妄的展示了自己的力量。」

在書中，外星人以方碑這種簡單的呈現形式，展示了他們的科技水準。這塊方碑就是承載外星人科技水準的物質載體。同樣，藥也是一種載體，它承載著醫學共同體對某種疾病的整體認知和解決方案。

比如，我們因咽部感染去醫院時，醫生會開安莫西林（Amoxicillin）讓我們服用。雖然我們拿到手裡的只是簡單的膠囊，但是它的背後卻是一整套複雜的知識體系。這個知識體系包括咽部感染和細菌的關係、細菌的結構、藥物殺滅細菌的機制、藥物在人體內的代謝方式、藥物的半衰期……。

安莫西林本質上，是對咽部感染的所有醫學解決方案的物質載體。拿到藥的病人不需要了解背後複雜的知識體系，只需要簡單的按照醫囑吃藥就可以了。藥，以一種簡單的形式，交付給病人一個複雜的認知體系。

這是關於藥物認知的第一個層面：藥物，是醫學解決方案的物質載體。只有理解了這個概念，我們才能了解「好」藥是怎麼來的。

藥物反映醫學整體認知水準

藥，反映了醫學認知水準。因此只有醫學整體認知水準提高了，醫生才可能交付給患者更好的藥。每一種藥，都代表了不同的醫學認知水準。

曾經有一段時間，很多人死於瘧疾。後來，人們偶然發現猴子也會得瘧疾，但是牠們得了瘧疾之後會拚命的啃樹皮。啃完了樹皮，病就好了。這是怎麼回事？經過仔細觀察，南美洲的印第安人發現，這些猴子在得瘧疾後喜歡啃的樹叫做金雞納樹，於是他們將樹皮剝下，晾乾後研磨成粉末，用來治療瘧疾。後來藥物學家又從這種樹皮裡面提取出了治療瘧疾的藥——奎寧。

奎寧也叫金雞納鹼，它是治療瘧疾的特效藥。奎寧的發現，挽救了許多瘧疾病人的生命。但是你也注意到了，這個藥物的發現過程，就是某種物質和我們希望出現的解決方案偶然匹配上了，這個藥物是意外所得。實際上，在藥物研發歷史上，有很多藥物的藥理作用是偶然發現的，比如，治療精神病的用藥氯丙嗪（Chlorpromazine）、治療男性勃起功能障礙的藥物西地那非（威而鋼）等。

不過，雖然奎寧挽救了無數的瘧疾病人，但是它的研發代表了相對低下的認知水準。奎寧也給病人帶來了很大的不良反應，比如耳鳴、頭痛、噁心、嘔吐、視力聽力減退等，還容易引發過敏反應，過量服用可能導致病人死亡。

只有對疾病的整體認知水準提高了，醫生才有可能交付給病人更好的藥。基利克（化學名稱是甲磺酸伊馬替尼）的研發過程，就是很好的例證。這種藥也是電影《我不是藥神》中提到的那種可以救命的「神藥」。它的發明是為了治療慢性骨髓性白血病（Chronic myelogenous leukemia）。

以前，醫學界對慢性骨髓性白血病的認知很粗淺，根本不清楚這個病的發病機制，因而只能靠常規的化療方案進行治療。常規化療藥會給病人帶來巨大的副作用：倦怠、乏力、掉髮、噁心、嘔吐、消瘦、器官功能損害……而且常規化療方案的治療效果也不好，病人的存活率很低。

在這種認知水準下生產出的藥，無論怎麼監管生產和流通環節、無論醫生怎麼調整用藥方案、無論患者怎麼配合治療，藥物的有效性都不可能得到改善，藥物的不良反應也不可能降低。

到一九六〇年，科學家們在慢性骨髓性白血病患者的腫瘤細胞中，發現異常染色體，證明這條染色體和發病有關[5]。一九八三年，醫生們證實了這條染色體之所以引起疾病，是因為它上面的一段被稱為 Bcr-Abl（融合基因）的基因。這種基因使酪胺酸激酶（tyrosine kinase）活性持續升高，這種異常不停的向細胞發送錯誤的信號，讓正常細胞變成了癌細胞，從而導致了慢性骨髓性白血病[6]。這就是慢性骨髓性白血病確切的發病機制。找到了精確的發病機制，也就為好藥的出現帶來了可能。

基利克就是一種酪胺酸激酶抑制劑，它非常精準的作用到了發病的關鍵部位。它的效果如何呢？一組資料可以告訴我們答案：在基利克誕生前，只有三〇%的慢性骨髓性白血病患者能在確診後活過五年；有了基利克後，接受基利克治療的患者的總存活率為八九%[7]。

---

5 Nowell P C, Hungerford D A. A minute chromosome in human chronic granulocytic leukemia [J]. Science, 1960, 132: 1497-1501.

6 Groffen J, Stephenson J R, Heisterkamp N, et al. Philadelphia chromosomal breakpoints are clustered within a limited region, bcr, on chromosome 22 [J]. Cell, 1984, 36(1): 93-99.

7 Druker B J, Guilhot F, O'Brien S G, et al. Five-year follow-up of patients receiving imatinib for chronic myeloid leukemia [J]. New England Journal of Medicine, 2006, 355 (23): 2408-2417.

而且藥物的不良反應也大大降低了，病人的耐受性更好。為此基利克也被列入了世界衛生組織的基本藥物清單，被認為是醫療系統中「最為有效、最為安全、能滿足最重大需求」的基本藥物之一。基利克的出現代表了精準治療時代的到來。

基利克和慢性骨髓性白血病的案例，也讓我們知道，只有提高醫學整體認知水準，對疾病的研究越來越透澈，好藥出現的可能性才會越來越大。這是好藥研發最核心的思路。這就是關於藥物認知的第二個層面：在不同水準的醫學認知體系中，一定會出現不同水準的物質載體。

用錯人，用錯症，好藥也會殺人

隨著醫學整體認知水準的提高，人們不僅可以造出好藥，還可以讓曾經的「毒藥」用於救命。但是如果認知錯誤，好藥也會害人。這是關於藥物認知的第三個層面。

今天的醫生已經開始使用普通人眼中的「毒藥」——砒霜（化學名稱是三氧化二砷）來治療某種類型的急性白血病（急性前骨髓性白血病）。這種「毒藥」聯合其他藥物，可以將患有這種凶險度、死亡率很高的白血病患者完全緩解率提高到九〇%以上，而且不良反應發生率及復發率均較低[8]。

相反的，如果由於醫學整體認知水準低下造成認知錯誤，好藥也可能害人。

一九九八年，美國ＦＤＡ（食品藥品監督管理局）批准將沙利竇邁（α-酞胺哌啶酮）

用於治療痲瘋性結節性紅斑，二〇〇六年五月將它批准用於治療多發性骨髓瘤。

沙利竇邁除了應用在治療這兩個病之外，還具有抗腫瘤活性的作用，對非小細胞肺癌、前列腺癌、結直腸癌、晚期肝癌及晚期胃癌等也顯示出一定的療效。沙利竇邁還被應用於治療糖尿病腎病變、頑固的克隆氏症等。

但你可能想不到，這種作用廣泛的藥物，幾十年前曾是臭名遠揚的「惡魔」。它曾經導致全球一萬五千多名孩子畸形，造成的流產、早產、死胎更是不計其數。由沙利竇邁導致畸形的嬰兒的胳膊、腿都很短，看上去像手和腳直接長在了軀幹上。這些畸形嬰兒就像海豹一樣，所以也被稱為「海豹肢畸形兒」（見圖3-2）。

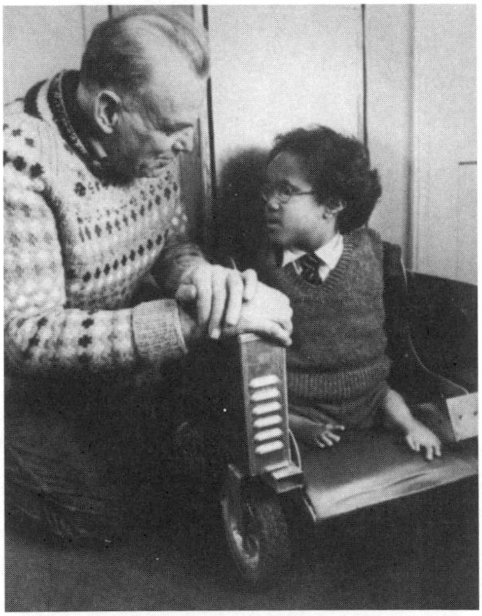

▲ 圖 3-2 因沙利竇邁導致畸形的「海豹肢畸形兒」泰瑞・威爾斯（右）

8 Fenaux P, Chastang C, et al. A randomized comparison of all transretinoic acid (ATRA) followed by chemotherapy and ATRA plus chemotherapy and the role of maintenance therapy in newly diagnosed acute promyelocytic leukemia [J]. Blood, 1999, 94 (4): 1192-1200.

所有的醫生和藥物研究者，都把這個事件看作藥品安全血淋淋的負面教材。但是客觀的說，沙利竇邁這個藥本身沒錯，錯就錯在那個時代的醫學認知水準低下，把沙利竇邁這個藥用在改善孕婦早孕（按：懷孕初期）反應上。用錯了人，用錯了適應症，好藥就成了殺人的惡魔。

所以，法律監管只能保證藥的「合格」性，但是讓藥更安全、更有效、不良反應更小，最終依靠的是醫學整體認知水準的提高。

薄世寧的醫學通識

一個好的解決方案是把一個痛點解決到極致，越簡單，越震撼。

05 醫院，高度分工協作的平臺[9]

現在，全世界多數國家基本形成了以醫院為中心的醫療服務體系。醫院這種組織形式的出現，是為了解決現代醫療服務要解決的兩個關鍵問題：醫療服務的品質和效率。也就是說，醫院解決了如何在單位時間內把高品質的醫療服務用在更多的病人身上的問題。

也許在你眼裡，醫院只是一個看病的地方。但你是否想過，為什麼醫院會逐漸成為醫療服務的中心，而不是診所或者其他形式？

接下來我們從分工協作、資源利用、資訊流動三個方面來回答這一問題。

高度分工協作

醫院為醫生提供了高度分工協作的平臺。分工使醫生對每個領域的研究越來越深入和細化，並帶來了前沿的成果；醫院又以協作的方式形成了網絡，把各個學科的專家組織起來，

9 感謝北京大學第三醫院孫宇醫生、周非非醫生在本節案例分析中提供的無私幫助。

整合他們的經驗和智慧為病人服務。在醫院，有一種叫做疑難病例多科會診的制度，也就是所有相關科室的人聚在一起，為疑難病例的診斷和治療提供綜合建議。這也是分工協作的體現。在這樣的工作模式下，很多疑難和複雜病例得到了救治。

曾經有一個病例：一個十歲的男孩因頸部疼痛，無力抬頭前來就診。他的脖子撐不住頭部的重量，只能一直低著頭；上課也必須用雙手支撐著下巴才能勉強看到黑板；同時兩腿無力。醫生檢查後發現，這個孩子的頸椎嚴重向後彎曲，這在醫學上叫做嚴重頸椎後凸畸形。我們都知道，正常頸椎是稍微向前方彎曲的，這是為了直立行走（見圖3-3）。

這樣的畸形會帶來大問題：一方

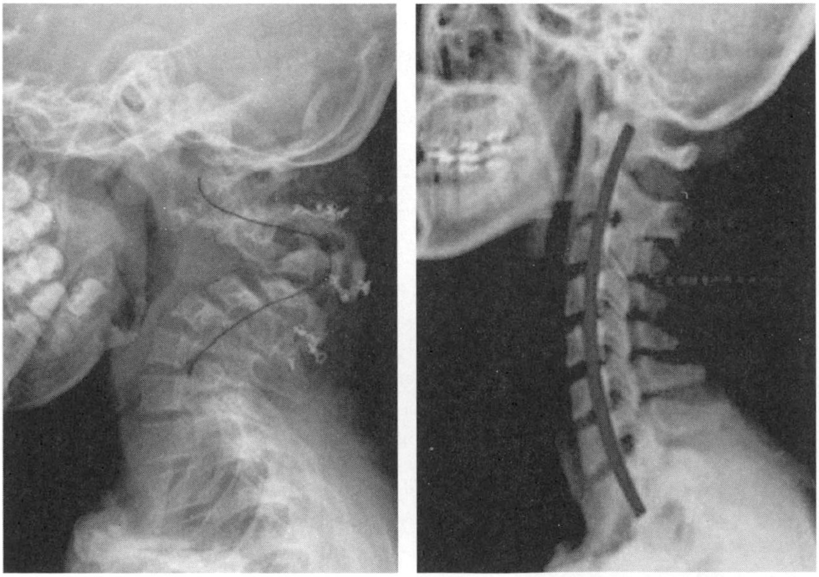

▲ 圖 3-3　畸形頸椎與正常頸椎的區別。左圖為病例中的畸形頸椎，極度向後彎曲，右圖為正常頸椎，輕微向前彎曲。

面，脖子支撐不住頭的重量，頭的重量會把畸形彎曲的頸椎壓得越來越彎；另一方面，畸形的頸椎會壓迫頸部的脊髓、氣管、食道、血管。現在孩子的兩條腿沒力，再發展下去四肢都可能癱瘓。

這個病要怎麼治呢？最可行的治療方案就是手術矯正畸形，但是手術的難度太大了。

首先，這個孩子的頸椎畸形比較嚴重，而且他之前曾經做過一次頸椎手術，頸部的局部解剖結構已經亂了，手術風險也就增加了無數倍。

其次，除了要矯正畸形的彎曲，還要給頸椎安裝固定架，用外力輔助頸椎保持矯正後的效果，這樣病情才不會復發。但是這個孩子骨質發育不良，在這種畸形的椎體上安裝固定架，風險又增加了很多。

最後，為了保證不復發，手術要矯正到第一節和第二節椎體，也就是緊鄰大腦的寰樞椎。在這個位置進行手術，稍有偏差就會導致病人高位癱瘓或者死亡。手術難度如此之高，找到能做這個手術的醫生是關鍵。

北京大學第三醫院的骨科教授孫宇，是研究疑難頸椎畸形問題的專家，他每年要做四百多例頸椎手術，其中一百例左右都是疑難畸形病例。孫宇教授在了解病人的病情後，答應親自為病人進行手術。孫宇教授的這份底氣來自他的個人技術，同樣也來自他背後醫院的整體實力。因為面對這種疑難病例，能力再強的專家一個人也解決不了全部問題。

手術前，孫宇教授找了全部相關科室的醫生進行會診。骨科制訂手術方案，並為這個孩子準備特殊的手術器械；麻醉科考慮怎麼給這個孩子做麻醉，尤其是如何在畸形的氣道內插上管，這樣才能順利麻醉，保證手術進行下去；呼吸胸腔科要分析孩子的通氣問題。這只是一個十歲的孩子，所以醫生還要考慮手術後孩子的藥物和營養供給，這就需要營養科、兒科、藥劑科來解決。我所在的ICU，則要保證手術後孩子的安全，做好處理各種意外情況的準備。

在多個科室醫生的共同參與下，這個孩子在經歷了大大小小的四次手術後，畸形頸椎得到了矯正（見圖3-4），最終他順利出院了。

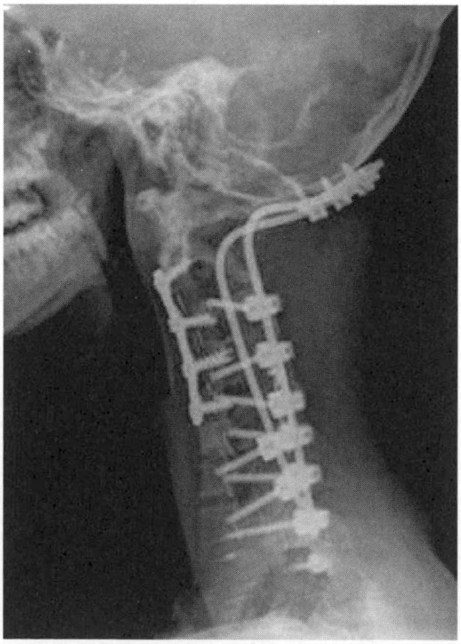

▲圖 3-4 手術後的頸椎 X 光片，畸形彎曲得到矯正。

所以，關於醫院，普通人看到的是分工，醫生看到的是協作；普通人看到的是單點，醫生看到的是網絡；普通人看到的是某一個專家，醫生看到的是整個醫院平臺。

不僅是醫院內部，醫院和醫院之間也在逐步形成分工協作的網絡。比如，正在推行的分級診療制度，其本質就是分工協作。在這個制度中，鄉鎮衛生所、社區衛生服務中心保障基礎的醫療保健，進行疾病預防、慢性病管理、健康教育，並可以完成疾病的首診。

大醫院和專科醫院則應該有能力、有經驗治療疑難病、急性病。根據病人的病情，基層醫院和大醫院之間可以相互轉診。急性病和嚴重病例在大醫院得到有效治療後，可轉回基層醫院進行後續的康復治療。這就是基層首診、雙向轉診、急慢分治、上下聯動的分工協作。

醫院這個平臺為各個醫生提供了分工和協作的基礎，使得醫生的技術得以實現單點突破。這些優勢技術統籌起來，才可能為病人提供更高品質的醫療服務。醫院和醫院之間的分工協作，不僅保證了為病人服務的品質，還能讓醫療資源得以充分、合理和高效利用。這是醫院成為醫療服務中心的第一個方面的原因。

資源高效利用

醫院之所以可以成為現代醫療服務的中心，還有第二個方面的原因：醫院這種形式，可以實現資源最高效的匹配和利用。首先，醫院能讓醫生的資源和病人的需求高效匹配。

以前都是醫生出門給病人看病，為什麼現在卻是病人去醫院找醫生呢？因為這樣效率更高。就拿孫宇教授來說，他出門給病人看病，和世界各地患有疑難頸椎病的病人過來找他，哪種方式的效率更高？毫無疑問是後者。只有醫院這種形式，才能讓孫宇教授的資源和最需要這種手術技術的病人高效匹配。我所在的北京大學第三醫院目前的日門診、急診量大於一萬人，每年要為大約四百三十萬病人解決就醫問題[10]。

10 北京大學第三醫院.醫院簡介[EB/OL]. [2019-05]. https://www.puh3.net.cn/yygk/yyjs/index.shtml。

其次，醫院的檢驗科、放射科、手術室等輔助科室擁有大量的醫療設備，而這些設備，只有在醫院這樣的平臺（有大量的病人）上，才能夠做到統籌利用，才能讓這些設備的資源和有需求的病人高效匹配。

醫院會不斷的引入新型技術和設備用以服務病人，這些新設備和技術也吸引了大量病人前來就診，這也讓這些前沿技術和病人的高效匹配形成了良性循環。

以上述的疑難頸椎手術為例，手術能順利完成，一項前沿技術——手術導航起了大作用。以前，無論經驗多麼豐富的醫生，做手術時總會有看不到的「盲區」，這就有誤傷重要的神經和血管的可能。

對接受頸椎手術的這個孩子來說尤其如此。他的局部解剖結構已經亂了，而且椎體畸形，手術風險可想而知。而手術導航相當於在手術器械上加了一個GPS（全球定位系統），釘子打到了哪兒、刀切到了什麼部位，都可以在螢幕上即時的顯示出來。這種技術確保了這臺手術可以完成得更快速、更精確、更安全。

所以，正是醫院這個平臺讓醫生、技術、設備的資源，實現了最高效的匹配和利用。

資訊高效流動

醫院中的資訊能夠高效流動，是醫院能成為現代醫療服務中心的第三個原因。

《數學之美》的作者吳軍說過：「世界上唯一不變的就是變化，這個變化的過程記錄下來並傳遞出去，就是資訊。」每位醫生都是自己所在研究領域內資訊的擁有者，醫院這種形式讓資訊能夠高效流動和被利用起來。

首先，資訊只有透過溝通和流動才能被更新，原有資訊不斷更新才可能帶來前沿資訊。在上述複雜的頸椎手術中，不僅孫宇教授，全部參與會診、手術的醫生和護士，都獲得了不同領域的資訊。他們又把自己專業領域最前沿的資訊，集中到對這個病人的治療上，這些集中在一起的資訊就成了治療複雜和疑難疾病的最佳參考資訊。

其次，我們常說的「見識」，就是先有「見」，才有「識」。只有見過大量的病例，醫生才能積累大量的經驗和教訓，「我見過」是「我可以」的底氣。在醫院，每天有大量病人就診、接受治療，病人為醫生積累資訊和經驗提供了重要來源，而這些資訊和經驗是書本上沒有的。

最後，說回這個嚴重頸椎後凸畸形病例。在醫院平臺上，在不同醫院組成的網絡體系裡，孫宇教授的經驗在醫院內會傳遞給所有醫生，還會透過醫院網絡和醫院之間的學術交流、相互會診，傳遞給其他醫院和醫生。針對這種疑難病例的治療方案必然會越來越成熟，這也是在資訊高效流動的基礎上實現的。

但是，臨床實踐得來的經驗和資訊怕有偏差、怕遺失。所以，醫院利用的專業化傳承體系避免了資訊偏差或者資訊遺失。

比如，醫院的實習制度、專家查房、教授會診、多學科會診，讓年輕醫生可以不斷的學習。同時，在不同的醫生查房、會診討論的過程中，資訊經過更新與勘誤，也避免了個人偏倚[11]。再比如，醫院用電子病歷系統管理每個病人的資訊，這些資訊存儲下來永遠不會遺失，可以一代一代的傳承下去。醫生們透過寫病歷，匯總關於某疾病診斷和治療的資訊，新醫生透過老病例又學習了前輩的經驗。資訊像這樣經過不斷傳遞、更新，才形成了今天的現代醫學知識體系。在醫院平臺上，資訊得到了最高效的利用和傳遞。

所以，即便你擁有私人醫生為你提供日常健康建議，有了小毛病，也可以去小診所，但是身體出現大問題時，你最終還是要去醫院才能得到解決。醫院這種組織形式，無論是從分工協作、資源匹配和利用，還是從資訊流動和傳承等層面來看，都讓醫療服務的品質和效率達到了極致，它是當之無愧的醫療服務中心。

薄世寧的醫學通識

單點可以實現突破的前提是，它首先成為一個節點。

06 公共衛生，性價比最高的健康工程

在很多人的眼裡，公共衛生不外乎就是垃圾處理、汙水和衛生管理，但是如果這麼想，可就想簡單了。我們聽過的疾病管制署（疾管署，CDC）、社區衛生服務中心、鄉鎮衛生所，都承擔著公共衛生功能。通俗來講，公共衛生管理就是透過教育、管理或者具體的管控措施，讓人少得病、不得病，防控傳染病和慢性病。疫苗接種、飲用水安全、食品安全、垃圾分類、慢性病教育等事無巨細的工作，都屬於公共衛生管理的範疇。

在我看來，公共衛生對人類健康來說功不可沒，它是人類歷史上性價比最高的健康工程。

用世界上最「醜」的顏色禁菸[12]

提到綠色，人們總是把它和生機、希望聯繫在一起。但是也有例外。

11 偏倚是指測量值對真值的偏離。

12 貓羯座．全世界最醜又最牛叉的包裝，中國也想有[EB/OL]．丁香園．[2018-12-05]. https://mp.weixin.qq.com/s/q049f70q4SRjnFyQ4cV_ZA。

由美國彩通色彩研究所（Pantone LLC）設計、名為Pantone 448C的綠色，也被稱為「鴨屎綠」。人們用「死亡」、「骯髒」、「汙穢」這三個詞來描述這個顏色。如果用這麼難看的顏色作為菸盒的底色，香菸還賣得出去嗎？

其實，以前澳大利亞的菸盒用的底色不是這種「鴨屎綠」，而是光鮮奪目的其他色彩，比如紅色、綠色。但這引起了公共衛生學者的反對：明明是有害的東西還做得這麼鮮豔，故意吸引消費者的目光，激起他們的購買欲望，這對民眾不公平。公共衛生學者呼籲政府進行干預。在他們的努力下，菸盒上終於出現了一行小字：Smoking damages to your lungs（吸菸會傷害你的肺）。

但是公共衛生學者對此仍然不滿意，他們繼續呼籲管理部門：菸盒上應該要有反映吸菸有害健康的直觀的圖片。二〇〇六年，澳大利亞政府規定：菸盒上必須印有大幅的令人噁心的圖片，提示菸草對於健康的危害，而且圖片大小必須占菸盒整體面積的九〇％。於是消瘦的身體、長了癌症的肺、爛掉的腳指頭、潰爛的血管、骷髏等恐怖的圖片都出現在了菸盒上，菸草銷量迅速下降。

菸草商坐不住了，他們發現鮮豔的顏色，比如紅色、白色、綠色依然可以刺激購買欲。所以他們就把菸盒的顏色做得越來越鮮豔。但是政府很快就想到了對策：尋找最「醜」的顏色，一種會帶給菸民骯髒和噁心的感覺的顏色，透過菸盒的色彩達到控菸的目的。

經過廣泛的調查和研究，二〇一二年澳大利亞政府強制規定菸盒必須使用Pantone 448C作為底色，菸盒上還要印上大幅的能給人帶來不適的圖片。除此之外，明示危害的字型大小也必須符合規定（見圖3-5）。這樣一來，菸草商一點投機的空間也沒有了。這麼做的結果是：澳大利亞菸草銷量呈現斷崖式的下降，而且再也沒有回升。

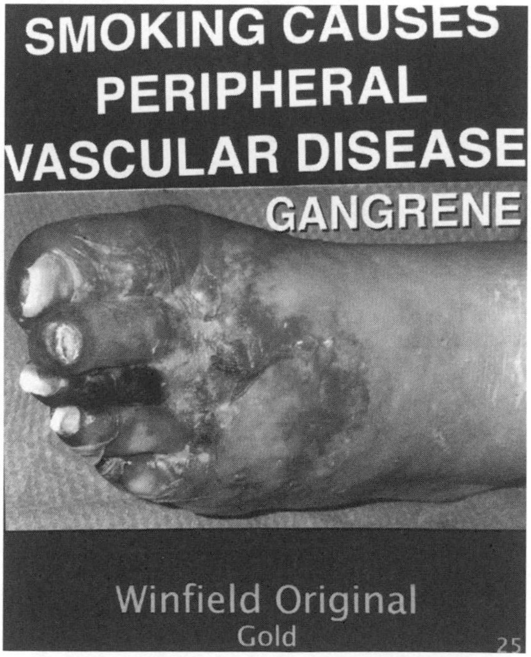

▲ 圖 3-5 澳大利亞的菸盒：「鴨屎綠」底色、大幅恐怖圖片、明確提示危害的文字。

這件事似乎不是那麼轟轟烈烈，卻是利用公共衛生管理手段捍衛民眾健康的典範之作。所以公共衛生沒我們想的那麼簡單，它是一門獨立的科學。它的研究對象不僅包括疾病、環境、防疫、預防、慢性病管理，還拓展到生活中的每一個細節，甚至細到一種色彩的運用。有效的公共衛生管理可以保障絕大多數人的利益，這是一項性價比極高的工程。

瘟疫促使英國建立公共衛生體系

現在，每個國家都意識到了公共衛生的重要性，會投入大量的人力、物力、財力進行公共衛生管理。但在兩百年前，沒有一個政府願意，將錢花在這種短期內看不到效益且很難評價結果的事情上。

以世界上出現最早，也是目前最完善的英國公共衛生體系為例。十九世紀，英國霍亂頻繁爆發。一八三一至一八三二年，整個大不列顛因霍亂死亡的人數就高達三萬人[13]。有文字這樣記載：街區裡到處是病人、垂死的人和死人，整個城市寂靜無聲，只有葬禮的鐘聲飄蕩在空中……[14]。

為什麼霍亂一次又一次的在英國爆發呢（見圖3-6）？就是因為太髒。別看今天的倫敦又乾淨又整潔，在十九世紀，它就是一座「化糞池」城市——城市裡分布著數以萬計的大大小小的化糞池。一到雨季，漂著各種垃圾的糞水亂流，還會隨著雨水流到泰晤士河，進入居民的飲水系統。居民怎麼能不得傳染病呢？

儘管當時已經有學者不斷呼籲立刻進行公共衛生改革，但各級政府依然心存僥倖。結果就是霍亂來了一輪又一輪。一八三一年來一次，一八四八年來一次，一八五三年來一次，一八六六年

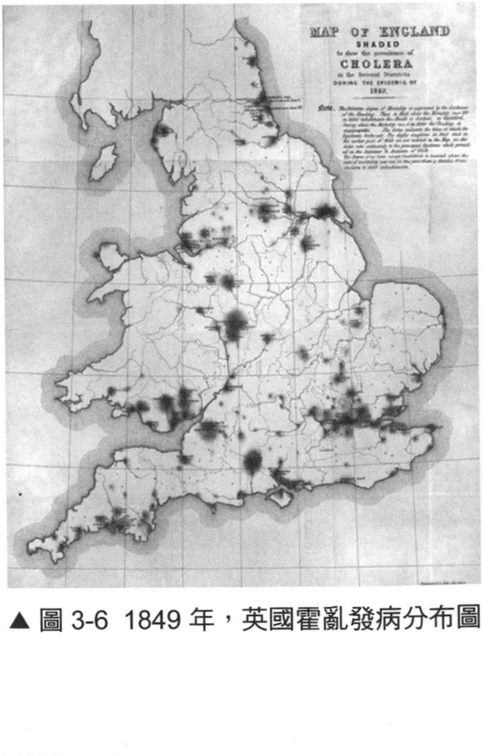

▲ 圖 3-6 1849 年，英國霍亂發病分布圖。

又來一次。四次霍亂逼得英國從一八四六年起先後多次頒布《公共衛生法案》，及至最具代表性的一八七五年《公共衛生法案》已經非常成熟、完善。在這個法案的基礎上，英國公共衛生體系逐步建立了起來，從此以後，英國再也沒有爆發過大規模的霍亂[15]。

可見，督促英國進行公共衛生改革的不是某個英明的領袖，而是傳染病的爆發和流行，是血的教訓。英國《泰晤士報》（*The Times*）曾經說：霍亂是所有衛生改革家中最優秀的，它不放過任何錯誤，也不原諒任何過失。

深入理解公共衛生

看了上面的例子，想必你已經了解公共衛生管理的重要性和必要性。以下是公共衛生的三個特點，將能幫助你更加理解公共衛生，更深刻的體會公共衛生為人類健康所做出的巨大貢獻。

13 Elaine M, Lane Joan. A social history of medicine: health, healing and disease in England,1750-1950 [J]. Medical History, 2003, 47(4): 530.

14 Anthony S. Wohl. Endangered Lives: Public Health in Victorian Britain [M]. New York: Harvard University Press, 1983.

15 張麗麗·十九世紀英國公共衛生立法研究[D]. 河南大學，二〇〇九。

▣ 效益非即時顯現。

公共衛生管理部門透過多個角度推行公共衛生管理，比如，宣傳垃圾分類、口腔衛生、勤洗手、戒菸，還有推行計畫免疫接種、飲用水消毒、在公共場合和人員流動地區放置保險套發放機等措施，但是這些做法的效益有的會立竿見影，有的可能要到幾年或者幾十年後才能顯現，有的可能我們永遠都感受不到。

比如口腔衛生和刷牙。刷牙這件事並不簡單，不刷牙不僅會帶來口臭、齲齒、牙周炎、牙齒鬆動、脫落等問題，而且最新研究顯示，口腔健康還與心血管疾病、糖尿病、肝病等多種疾病有關，尤其是心血管疾病。每天多刷一次牙，心血管疾病的風險可以降低九％。定期看牙醫並且進行專業牙齒清潔的人，心血管疾病的風險降低一四％[16]。保持口腔清潔，可能還有利於預防阿茲海默症[17]。

所以口腔衛生是公共衛生工作的一個主要內容。透過社會各界的不懈努力，當人們的口腔清潔意識越來越強時，口腔疾病以及與之相關的多種疾病就能得到很好的控制和預防，很多人也會因此受益。

口腔衛生帶來的問題，也絕不僅僅是個人問題。二〇一九年七月，著名醫學雜誌《刺胳針》的一篇名為〈口腔疾病：全球公共衛生挑戰〉的文章指出：「與大多數非傳染性疾病一樣，口腔疾病是慢性的，具有強烈的社會模式。貧困兒童、社會邊緣化群體和老年人最易受口腔疾病的影響，這些人通常很難獲得牙科治療……慢性未經治療的口腔疾病的後果通常很嚴重，可能包括持續疼痛、敗血症、生活品質下降、失學、家庭生活中斷和工作效率下降。

治療口腔疾病的費用將給家庭和醫療保健系統帶來巨大的經濟負擔。口腔疾病無疑是一個全球性的公共衛生問題[18]。」

很多公共衛生管理措施的效益都是如此，要在幾年後、十幾年後才會彰顯，只是我們當下感受不到。有的我們永遠都見不到，比如，牛痘接種已經讓天花這種急性傳染性疾病消失了，這種病我們就只能從歷史書上了解到，永遠也不會再經歷了。

效益非即時顯現就是公共衛生的第一個特點。

▣ 公共衛生制定權衡利益和風險。

由於很多公共衛生措施在短期內看不到效益，各種謠言就有了立足的空間，所以公共衛生領域成了謠言最多的領域。

以含碘鹽為例。在國際知名學術期刊《臨床醫師癌症雜誌》（*CA:A Cancer Journal for*

---

16 Park S Y, Kim S H, Kang S H, et al. Improved oral hygiene care attenuates the cardiovascular risk of oral health disease: a population-based study from Korea [J]. European Heart Journal, 2018.

17 Uppoor A S, Lohi H S, Nayak D. Periodontitis and Alzheimer's disease: Oral systemic link still on the rise? [J]. Gerodontology, 2013, 30 (3) : 239-42.

18 Marco A Peres, Lorna M D Macpherson, Robert J Weyant, et al. Oral diseases: a global public health challenge [J]. The Lancet, 2019, 394 (10194): 249-260.

Clinicians）上刊登的〈二〇一五年中國癌症統計〉一文顯示，中國二〇〇三至二〇一一年甲狀腺癌的發病率每年增加二〇・一%[19]。那是不是補碘導致了甲狀腺癌高發呢？目前並無可靠資料證明補碘和甲狀腺癌兩者之間具有明確的相關性。可以明確導致甲狀腺癌發生的危險因素有輻射、遺傳和甲狀腺癌家族病史、肥胖，甲狀腺癌高發還可能與先進診斷技術的廣泛應用有關。

中國從一九九五年開始推行含碘鹽，這項重要的公共衛生政策，就是為了預防地方性甲狀腺腫大，也就是「大脖子病」。但是碘過量，也會導致自體免疫甲狀腺炎和亞臨床甲狀腺機能低下症的發病率顯著增加。亞臨床甲狀腺機能低下症對人類身體的危害，至今尚無定論，但是碘缺乏病對人類的危害是嚴重的、肯定的。所以權衡利弊，目前實行全民補碘的政策仍應繼續實行[20]。一旦停止推行含碘鹽，就可能重蹈印度的覆轍。印度就曾經停止過推行含碘鹽，導致碘缺乏病又重新出現，之後不得不恢復食鹽加碘。糾正碘缺乏所帶來的效益，優於任何可能由補碘導致的風險[21]（按：臺灣早期曾經實施全面食鹽加碘的鹽品專賣制度。但自從二〇〇四年鹽品開放自由貿易後，市面上販售的食鹽不再強制加碘）。

疫苗接種也是公共衛生的一部分。我們知道，接種疫苗後，極少數人會出現不良反應，但是不能因為極少見的個體反應，就終止整個人群的疫苗接種。疫苗依靠群體免疫效應來保護人群。也就是說，只有大家都接種疫苗，才能產生保護效益，只有部分人接種疫苗則會失效。比如麻疹疫苗，只有在接種率達到九〇%以上的時候，才能達到集體保護的效果。計畫免疫也是權衡了利益和風險的做法。

權衡利益與風險就是公共衛生的第二個特點。

■ 性價比最高的健康工程。

公共衛生的第三個特點是：它是人類歷史上性價比最高的健康工程。治病的代價遠大於預防。英國霍亂肆虐時，人們還沒有細菌的概念，也不知道霍亂是始於細菌感染，對這種傳染病無能為力。但當時只要能做好公共衛生管理，就能有效的控制和預防霍亂。控制流行病也不總是把明確病因當作必要前提，只要做好公共衛生管理，很多病的預防都可以做到既經濟又高效。

在很多人的眼裡，預防的作用無關緊要，他們覺得即使自己得了病，積極配合治療就可以了。但如果每個人都這麼想，付出的代價就太大了。對個人而言，得病可能會讓家庭失去勞動力，進而陷入貧困。對社會而言，得病的人多會消耗大量的醫療資源和社會資源，很多

19 Chen W, Zheng R, Baade P D, et al. Cancer statistics in China, 2015 [J]. CA: A Cancer Journal for Clinicians, 2016, 66 (2): 115-132.

20 滕衛平．宣導科學補碘，實行區域化、個體化的補碘策略[J]. 中華內分泌代謝雜誌，2006, 22 (6): 501-511。

21 Delange, François, Lecomte P. Lodine supplementation: benefits outweigh risks [J]. Drug Saf, 2000, 22 (2): 89-95.

嚴重的病還會讓社會降低生產力。疾病預防，永遠是性價比最高的措施。

最後我想請你記住這幾組數字：一九七九年，人類消滅天花，它是第一個在世上絕跡的人類傳染病[22]；二〇一〇年，八九%的世界人口，即六十一億人使用改良的飲用水源[23]；二〇〇一至二〇一三年，全球愛滋病病毒感染新發病例減少了三八%[24]；自二〇〇〇年來，超過兩千萬名志願者和全球數以千計的一線衛生工作者，服用了超過一百億劑小兒麻痺口服疫苗，超過一千六百萬人原本會因為小兒麻痺症（按：又稱脊髓灰質炎）癱瘓，但是他們現在能夠正常行走。這意味著，超過一千六百萬人能走路去上學，超過一千六百萬人能更好的開創事業及養育兒女，超過一千六百萬人能過上更幸福的生活[25]。這些都是公共衛生這項偉大的工程帶給我們的。

---

22 世界衛生組織·世界衛生組織六十年：公共衛生重大事件年表[EB/OL]. https://www.who.int/features/history/WHO_60th_anniversary_chronology_zh.pd_?ua=1。

23 世界衛生組織·聯合國兒童基金會聯合監測報告：重要事實[EB/OL]. https://www.who.int/water_sanitation_health/monitoring/jmp2012/fast_facts/zh/。

24 世界衛生組織·千年發展目標[EB/OL]. https://www.who.int/zh/news-room/fact-sheets/detail/millennium-development-goals-(mdgs)。

25 Bill Gates.16 million reasons to be optimistic about polio [EB/OL]. [2017-06-12].https://www.gatesnotes.com/Health/16-Million-Reasons-To-Be-Optimistic-About-Polio.

第四章

需要重新認識的「疾病」

越來越多的疾病在困擾著我們，提起一些病，似乎每個人都能說個大概，但我們真的了解它們嗎？

所以，這一章主要介紹一些雖然常見但是經常容易被誤解，需要你重新認識的疾病。

01 癌症，已成為一種「慢性病」

二、三十年以前，我們很少聽說有人得癌症。但是今天，癌症發病案例增多了，似乎只要是說誰得了大病，那有可能就是癌症。

二〇一九年一月，中國國家癌症中心公布的資料顯示，中國每天有一萬人以上——平均每分鐘就有七人——被確診為癌症[1]（按：根據衛福部一〇六年癌症登記報告，臺灣新發癌症人數為十一萬一千六百八十四人，平均每四分四十二秒就有一人罹癌）。大型綜合性醫院的多數科室，收治的都是癌症病人。

為什麼癌症病人突然這麼多了呢？你可能會說是因為環境汙染、食品安全問題、工作壓力大以及生活方式不健康等。這些確實是癌症的危險因素，但不是最主要的危險因素。

美國杜克大學（Duke University）的李治中博士說過：「如果按照癌症發病率來排序的話，那麼全世界癌症發病率高的國家，都是環境非常好的歐美國家，中國連前幾十名都擠不進去。」看來環境因素並不是引起癌症發病最主要的危險因素。

那到底什麼才是引起癌症最大的危險因素？癌症的發病機制又是什麼？下面我們就來回答這兩個問題。理解了這兩個問題，你也就重新認識了癌症。

年齡是引發癌症最大的高危險因素

二〇一七年，美國約翰・霍普金斯大學（The Johns Hopkins University）的克里斯琴・托馬塞蒂博士及伯特・沃格爾斯坦博士在《科學》雜誌發表了一篇研究文章，他們對常見的三十二種癌症的基因突變——癌症發病的最底層原因，進行了風險因素的分析，結果發現在引起癌症基因突變的因素中，六六%是染色體在複製過程中發生的隨機錯誤，而環境因素和遺傳因素加在一起只占三四%[2]。

這個研究結果出乎很多人的意料。我們原以為，沒有癌症家族病史、不抽菸、不喝酒、不熬夜、不泡酒吧、不吃有安全問題的食物、不生氣，就可以遠離癌症。但研究結果發現，這些因素雖然和癌症有關係，但相關性並沒有想像中那麼大。即便我們生活的環境沒有被汙染，也沒有不良嗜好，仍然有可能罹患癌症。因為引起癌症最大的危險因素，是染色體在複製過程中發生的隨機錯誤。

---

1 鄭榮壽、孫可欣、張思維等。二〇一五年中國惡性腫瘤流行情況分析[J]. 中華腫瘤雜誌，2019, 41(1): 19-28。

2 Tomasetti C, Li L, Vogelstein B. Stem cell divisions, somatic mutations, cancer etiology, and cancer prevention [J]. Science, 2017, 355 (6331): 1330-1334.

比如，在引起骨癌的基因突變的因素中，隨機錯誤占九九．五％，遺傳占〇．五％，環境因素與它完全無關。再比如甲狀腺癌，在引起甲狀腺癌基因突變的因素中，隨機錯誤占九八％，遺傳占一．五％，環境因素僅占微不足道的〇．五％。還有非霍奇金淋巴瘤、腦部腫瘤、前列腺癌、睪丸癌，在引起這些癌症的基因突變的因素中，隨機錯誤都占到了九五％以上。

為什麼染色體在複製過程中會出現隨機錯誤？前文提到細胞分裂是人體的一種自我修復機制，是多細胞生物生存的基礎，而隨機錯誤就是由細胞分裂帶來的。細胞在分裂時，需要先複製染色體（見圖4-1），然後把染色體中的遺傳基因平均分配到兩個新細胞裡。但是人的染色體有三十一．六億個鹼基對，細胞每次分裂都要複製一次這三十一．六億個鹼基對。工作量太大就難免出錯，出錯的結果就是隨機錯誤。每次細胞分裂都會帶來隨機錯誤，而這些錯誤不斷累積，就可能在關鍵位點上突變成癌基因（見左頁圖4-2）。

細胞的每一次分裂都會帶來基因突變，每次基因突變都有可能在關鍵位點變成癌基因。雖然這個機率極低，但並不是零。細胞分裂次數越多，癌基因出現的機率就越大。從這個角度來看，我們無時無刻都處在罹癌的風險中，生命就是一種癌前狀態。**年齡越大，細胞分裂的次數越多，癌症**

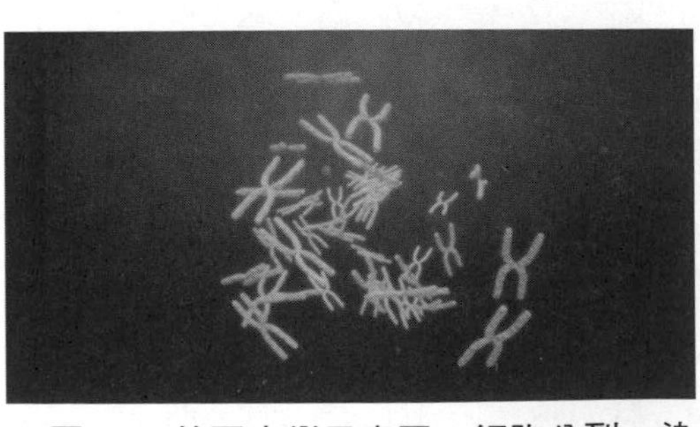

▲圖4-1 基因突變示意圖：細胞分裂，染色體內的遺傳物質首先需要複製一次。

發生的風險也就越高。四十歲以上的人罹患癌症的風險呈指數級增長。如果人的壽命達到八十五歲，累計患癌風險高達三六%[3]。

二〇一八年，《科學》雜誌上的一篇研究指出，人到了中年，儘管食道的上皮細胞的形態在顯微鏡下看起來和正常細胞一模一樣，但是透過基因分析發現，這些看似正常的細胞已經有一半以上發生了與癌症相關的基因突變[4]。

再回到最開始提出的問題：為什麼這些年，癌症患者的數量突然增加了？主要原因並不是環境汙染，也不是食物不安全或工作壓力大，而是我們的生活條件好了，醫療條件好了，人的壽命延長了。壽命越長，細胞分裂的次數越多，基因出現隨機錯誤的機率就越大，隨機錯誤累積多了就可能產生癌基因，所以現在的癌症患者多了。發達國家人均壽命更長，癌症的發病率就更高。

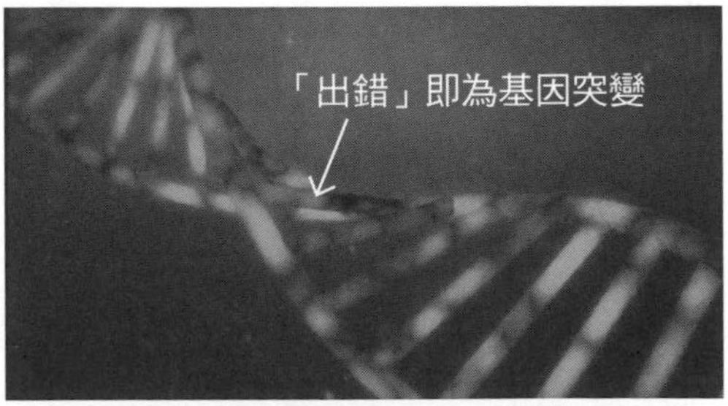

▲圖 4-2 基因突變如果發生在關鍵位點，原癌基因即可能變為癌基因。

3 鄭榮壽、孫可欣、張思維等。二〇一五年中國惡性腫瘤流行情況分析[J].中華腫瘤雜誌，2019, 41(1): 19-28。

4 Iñigo Martincorena, Fowler J C, Wabik A, et al. Somatic mutant clones colonize the human esophagus with age [J]. Science, 2018, 362 (6417): 911-917.

年齡是引發癌症最大的高危險因素，癌症是長壽者必須付出的代價，它就像時間的老朋友，如果我們越來越長壽，那麼這個老朋友登門造訪的機率就會越高。

癌症的生成機制：同歸於盡的瘋狂跑車

儘管癌症最大的危險因素是隨機錯誤引起的基因突變，但是基因突變未必會導致癌症，癌症的發生是一個漫長的過程。基因突變只是發病機制中的一環而已。

接下來，我將以一篇關於癌症特點的經典論文[5]為基礎，透過將癌症的發生與發展比喻為存在安全隱患的跑車從製造到上路，到澈底失去控制的過程，從而釐清癌症發生、發展的六大環節，讓讀者掌握癌症發病的核心原理，並對癌症形成一個完整的認知。

▣ 癌症跑車的大量生產

在所有我們熟悉的事物中，我覺得「瘋狂跑車」是對癌細胞最為貼切的比喻。癌細胞不循常理、沒有規律、不聽指揮，就像瘋了一樣；而且它還像跑車一樣，跑得快、油耗大，一旦出事，帶來的損害巨大。

癌細胞的產生也像跑車的製造和生產過程一樣，兩者有很多相似之處。製造跑車需要設計圖紙和一定量的訂單，圖紙決定跑車的生產工藝，訂單決定製造跑車的數量。但是，癌細胞這輛瘋狂跑車一開始的設計圖紙（細胞的基因）就錯了。我們在前面提到過，細胞在分裂過程中會產生基因突變，關鍵位點的突變，會讓一段原本正常的「原癌基因」[6]變成癌基因。正如按照錯誤的設計圖紙不能生產出好跑車一樣，由癌基因指導分裂出的細胞也不可能是正常細胞，而是癌細胞。

當然了，偶爾有一輛由癌基因製造的「癌症跑車」出廠不可怕，怕就怕這樣的跑車數量太多。

正常細胞生長、分裂需要「生長信號」，同時還需要「抑制信號」防止其過度分裂和生長。癌細胞最大的一個特點是生長信號多，而且對抑制信號不敏感。所以癌細胞不僅長得快，而且會不停的分裂、生長。這就像是跑車的生產車間不僅自己偽造了訂單，還對調度員發出的停工信號置若罔聞。

所以，人體按照錯誤的設計圖紙和偽造的訂單，源源不斷的生產出了癌症跑車。

■ 自檢失靈。

跑車生產出來以後，下一個環節一定是自檢，避免不合格的跑車流入市場。

對於不合格的跑車，人們常用的處理方法是銷毀。而對於生產出的不合格的細胞，人體

---

5 Hanahan D, Weinberg R A. Hallmarks of cancer: the next generation [J]. Cell, 2011, 144 (5):646-674.

6 原癌基因是人類基因組中存在的正常基因，但是突變有可能使其轉化為癌基因。

也有一種細胞凋亡機制，能夠讓這些不合格的細胞自我毀滅。就像花朵到了一定時候就會凋謝一樣，細胞的凋亡是細胞的程序性死亡，它是人體防止細胞癌變的一種主要機制。

抑癌基因[7]在細胞凋亡機制中發揮著重要的作用。但如果抑癌基因也發生了突變，那些本來應該自殺的細胞就會賴著不死，細胞凋亡機制就失靈了。這就好比，人體雖然檢測到了不合格的癌症跑車，卻沒有能力將它銷毀，以致害人的跑車直接上路了。

▣ 靈活的能量供應。

按理說瘋狂跑車——癌細胞——上了路也不會造成太大的危害，因為它跑得快、油耗大，需要隨時加油，如果路上沒有加油站，車跑不了多遠就會熄火。

對於細胞來說，血管就是加油站。在正常情況下，一個細胞和它最近的毛細血管的距離不能超過〇．一公釐。距離過遠，血管就無法給細胞輸送營養，這就相當於跑車沒了油。

但是癌細胞特別靈活，它會使促進血管形成的信號增多，抑制血管形成的信號減少。這樣就能夠持續的形成新生血管，從而源源不斷的給癌細胞生成的腫瘤組織供血。這就好比，癌症跑車上路會自帶移動的加油槍，隨時供應燃料，保證自己能瘋狂奔跑。所以在臨床上，多數惡性腫瘤通常血流信號豐富，醫生甚至利用這個特點區分腫瘤是良性還是惡性。

癌症跑車不僅能隨時加油，它的燃料利用系統也比正常跑車更高效。癌細胞不論在有氧還是無氧環境下，都可以迅速代謝，產生能量，滿足自身的需求。而正常細胞在無氧環境下產生的能量會少很多。

有了靈活的能量供應機制和高效的燃料利用系統，這輛跑車就徹底瘋了。

▣ 遲鈍的員警。

按照癌基因設計圖紙生產出來的瘋狂跑車，躲過了自我毀滅機制，還自帶加油槍，似乎是無敵了。你可能會問：路上不是還有員警嗎？

沒錯，在正常情況下，人體的免疫細胞就是員警，它們會主動尋找和攻擊癌細胞。免疫細胞可以主動的攻擊、吞噬癌細胞，這是人體的自我防護機制。但是病人罹患癌症時，癌細胞會偽造一張身分證，躲過員警的檢查設備，逃過員警的盤查和捕殺，順利闖關。這種機制叫做免疫逃逸。在狡猾的癌細胞面前，人體免疫細胞這個員警遲鈍了。

▣ 篡改的里程。

其實，即使癌症跑車迷惑了員警，僥倖闖關，情況也沒到不可挽回的地步。每輛跑車跑完一定的里程，就該報廢了，就像正常細胞的分裂次數是有限的一樣。染色體的末端都有端粒（Telomere），細胞每分裂一次，端粒就縮短一部分。正常細胞分裂五十次左右，端粒就

7 抑癌基因也稱為腫瘤抑制基因，是一類存在於正常細胞內可抑制細胞生長，並具有潛在抑癌作用的基因。

消耗光了。沒有了端粒，細胞會因無法分裂而亡，這就相當於跑車跑到一定里程而報廢。但是癌細胞不同，它含有一種酶，可以不斷補充端粒的長度，保證癌細胞無限次分裂。這就相當於癌症跑車不斷的篡改里程，巧妙的避免了報廢。

▣ 錯亂的導航。

一輛不合格的車，躲過了自檢，帶著無限供給的燃料上路，騙過了員警，還篡改了報廢期限，情況已經很糟糕了，但更糟糕的是，這輛瘋狂跑車的導航系統是錯亂的。

我們平常開車時，即使不認得路，有導航就可以了。正常細胞按照導航的指示，循規蹈矩，不會胡亂生長，所以胃裡的細胞永遠也不會長到鼻子裡去。但是癌細胞不同，它們能在組織內部和組織間靈活移動，這是癌症容易發生侵襲和轉移的原因。就像一輛擁有錯亂導航系統的車，它走上了一條偏離正確道路的不歸路，帶著人體駛向滅亡。

這就是癌症發病的最後一個環節：錯亂的導航。

目前關於癌症的所有治療也都基於這六大環節。比如，外科手術就好比取締了癌症跑車加工廠。而治療癌症的標靶藥物，多數都是針對錯誤的設計圖紙——基因突變或者其中某個關鍵環節。根據基因突變類型，選擇相應的標靶藥物，不僅效果好，而且副作用小。再比如，血管內皮生長因子抑制劑就是抑制血管生長的，這相當於切斷了「癌症跑車」的能量供應系統。還有癌症的免疫治療藥物 PD–1 抑制劑，可以恢復員警——免疫細胞——的敏感度和戰鬥力，讓它們擦亮眼睛，認出並清理掉「癌症跑車」。

對待癌症的三條建議

經過對瘋狂跑車的「拆解」，我們了解了癌症的發病機制，那麼我們應該如何科學的預防和對待癌症呢？我從醫生的角度給出三條建議，為的是盡量讓癌症這個「時間的老朋友」離我們遠點——盡量晚點來，能不來最好，真來了也不怕。

建議一：消除致癌因素，改變生活方式。儘管隨機錯誤是引發癌症的主要原因，我們無法預防，但基因突變只是癌症發病的一個環節。即使基因突變，人們也未必罹患癌症，人體還有強大的免疫系統。保護免疫系統，減少慢性感染，仍然可以預防大約四〇％的癌症。

降低患癌風險的科學建議包括以下方面：

首先，避免B型肝炎病毒、C型肝炎、幽門螺旋桿菌、HPV病毒等，可能導致癌症的病毒和細菌的感染。如果已經感染了，務必進行治療或者定期複查。

其次，戒菸限酒、減肥、多運動、多吃全穀物食品、蔬菜、水果、豆類，少吃糖，少吃紅肉（如豬肉、牛肉、羊肉），讓你的生活方式變得更健康。**健康的生活方式是保護人體免疫系統最確切可行的做法**。

建議二：定期進行疾病篩檢。早發現、早治療，具有很大的價值和意義。雖然不是每個人都會得癌症，但隨著年齡增加，在沒有癌症症狀時，可能多數人體內會產生癌症之前的病變。早期發現這些問題，及時治療，就可以避免它們進一步發展成惡性的癌症。

就拿美國的防癌做法來說，一九七〇至二〇一六年，美國的結直腸癌的死亡率下降五三％。其中一項最重要的原因即為推廣大腸鏡早期篩檢，切除腺瘤性息肉。腺瘤性息肉就是一種癌前病變，長期發展下去就可能變成癌症[8]。

所以超過一定年齡之後定期進行科學的疾病篩檢，是發達國家總結出來的可行的癌症預防方法。篩檢的目的在於早點發現這個不懷好意的老朋友，在它沒來得及使壞前，就趕緊把它請走，以免它帶來更多品行不良的老朋友上門。

建議三：既然我們越來越長壽，那就**接納癌症**，**與它共存**。癌細胞就像是壞車。現實社會中不可能沒有壞車，我們能做的就是把壞車的數量控制在一定範圍內，盡可能保證社會的和諧有序。在人體中，既然我們體內的細胞無時無刻都有發生癌變、變成壞車的可能，那麼我們能做的就是保護自己的員警——人體免疫細胞，從而控制癌細胞的數目，以免它作亂。即便不幸得了癌症，我們也要學會與它共存。趕盡殺絕不可能，只要把它控制在安全數量下，我們照樣可以健康生存。

醫學發展到今天，很多類型的癌症病人在經過積極治療後，能夠有效的延長生存期，這些類型的癌症正在逐步成為一種慢性病，所以**癌症並不等於死亡**，這是我們應該建立起來的一個科學認知。

薄世寧的醫學通識

身處機率中還可以對抗機率，這大概是人類最偉大的成就之一。

02 冠心病，不只是器官出問題，而是全身病[9]

有些病（如冠心病）看起來是身體局部出問題了，但實際上是全身問題的局部表現，治療這些病時不應該只針對局部用力。

冠心病是最常見也是死亡率最高的疾病之一。大多數人對冠心病的理解是：冠狀動脈血管變窄，甚至堵塞，從而引起心絞痛、心肌梗塞等。但是有些冠心病病人的其他部位的血管也容易出現問題，比如腦血管、腸道供血的動脈血管，有些男性患者還容易因此出現勃起功能障礙。

冠心病不僅僅是局部血管問題。

8 Siegel R L, Miller K D, Jemal A. Cancer statistics, 2019 [J]. CA: A Cancer Journal for Clinicians, 2019, 69 (1): 7-34.

9 在本節文獻檢索和論證過程中，上海交通大學醫學院附屬瑞金醫院心血管外科朱雲鵬醫生提供了無私幫助，特此致謝。

解決一個點不等於解決整體問題

十九世紀的法國醫生卡薩尼斯說過一句話：人與血管同壽。意思是，**血管決定了我們的健康品質和壽命**，這句話一點也不為過。

血管被稱為「生命的糧道」。如果把全身的血管從動脈到靜脈連起來，總長度能達到十七．六萬公里，可以繞地球赤道四．五圈。血管時刻承受著血流的衝擊，血管內皮會受損；血液裡的脂質會沉積，時間久了還會形成斑塊。因此，血管會越來越狹窄，血流會越來越不暢。

冠心病就是給心臟供血的動脈血管——冠狀動脈發生病變，血管腔狹窄程度超過一定範圍而造成的心臟病。

有人說冠心病常見的根本原因是冠狀動脈長得太細。冠狀動脈的主幹，即它最粗的地方，才不到五公釐，而且越到末端越細。而心臟是給全身各個器官供血的動力來源，是所有器官裡最累的。給這麼重要的器官配了根這麼細的血管，就好比給一輛豪華跑車裝了根從小商品批發市場買來的油管。

但是這種說法並不完全對，有些冤枉冠狀動脈了。冠狀動脈雖然細，但是它不容易收縮，而且血管內皮的自我淨化能力強。這些優勢彌補了細的問題，所以細不是本質問題。

不健康的生活方式（比如吸菸、飲酒）和高血壓、高血脂、糖尿病、肥胖等因素都對冠狀動脈造成了壓力，它們是導致冠心病的主要危險因素。

以前，治療冠心病只有吃藥這一種辦法。後來，醫生想到，既然冠心病是因為血管裡有地方變窄了，那擴張這個最窄的地方，不就可以了？

一九七四年，一位德國醫生真的把一個球囊透過外周的血管，放到了冠狀動脈最狹窄的部位。打氣後球囊張開，狹窄的部位也就變寬了。但是問題很快來了，血管是有彈性的，臨時擴張並不能長期保持，隨著擴張部位回縮和病變繼續惡化，多數病人血管裡好不容易拓寬的地方，慢慢又重新變窄了。該怎麼辦呢？

一九八七年，一位法國醫生認為，把冠狀動脈最狹窄的地方先拓寬，再用一個金屬支架撐起來，就不會那麼容易重新變窄了（見下頁圖4-3）。至此冠狀動脈介入手術（俗稱心臟支架手術）就相對完善了[10]。這一個新技術的出現，讓大家看到了治癒冠心病的希望。美國心臟病和卒中（按：腦溢血的別稱）統計報告顯示，美國在二〇一四年就進行了大約四十八萬例冠狀動脈介入手術[11]。

既然是血管狹窄引起的疾病，那麼是不是得了冠心病以後，在狹窄部位用支架拓寬血管就可以解決全部問題了呢？

---

10 陳明哲，胡旭東．介入性心臟病學[M].北京：北京醫科大學中國協和醫科大學聯合出版社，一九九二。

11 Benjamin E J, Viraniss, et al. Heart disease and stroke statistics-2018 update: a report from the American Heart Association [J]. Circulation, 2018, 137 (12): e67-e492.

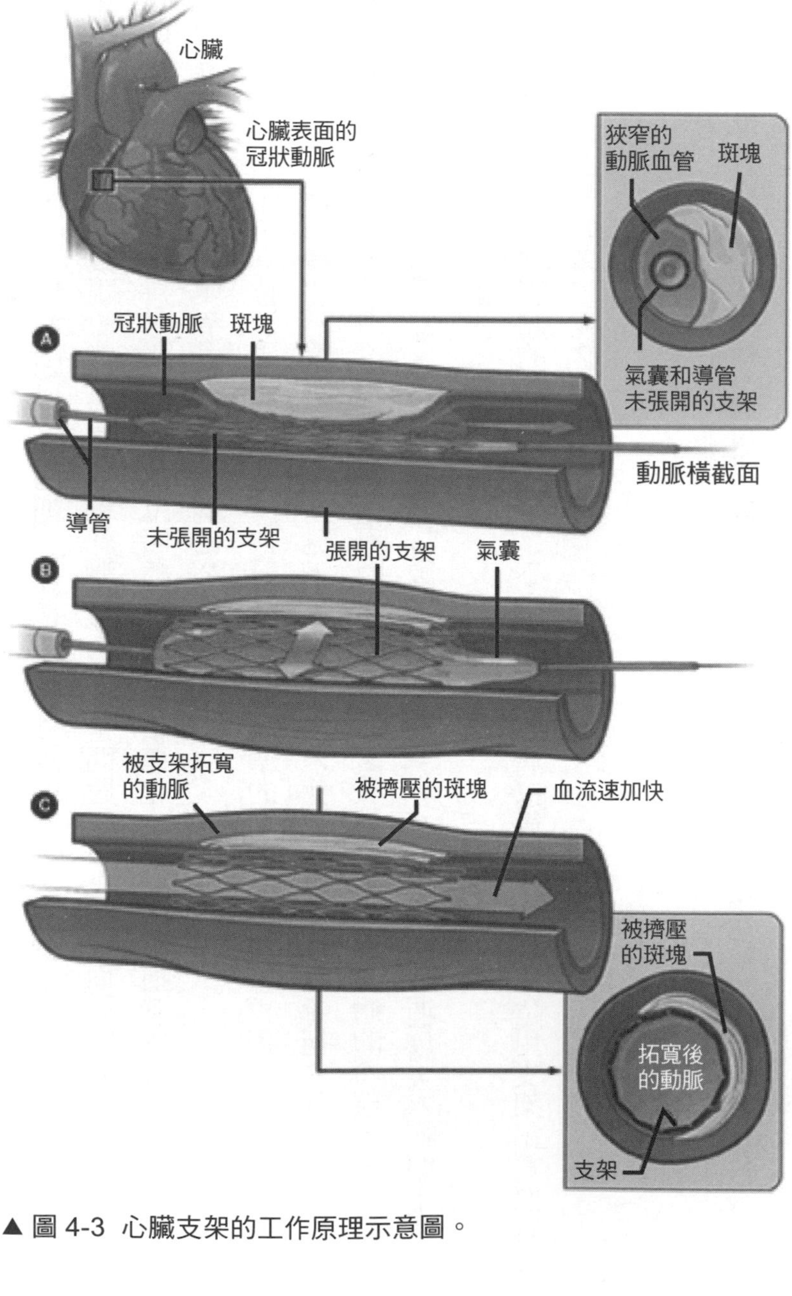

▲ 圖 4-3 心臟支架的工作原理示意圖。

不是。對於患有穩定型心絞痛[12]的病人來說，和單純吃藥比起來，吃藥加上放置支架的治療方式，並不能降低病人發生心肌梗塞的機率和死亡率。

這是因為，引起冠心病的主要問題是年齡、不健康的生活方式，還有高血壓、高血脂、糖尿病、肥胖等。如果這些因素持續存在，放置支架雖然解決了一個部位的血管狹窄問題，但是預防不了其他部位的血管繼續變窄。全身動脈血管裡流的血都是一樣的，引起血管病變的危險因素也是一樣的，一旦一個部位出現問題，其他部位的血管又能好到哪兒去呢？冠心病在很多時候不只是局部問題。

人體的血管就像城市的交通。為了讓你更加理解冠心病，我們用交通進行比喻。以北京為例，一九九〇年，北京交通最擁堵的地方在西直門。首先，西直門是西二環和北二環的交會點，是從城區通往北京西北部的必經之處，車流量很大。其次，老西直門橋是一九七〇年代修建的，不能負載這麼大的車流量，所以西直門就成了西北二環最擁堵的節點。

那麼是不是打通這個點就好了？

一九九〇年，交通部門用了四年時間設計規畫，花了兩億多元重新建造西直門交流道。一九九九年新交流道完工，緩解交通擁堵的效果立竿見影。但是兩年後，西直門交流道再次

12 如果冠脈血管的狹窄程度達七〇%以上，就會影響血流。病人勞累的時候，心肌需氧增多，但是血流又供應不上，就容易發生心肌缺血缺氧，導致疼痛，這就是穩定型心絞痛。

成為交通最擁堵的節點。到了上下班高峰期，西直門交流道又成了「停車場」。

所以解決一個點的擁堵問題，並不能一勞永逸的解決整體問題。上下班高峰期，整個交通都不通暢，一座橋的擁堵只是其中的一個爆發點而已。單純拓寬一座橋、一個路口沒用，因為流量大這個根本問題仍然存在，其他的路、其他的橋還是會繼續擁堵。冠心病病人血管阻塞的問題同理。

所以患有冠心病的病人，也容易得其他由動脈缺血引起的病：如果血管的斑塊出現在腎動脈，就會導致腎動脈狹窄；如果腦血管病變了，就容易出現腦血栓、腦出血等病狀；如果血管的狹窄、擁堵發生在給腸道供血的動脈裡，就會引起腸道功能異常，若腸道動脈完全堵死了，還會出現腸壞死；如果供應男性生殖器官的血流減少了，那病人很容易發生勃起功能障礙。

冠心病的治療

既然冠心病僅是全身血管疾病的一個矛盾爆發點，那最終的解決辦法還得靠全身治療。

冠心病的全身治療歸納起來就是，改變生活方式和用藥，兩者缺一不可。改變生活方式是所有治療手段中的重中之重，尤其是戒菸和運動。很多得過心絞痛的病人，在做了心臟支架手術，或者做了冠狀動脈搭橋手術[13]以後不敢運動，擔心運動會加重冠心病。但其實只要經過醫生評估，病人在病情穩定、症狀明顯得到控制時，一定要逐步增加運動量。

心血管內科專家胡大一教授講過一個透過運動改善冠心病病情的典型病例。十八世紀，有一位醫生帶著冠心病患者到森林裡鋸木頭，每天持續三十分鐘到一個小時，三、四個月後患者的心臟竟然不疼了。這就是運動的效果。

今天，已經被證實的可以降低冠心病和心肌梗塞死亡率的藥物有四種，它們也是治療冠心病的基礎藥物，包括：抗血小板凝集的藥物，如阿斯匹靈；降血脂的藥物，如他汀類；減慢心率、降低心肌耗氧的藥物，如舒壓寧控釋錠等；降低血壓、改善心肌重構的藥物，如ACEI（血管張力素轉換酶抑制劑）類和ARB（血管收縮素受體阻斷劑）類藥物[14]。

如果可以養成健康的生活方式，再加上藥物治療，多數病人的病情是可以得到有效控制的。這就相當於全身治療。

冠狀動脈介入性治療也是治療冠心病的一種方法。客觀的說，這種治療方法好比疏通交通擁堵的西直門橋時進行的拓寬改造，雖然解決不了全域問題、長期問題，但是可以解決最集中、最危急的問題。危急的時候，做冠狀動脈介入性治療可以救命。

13 冠狀動脈搭橋手術又稱冠狀動脈繞道手術或心臟繞道手術，指當一條或多條冠狀動脈由於動脈粥樣硬化發生狹窄、阻塞導致供血不足時，在冠狀動脈狹窄的近端和遠端之間建立一條通道，使血液繞過狹窄部位而到達遠端的手術。

14 目前最常用的高血壓治療藥物之一，透過選擇性阻斷血管收縮素受體I，阻斷收縮素II收縮血管、升高血壓等作用，產生與ACEI相似的藥理學作用。

比如，對於患有急性心肌梗塞的病人來說，冠狀動脈介入性治療是救命的最優選擇。因為支架可以擴張堵塞的血管，「殺出一條血路」，讓心肌恢復血液供應。患有不穩定型心絞痛——心絞痛沒有規律的病人，服用藥物已經無法控制病情，病情發展下去很容易發展成心肌梗塞。這個時候做冠狀動脈介入手術也是非常有必要的。對於吃藥也控制不住心絞痛症狀的病人，介入手術對於改善症狀非常有效。

但是，無論做不做冠狀動脈介入性治療，我們都要切記：冠狀動脈介入性治療只是單點突破，它的基礎必須是全身治療，也就是改變生活方式加用藥。

治療冠心病還有其他方法——冠狀動脈搭橋手術。這種方法尤其適合那些伴有糖尿病的冠心病病人。用心臟外科醫生的話說，給心臟搭橋換上新血管，替代已經不能完成工作的血管，就是給病人爭取一個二十年的機會，再讓他們繼續改善生活方式，繼續好好吃藥。

薄世寧的醫學通識

解決矛盾的根本方法，往往不在矛盾最激烈的地方。

03 身心疾病，身體、心理一起治

人往往會因為生病出現心理問題，比如沮喪、悲觀、焦慮、憂鬱。但反過來，心理疾病同樣也會引起身體上的病。

很多人認為有了心理問題，多開導、多玩玩，等想通了、看開了，所有的身體不適自然也就好了。絕大多數人都這麼看待心理問題和身體疾病，但是這個觀點是錯的。接下來，我從一個實驗出發帶領了解身心疾病。

猴子與胃潰瘍

一九五八年，心理學家約瑟夫·布萊迪設計並完成了一個關於壓力和消化性潰瘍關係的實驗。

兩隻猴子分別被捆在兩把椅子上，每二十秒椅子會自動放電一次。其中一隻猴子的面前有一個開關，如果牠能在快要放電的時候準確的按下開關，那麼兩隻猴子就可以同時避免遭受電擊。如果按錯了，牠們就要一起忍受電流的折磨。其中一隻猴子掌握著兩隻猴子的命運，另一隻猴子只能被動等待。

幾天後，負責按壓開關的那隻猴子得了胃潰瘍，另一隻安然無恙。既然兩隻猴子承受電擊的電量和頻率是一樣的，為什麼一隻生病，另一隻沒事？

這是因為負責按壓開關的那隻猴子，始終處於一種高度緊張的心理狀態，而另一隻猴子只能聽天由命，自然沒有心理負擔。劇烈的心理變化，是這個實驗中讓那隻負責按壓開關的猴子得病不可缺少的環節。對於猴子來說，遭受電擊是一種刺激，我們稱之為壓力。僅有壓力，不會得病，而對壓力產生劇烈的心理變化，之後引起身體上的病，這就是身心疾病，也就是心理劇烈變化帶來的身體疾病。

身心疾病的三個環節——壓力、心理改變、身體疾病，缺一不可。動物是如此，人也會這樣嗎？會的。

性格決定健康

加拿大研究人員發現，傘兵訓練季結束後，罹患胃潰瘍的傘兵的數量比平時多出四倍。這一研究說明了**緊張**、**壓力和焦慮**對胃潰瘍的發生有影響。在日常工作中也是一樣。壓力越大的部門的員工，越容易得身心疾病。

還有一項關於人類身心疾病的大樣本調查研究，也能說明人類身心疾病的情況。二戰期間，德軍圍攻蘇聯列寧格勒——現在的聖彼得堡時，空襲、炮擊以及封鎖糧食供給管道等各種方式輪番上陣，圍攻一直持續了八百七十二天。列寧格勒的居民就一直處在這樣一種隨時可能城破人亡的心理壓力之下。戰爭之後，醫生對列寧格勒的居民進行體檢，發現倖存居民的高血壓發病率是戰前的十六倍，從戰前的四％上升到了六四％[15]。

看到這裡，你可能會有疑問：大家處於同樣的處境，面臨相同的恐懼，肯定都會有心理變化，為什麼有的人因心理變化得了病，有的人就沒事呢？這是因為，在相同刺激的情況下，不同的人心理變化是不同的。人的性格差異導致患身心疾病的風險不同。

美國著名的心臟病學家弗雷德曼（M.Friedman）和羅森曼（R.H.Rosenman）在一九七〇年提出，人類的性格有A型性格與B型性格之分，不同性格類型影響心血管疾病發病率。

A型性格表現為：有雄心壯志，喜歡競爭，苛求自己，渴望出人頭地；以事業成敗作為人生評價的唯一標準；性情急躁，缺乏耐心，容易激動；有時間緊迫感，行動匆忙；下樓時會一直抱怨電梯慢，恨不得自己跑下去；好鬥，對人有敵意，看誰都是敵人。A型性格的人容易患高血壓、冠心病等身心疾病。

B型性格的人和A型性格的人截然相反，表現為：謙遜謹慎，不自以為是；做事有條理，遊刃有餘；足夠自信，但不在別人面前自誇，也不迫切需要別人的肯定和讚賞；不輕易反對和敵視他人；心態平和，不容易被外界事物干擾；善於主動調整心態，不偏執，不自虐。臨床醫學的研究證明，和A型性格的人相比，B型性格的人更加長壽，罹患心臟病的機

15 王彬堯．心臟病治療學[M].中國醫藥科技出版社，二〇〇〇。

率更低。

還有一類人表現為：內向，喜歡誰不喜歡誰，自己心裡知道但不說；壓抑自己的情緒，過分忍讓，迴避矛盾；遇到不公時，怒而不發；愛生悶氣。研究癌症和性格關係的科學家稱這類性格為C型性格。這類人容易罹患腫瘤疾病，所以也被稱為「腫瘤性格」。

所以，關於身心疾病，不同性格的人發病風險不同，易患的病也不同。

治療原則：身體、心理一起治

人體的每個器官幾乎都有可能與身心疾病產生關係。比如，身心疾病反映在皮膚上，可能是斑禿（按：俗稱鬼剃頭）、溼疹；反映在循環系統上，可能是高血壓、冠心病；反映在呼吸系統上，可能是哮喘；反映在泌尿生殖系統上，可能是男性陽痿、女性性交疼痛和性冷淡。

如果身心疾病影響了免疫系統，就會出現自體免疫性疾病，比如甲狀腺亢進、類風溼性關節炎，免疫力低下時甚至還會引發癌症。消化系統是最容易受心理變化影響的系統之一，比如，有些人一緊張就吃不下飯，或者一遇到大事就肚子疼。再比如，由壓力導致的胃潰瘍、神經性厭食，都是身心疾病在消化系統上的反映。

很多人甚至綜合性醫院的醫生，都會低估身心疾病的發病率。統計顯示，就身心疾病的發病率而言，女性高於男性，城市高於農村，腦力勞動者高於體力勞動者，已開發國家高於未開發國家。用一句話概括就是：人生不如意事十之八九，一個人承受的**壓力越大，罹患身心疾病的可能性就越大**。

那麼，這種病應該怎麼治呢？其實，身心疾病的治療原則是**身心同治**。

一位男科醫生講過這樣一個病例。

在很多年前，這位醫生遇到了一個做完結紮手術就陽痿了的病人。這個病肯定是身心疾病，因為輸精管結紮只是讓精子無法進入精液，不會影響雄性激素合成和分泌，更不會影響性功能。給這位病人看過病的醫生都對他說：「結紮不可能讓你陽痿，你這是心理問題，回去吧。你可以吃點幫助勃起的藥。」但是，病人的病情始終沒有好轉。

病人最終找到了這位男科醫生。聽完病人痛苦的描述後，這位醫生說：「輸精管我給你接上，陽痿立刻好。」然後就給他安排了「手術」——手術只有消毒、輕輕劃上一道傷口、縫合傷口這幾步，根本沒動輸精管。但手術後，病人的陽痿治癒了。

為什麼這臺「假」手術可以起到真效果？因為對於這位得了陽痿的病人來說，再多關心的話都不能解決他的問題。要治療他的陽痿，得先消除刺激因素，去除心理學病因。而這臺「假」手術就是一次最巧妙、最有效的心理治療。

所以，要治療有身心疾病的人，有時候需要服用藥物，有時候只需要心理疏導，有時候則需要針對病人的心理問題，巧妙的用一些手段幫他打開心結。另外，如果病人確實有身體的器質性病變，那麼醫生還要同時治療其身體上的病。只有這樣，身心同治的效果才會好。

在中國，不少人因為心病產生了身體不適，卻忌諱去精神科、身心科，見了醫生也只描述身體問題，不願意提心理上的問題。這就導致醫生無法看到發病的真實原因，治療時只關注了身體病，治療效果自然不好。這是我們應該避免的問題。

最後，我想提幾點調整心理、應對壓力的建議。這些建議來自一篇發表在《刺胳針》雜誌上的研究文章。

第一，對於憂鬱、壓力等精神問題來說，運動永遠比不運動好，無論選擇什麼樣的運動方式。

第二，揮拍類的球類運動（如打羽毛球）和有氧體操是最能使身心受益的運動；游泳對身體有很大好處，但降低精神負擔和解決精神問題的功用相對較弱，騎單車則相反。

第三，對普通人精神健康最有利的是團體運動、騎單車和有氧體操。

第四，每次運動的最佳時長應該在四十五至六十分鐘，少於四十五分鐘，效果減弱，大於六十分鐘，沒有更高收益，還會產生負效應[16]。

薄世寧的醫學通識

真正的威脅不是壓力，而是你處理壓力的方式。

04 醫源性傷害，可以減少，很難完全避免

即使是醫療技術已經取得巨大進步的今天，誤診、醫療事故依然時有發生，人們對此深惡痛絕，這也是醫患關係緊張的重要原因之一。但並非在醫院出現的傷害，就都是誤診或醫療事故。

美國印第安那州的一位生殖醫學科醫生在一九七〇年到一九八〇年代，偷偷用自己的精子給五十多位不孕症的女患者做人工授精，讓她們懷了孩子。再比如，開胸大手術要打開胸腔，甚至去掉肋骨、劈開胸骨。這些都是醫療過程帶來的傷害，卻不是醫療事故。我認為，第一個例子是犯罪，第二個例子是治療的代價。

醫學上將由於醫療人員的言談、操作行為不慎，以及其他醫療相關操作的副作用，而造成的患者生理或心理上的損傷，定義為醫源性傷害。誤診、醫療事故只是醫源性傷害的一小部分。

16 Sammi R. Chekroud, et al. Association between physical exercise and mental health in 1.2 million individuals in the USA between 2011 and 2015: a cross-sectional study [J]. The Lancet Psychiatry, 2018, 5 (9).

治療是一把雙刃劍，治療疾病的同時，也可能帶來醫源性傷害。其實，每個醫生在給病人治療時，都會權衡治療措施帶來的利益和可能的傷害。降低醫源性傷害也是醫生的日常工作之一。如果我們每個人都能建立對醫源性傷害的認知，並積極參與醫生降低醫源性傷害的工作，醫源性傷害的發生就能減少。

準確理解醫源性傷害

對醫源性傷害的認知的第一個層面是，**醫源性傷害的發生可以減少，卻很難完全避免**。無論多有名的人在多權威的醫院治病，都有可能受到醫源性傷害。

關於這一點，中國近代史上有一個著名的「公案」。一九二四年，梁啟超出現了血尿的症狀。但他工作太忙了，一直拖到一九二六年才到北京協和醫院看病。當時的協和醫院是由美國洛克菲勒基金會（Rockefeller Foundation）在華投資，並按照約翰・霍普金斯模式建立的醫院。無論是當時還是今天，北京協和醫院都是醫院中的翹楚。醫生立刻幫梁啟超做當時最先進的X光檢查，發現他的腎臟有一個直徑二至三公分的腫塊，不過膀胱和尿道都沒事。血尿加上腎臟的腫塊，醫生懷疑梁啟超得了腎臟癌。

一九二六年三月十六日，梁啟超接受了腎臟切除手術。主刀醫生是當時協和醫院著名外科專家劉瑞恆博士。手術非常順利，但是，醫生將切下來的腎做病理檢查時卻發現，這個腫塊是良性的，它不是癌，而且手術後梁啟超血尿的症狀並沒有消失。

直到今天，網路上仍然存在關於這個病例的爭論。有人說，北京協和醫院割錯了腎，把好腎切了，留下了壞腎，這是醫療事故、是醫生怠忽職守，草菅人命。真相到底是什麼？

我認為，對這個病例調查得最客觀的人，是三聯書店（生活・讀書・新知三聯書店的簡稱）原總編輯李昕。他查閱了大量的歷史文獻和資料，包括北京協和醫院公布的病例，梁啟超本人寫的《我的病與協和醫院》的聲明，還有梁啟超的弟弟、兒子的文章。李昕還專門諮詢了泌尿外科的專家。

李昕得出的結論是：北京協和醫院並沒有切錯腎。當時的X光檢查顯示梁的右腎有問題，手術切除的也是右腎，並不存在切錯一說。只是腎臟腫瘤是良性的，它也不是梁啟超血尿的原因。不過，這個手術在客觀上仍然給梁啟超造成了傷害。

對醫源性傷害的認知的第二個層面是，**所有和醫療行為直接或者間接相關的人員，都可能帶來醫源性傷害**。

醫源性傷害的定義只提及了醫療人員造成的醫源性傷害，但是會造成醫源性傷害的還有其他人。比如，在一部名為《報社》（*Press*）的英劇中，有一集揭露了英國一家醫院在短期內死亡率突然上升

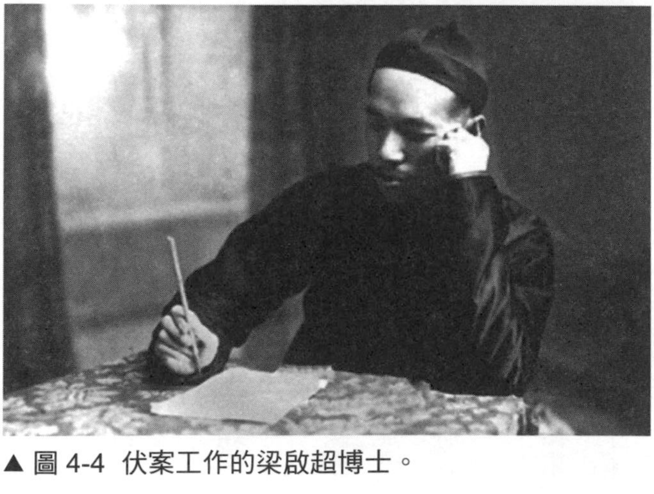

▲ 圖 4-4 伏案工作的梁啟超博士。

的事：醫院為了節省預算，僱用了廉價清潔公司的清潔人員，由於清潔人員消毒工作不到位，引起病人感染和死亡率上升。

所以，只要在醫院，不管是不是醫療人員，凡是和醫療過程有關的人，包括清潔人員、看護都有可能給病人帶來傷害。這是認識醫源性傷害的第二個層面。

對醫源性傷害的認知的第三個層面是，我們要正確區分醫療事故和醫療局限性這兩類醫源性傷害。

醫源性傷害分為兩類。醫療事故是第一類醫源性傷害，最容易出現在手術或者其他操作環節中。它又分為技術事故和責任事故。技術事故是由醫務人員的技術水準不高，或診療經驗不足造成的。責任事故則是因為醫生的責任心出了問題，比如，把紗布或者剪刀留在病人的肚子裡，沒有遵守操作制度導致病人感染傳染病等。

一旦發生醫療事故，病人就有獲得賠償的權利。如果發生了嚴重的醫療責任事故，當事醫生可能還要承擔相應的刑事責任。假設在梁啟超案中，醫生由於疏忽而把梁啟超的好腎給切了，那就是醫療事故。

醫療局限性帶來的傷害是第二類醫源性傷害。這是醫源性傷害最常見的類型。

其實，即便梁啟超案發生在今天，醫生在面對病人有血尿的症狀，以及X光檢查出腎臟有腫塊的情況時，仍然可能把這個良性的腫瘤當成癌症。為什麼？我特別諮詢了泌尿外科的同事。首先，腎臟的良性腫瘤本來就少。其次，不做手術，單憑影像學資料雖然可以判斷某些腫瘤（比如血管瘤、腎臟血管肌肉脂肪瘤等）的情況，但是多數的腎臟良性腫瘤和癌症很難透過影像區分。即使是現在，這樣的手術恐怕還是在所難免。所以，梁啟超這個病例不是醫療事故。但不可否認，它仍然是醫源性傷害。這個手術給病人造成了傷害，但它屬於醫療局限性的代價。

再比如，在二〇〇五年春晚上，舞蹈《千手觀音》。除了優美的舞姿，震撼觀眾的另一個原因是，這二十一位舞蹈演員都是聾啞人。其實，在這二十一位演員中，有十八位是因為小時候發燒時，醫生給她們使用了鏈黴素（streptomycin）、慶大黴素（gentamicin）這一類被稱為胺基糖苷類的藥物進行治療，藥物的副作用導致了她們的耳聾。現在醫生已經很少用這些藥了，但在二、三十年以前，這些都是常用的抗生素。

你也許會問：為什麼要把副作用這麼大的藥用在病人身上？

首先，當時這些藥很常用，藥效也好，可以治病，甚至可以救命。其次，當時的醫生不知道這些藥有這麼大的副作用。我們也是今天才知道「一針致聾」的原因：這些孩子攜帶著一種突變的基因。這類人用胺基糖苷類抗生素就容易耳聾，這是小機率事件[17]。這同樣也是由醫療局限性造成的醫源性傷害。

17 Prezant T R, Agapian J V, Bohlman M C, et al. Mitochondrial ribosomal RNA mutation associated with both antibioticinduced and nonsyndromic deafness [J]. Nature Genetics,1993 (4): 289-94.

如何減少醫源性傷害？

那麼，怎樣才能避免醫療事故和差錯的發生呢？

今天，大多數的醫療事故都是技術缺陷導致的，少部分是由缺乏責任心引起的。不論是個人的技術問題還是責任心問題，一定能找到系統原因和漏洞。利用流程和制度可以在很大程度上避免個人差錯，降低風險。

比如，以前醫生給病人開藥時都是手寫。醫生的「天書」不僅普通人看不懂，抓藥的人也容易看錯。萬一小數點看錯一位，就等於劑量錯了十倍，造成的後果不堪設想。現在，醫生給病人開藥，必須用醫院資訊系統（按：Hospital Information System，HIS），電腦會自動審核。如果人為開錯了藥，系統就不會通過，病人也就不會拿到錯誤的藥。這是利用制度避免個人錯誤的例子。

再比如，以前配藥都是由護士在病房操作。在忙亂的情況下，護士可能由於個人疏忽配錯藥，或者無菌操作不落實造成藥物汙染，給病人帶來傷害。現今，很多大醫院開設了靜脈藥物配置中心（按：Pharmacy Intravenous Admixture Services，PIVAS），一些特殊藥物，比如抗生素、營養液、化療藥等，都會在這裡按照規範的流程集中管理集中配置，專門的人做專門的事。這也是用制度和流程降低事故和差錯的典範之舉。

透過制度、流程的約束，醫療事故這類醫源性傷害可以大大降低。但是，第二類醫源性傷害就比較難避免了。每個時代的醫療領域都存在著認知局限，這種認知局限會給病人帶來損害，而這種損害發生的比例遠大於醫療事故。我們要透過提高醫學整體認知水準才能降低它的發生率。

十九世紀中葉，人們沒有醫院感染的概念[18]。當時歐洲最大的醫院——維也納綜合醫院（Vienna General Hospital），產婦死亡率高達二〇%以上。後來，一位醫生經過調查發現，是醫務人員的手導致了交叉感染。只要做到用含氯的消毒液洗手，死亡率就會降低到沒有洗手之前的二十分之一左右[19]。後來，洗手制度就慢慢發展成了一項醫院制度，醫務人員都必須按規範的洗手方法操作，保證洗手和消毒的效果。這是透過醫學整體認知水準的提高來降低醫源性傷害的典型案例。

比如，《千手觀音》大部分演員耳聾的原因，不僅是藥物的不良反應，更重要的是這些受到傷害的病人攜帶了某種突變基因。整體醫學認知的提高以及精準醫療的發展，讓醫學可以做到在用藥之前對一些易感染人群進行基因篩檢。如果發現病人攜帶這種突變基因，醫務人員就會避免使用會對這類人產生副作用的藥物。這也是透過整體認知水準的提高來降低醫源性傷害的例子。

---

18 醫院感染是指住院病人在醫院內獲得的感染，包括在住院期間發生的感染，和在醫院內獲得出院後發生的感染，但不包括入院前已開始或者入院時已處於潛伏期的感染。醫院工作人員在醫院內獲得的感染也屬醫院感染。

19 阿圖·葛文德·醫生的精進[M]·李璐，譯·杭州：浙江人民出版社，二〇一五。

再比如梁啟超案。一九二六年，當時的醫療技術很難在手術前就鑑別出，梁啟超體內的腫瘤是良性的還是惡性的，到今天我們依然很難在術前明確很多部位腫瘤的性質。但是在未來，我相信醫學一定可以找到更好的方法，不用手術就可以更準確的判斷腫瘤是良性還是惡性。這同樣也將成為透過提高醫學整體認知、降低醫源性傷害的典範。

要避免醫源性傷害，有待制度、流程的逐步優化以及醫學整體認知水準的提高。

薄世寧的醫學通識

最大的傷害，是否認傷害的存在。

05 疼痛，病人說疼就是疼，別懷疑

疼痛是一種最常見的症狀，六〇%以上的門診病人，是因為疼痛就診的。三〇%以上的成人有慢性疼痛，而且隨著年齡增長，這個比例還會增加。

那麼疼痛真的只是一種症狀嗎？我們應該怎麼對待疼痛呢？

刀子沒插到你身上，你永遠不知道有多疼

二〇一七年八月，陝西省一位孕婦因為忍受不了分娩帶來的疼痛，跳樓自殺。這是疼痛帶來的悲劇。

第二個病例和它截然相反。二戰期間，美國軍醫亨利．比澈（Henry Beecher）到前線搶救傷患。前線傷患的受傷類型通常是嚴重的外傷——有的被刺刀挑破了肚子、有的被彈片（按：炸彈、炮彈爆炸後的碎片）打穿了胸腔、有的大腿骨折、有的大面積燒傷、有的甚至顱骨粉碎。醫生一般在明確了損傷原因之後，會立刻給傷患注射嗎啡。否則，這些傷患可能會被疼死。但令比澈醫生沒想到的是，當他準備給這些傷患注射嗎啡時，大部分傷患都說：「醫生，我不疼，別給我打針。」他們的傷勢明明非常嚴重，為什麼他們的真實感受和

我們認為他們應有的反應相差這麼大？

因為，不同的人在不同環境下，對疼痛的感覺是不同的。儘管受傷是客觀的，但是疼痛程度卻是主觀的感受。疼痛和體溫、血壓、脈搏都不一樣，並沒有一種測量疼痛的客觀手段。那怎麼判斷別人有多疼呢？

據說，墨西哥的惠喬爾人認為生產之苦應該男女共同承擔，所以產婦生產時，她的手裡會抓著一根繩，繩子的另一頭綁在丈夫的睪丸上。每疼一次，產婦就用力拽這根繩一次。這樣，丈夫不僅能判斷妻子的疼痛程度，還能做到共情。但是用這種方法表達疼痛，既不科學，也不安全。

醫生則透過臉譜量表判斷病人疼痛的程度。尺規上用○至十分表示疼痛的級別，最左側代表一點都不疼，最右側代表疼得無法忍受（見圖4-5）。醫生讓病人自己選擇疼痛級別，但這種方法也只是相對準確，難以捕獲複雜性和特異性的疼痛感受[20]。

關於疼痛，醫院有句話：病人說疼就是疼，病人說有多疼，就有多疼。所以，以後別人在說疼的時候，你可千萬別隨便發表自己的看法，因為你永遠不知道別人有多疼。

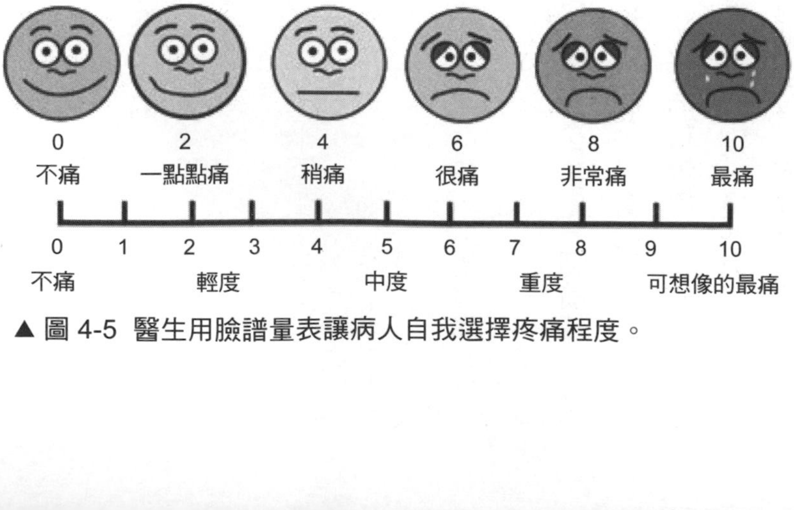

▲ 圖 4-5 醫生用臉譜量表讓病人自我選擇疼痛程度。

研究認為，讓人類感到最疼的病有三種：帶狀皰疹引起的神經痛、癌症帶來的疼痛和三叉神經痛。

疼痛是人體的保護裝置

雖然疼痛是一種主觀體驗，但是疼痛的存在也有客觀基礎。研究顯示，痛覺的產生有明確的神經傳導通路。

首先，各種損傷會刺激人體組織釋放致痛物質，即導致疼痛產生的化學物質。接下來，這種化學物質會轉化為生物電信號，由神經透過脊髓傳給大腦。大腦經過快速、複雜的分析和整合，最終形成疼痛的感覺（見下頁圖4-6）。所以，這個通路上的任何一個點出現問題，都會影響痛覺。

前文提到的二戰傷患受到嚴重創傷時卻不覺得疼，這是極端場景下才有的極端情況。因為戰爭讓士兵高度緊張，人體分泌的大量激素會作用於痛覺神經傳導通路中大腦分析和整合的環節，抑制痛覺。另外，「我疼，故我在」，在戰場上能感覺到疼，說明人還活著，所以

20 Dworkin R H, Turk D C, et al. Core outcome measures for chronic pain clinical trials: IMMPACT recommendations [J]. Pain, 2005, 113 (1-2): 9-19.

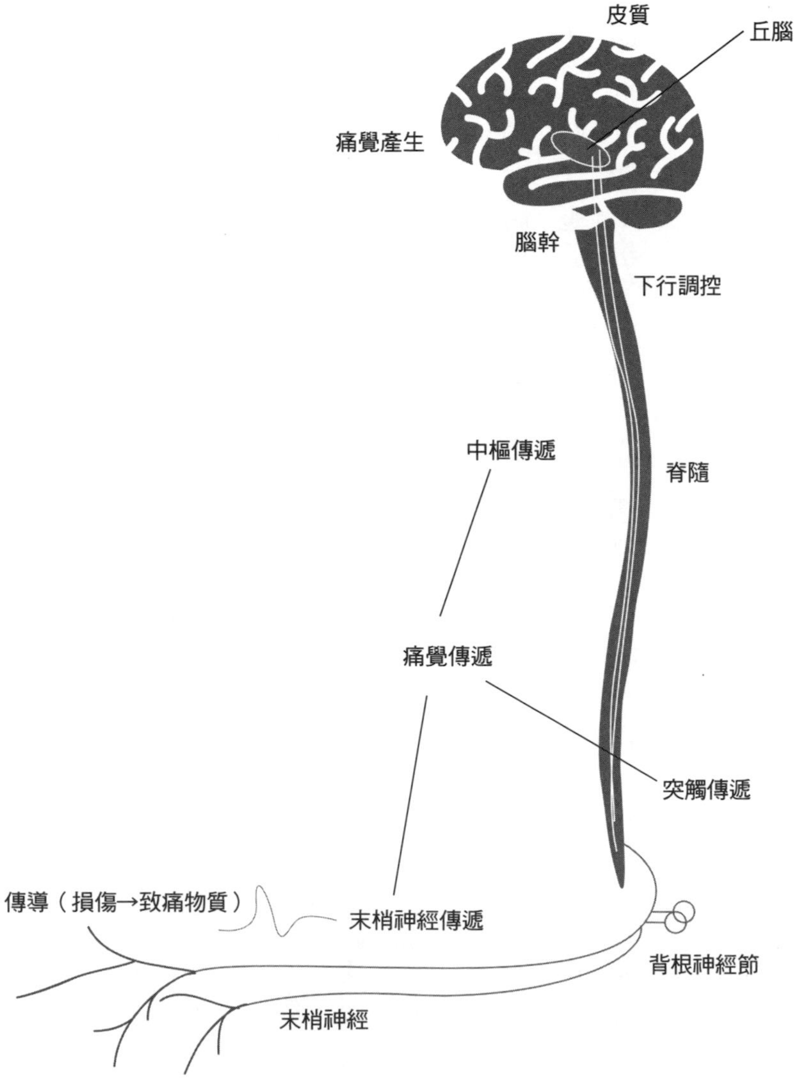

▲ 圖 4-6 疼痛的神經傳導通路。

傷患即使受傷也會感到喜悅。大腦因喜悅釋放出的快樂物質，同樣也會抑制痛覺。

比如，經常會有糖尿病病人被熱水袋燙傷。這是因為糖尿病損害了病人的末梢神經，痛覺神經的通路受到了影響，導致痛覺減弱，病人感受不到熱水袋給皮膚帶來的真實傷害，也就不知道躲，於是就被燙傷了。

此外，醫學上有一種罕見病——先天性無痛症[21]。目前的研究顯示，這種罕見病和某種基因突變有關。基因突變阻斷了神經生長因子信號傳導通路，影響神經元的分化，所以患這種病的人痛覺缺失[22]。

不知道疼是什麼感覺，自然就不知道躲。美國明尼蘇達州的一個孩子就患有這種病，她在長牙後，和別的小孩一樣喜歡啃手指。但是，如果沒有人阻止的話，她會把自己的手啃得血肉模糊，甚至露出骨頭。後來經醫院檢查發現，她患有先天性無痛症。

疼痛是症狀，它是對我們的提醒，是對我們的一種保護，讓我們躲避損傷，而沒有痛覺是一件很可怕的事。從這個角度來看，有痛覺是件幸福的事。

---

21 先天性無痛症又稱為遺傳性感覺與自主神經病變ＩＩＤ型（HSAN IID），是一種極為罕見的常染色體隱性遺傳病，其臨床特徵為患者自出生以來，任何情況下、身體的任何部位均感覺不到疼痛。

22 Hong J, Qian T, Le Q, et al. NGF promotes cell cycle progression by regulating D-type cyclins via PI3K/Akt and MAPK/Erk activation in human corneal epithelial cells [J]. Molecular Vision, 2012, 18 (81-82): 758-764.

慢性疼痛是病

尼采說過：疾病損害人的身體，疼痛摧毀人的靈魂。在我看來，疼痛不僅能摧毀人的靈魂，疼久了，也會給身體帶來巨大的傷害。醫學上把**持續時間大於一個月的疼痛**稱為慢性疼痛。急性疼痛通常容易找到原發病，但是很多慢性疼痛都找不到病因。慢性疼痛本身就是一種病。

首先，持續的疼痛會影響病人的生存品質。身體的多個系統，比如神經系統、消化系統、內分泌系統、循環系統、免疫系統，都會因疼痛相繼出現功能紊亂。其次，持續的疼痛會嚴重影響病人的心理健康。病人會出現自卑、絕望、焦慮、憂鬱等不良情緒。尤其是癌症引起的疼痛，很多病人還會因此自殺，甚至做出危害社會的事情。

疼久了，神經系統還會發生病理性重構。也就是說，疼痛使痛覺通路產生異常，導致疼痛的感覺錯亂，病人沒被刺激也會疼。比如，有些長期腿疼的病人，神經通路會發生病理性重構。截肢以後，病人仍然會感到腿疼。我們把這種現象稱為幻肢痛（Phantom limb pain），也就是幻想出來的疼。

痛不用忍

怎麼科學的對待疼痛呢？對此，我提出兩個建議。

第一個建議是改變觀念。很多人認為有病就會疼痛，或者如果哪個身體部位疼痛，就一定能找到與疼痛相關的病，等病好了，疼痛也就消失了，所以有了所謂的「病痛」。

從古至今，中國人都是把病和疼痛聯繫在一起的。但有些病不會讓人感到疼痛，有些疼痛雖然是由病導致的，卻已經無法透過治療疾病消除了，尤其是癌症。我會診過一個肝癌晚期並且癌細胞已經全身轉移的病人。她說：「太痛了，生不如死，醫生我求求你，能不能讓我趕緊死。」這時，止痛就成了她最重要的治療目標。後來醫生給她開了止痛藥，她走的時候，是安詳的離開的。疼痛，已成為繼體溫、脈搏、呼吸、血壓之後的第五個生命體徵[23]。

還有一種常見的錯誤觀念認為，用止痛藥會上癮，所以強忍疼痛。關於這種成癮性，人們最擔心的是嗎啡類藥物。其實，嗎啡是鎮痛治療中最經典的強效型鴉片類止痛藥，是癌症重度疼痛的鎮痛一線用藥，是重度癌痛治療的金標準（按：指當前臨床醫學界公認的診斷疾病的最可靠方法），也是癌症患者術後鎮痛的常用藥[24]。一九八四年，世界衛生組織疼痛

---

23 International association for the study of pain task force on taxonomy. Announcement: modification of pain definition [R]. Washington: LASP Newsletter, 2001: 2.

24 Pergolizzi J, Böger R H, et al. Opioids and the management of chronic severe pain in the elderly: consensus statement of an International Expert Panel with focus on the six clinically most often used World Health Organization Step III opioids (buprenorphine, fentanyl, hydromorphone, methadone, morphine, oxycodone) [J]. Pain Practice, 2008, 8 (4): 287-313.

緩解機構宣布，嗎啡消耗量可作為評價一個國家癌痛控制狀況的重要指標[25]。

有研究顯示，在一萬一千八百八十二例至少接受一種強效型鴉片類藥物治療的患者中，只有四例出現精神依賴。這說明這類藥物在臨床應用中成癮風險十分小[26]。所以，世界衛生組織強調：**對於醫療上需要使用嗎啡的病人，應該滿足**。

中國的人口是美國的四倍多，但嗎啡類鎮痛藥物的用量不到美國的十分之一。在這一點上，中國遠遠沒有達到世界平均水準。在中國的傳統觀念裡，忍痛似乎是一種英雄行為，比如，家喻戶曉的關公刮骨療傷的故事，再比如，人們認為女人生產的時候疼是理所應當的。在中國，無痛分娩率不到一〇%，而這一數字在美國是八五%，在英國是九〇%[27]。顯然，我們對疼痛的認知應該改變。

第二個建議是科學治療疼痛。當然，治療疼痛的前提必須是確診。在確診之前，盲目使用止痛藥可能會掩蓋病情。一旦明確病情之後，所有的疼痛都不需要忍，免除疼痛是人類的基本權利。國際疼痛學會把每年十月的第三個週一定為「世界鎮痛日」，就是為了喚起全世界的人對止痛的重視。

止痛不只是一種人道主義的關懷，更是一門專業的學科。這個學科專門研究疼痛的病理生理機制，以及科學止痛的方法，旨在用藥物、手術有效的去除絕大部分的疼痛。

疼痛控制得好可以延長病人的生命，改善其生存品質。把忍痛當成所謂的美德，非常不科學，更不人道。

薄世寧的醫學通識

醫學只做了三件事：發現並治療疼痛背後的病，然後止痛，讓我們能在沒有疼痛中變老。

25 Nunes B C, João B S Garcia, Sakata R K. Morphine as the first drug for the treatment of cancer pain [J]. Journal of Palliative Medicine, 2012, 15 (9): 963-964.

26 Hanks G W, Conno F D, Cherny N, et al. Morphine and alternative opioids in cancer pain: the EAPC recommendations [J]. British Journal of Cancer, 2001, 84 (5): 587-593.

27 唐玉雲·分娩鎮痛的發展歷程與展望[J].醫學資訊，2013, 26 (30)：734。

06 衰老，老不是問題，衰才是關鍵

進化論認為，衰老與死亡是整個物種生存和繁衍必須付出的代價，畢竟地球資源有限。這麼說很有道理，但是沒人願意趕緊變老或死去以便給後代留出更多的資源。所以我們有必要了解衰老的機制，以及如何延緩衰老。

年齡只能反映衰老，不能定義衰老

傳統觀念都是把衰和老聯繫在一起的。那麼，老就一定衰嗎？未必。

二〇一五年，我治療過一位一百零三歲患有嚴重肺炎且已經呼吸衰竭的老奶奶。當時我立刻給她進行了氣管插管，上了呼吸器，還給她下了病危通知書。

一般來說，疾病的嚴重程度和年齡密切相關，治療七十五歲以上的老人非常難。在病情這麼重的情況下，對於絕大多數高齡病人來說，往往一個器官還沒治好，別的器官又出問題了。人老了，器官的代償能力變差，死亡風險非常高。但是這位病人不同。她在病床上躺了兩週，身體一點都不腫，咳嗽也咳得非常有力。後來她的肺炎治癒了，高高興興回家了。

直到今天我都一直在想：這位病人痊癒，不是因為我治得好，而是因為她只是老，但並

不衰。這位病人儘管已經一百零三歲，但是她的免疫系統健全，咳嗽的力量非常大，無論是免疫力，還是咳嗽能力，都是針對肺炎最好的自我修復。所以她能抵抗疾病並且從中修復。這是一個老而不衰的病例。

我們醫院還治療過一位患早衰症的病人。病人只有十四歲，但是他的身體已經老化——面容蒼老，眼球內陷，皮膚全是皺褶。患有這種罕見病的病人，身體老化速度是正常人的五至十倍。這位病人雖然不老，但是身體已經衰老了。

這兩個病例說明，衰老速度在個體之間存在顯著差異。多數時候，年齡大小可以在一定程度上反映衰老的程度，但是衰老的本質卻不是年齡大。那麼，衰老的本質是什麼呢？

衰老就是身體逐漸失去自我修復能力

我把人類研究衰老的最新進展總結為以下三個層面：

衰老的第一個層面：**基因損傷**。前文提到過，很多因素會引起基因突變，基因突變就是一種損傷。比如，細胞分裂時會有突變；接觸紫外線、化學物質後，人體產生的自由基也會引起基因突變。

隨著年齡增長，這些基因突變引起的基因損傷會逐步累積和疊加，就有可能在關鍵位點上把正常的原癌基因變成癌症基因。從這個角度來看，癌症是人體衰老的一種表現形式。基因損傷累積得越來越多，染色體上就像長滿了傷疤一樣，就會影響細胞的功能。

骨質疏鬆。

衰老的第二個層面：**細胞功能異常**。細胞功能異常表現在很多方面，比如，內分泌腺體分泌激素越來越少。女性雌激素水平下降，就會引起皮膚彈性下降、皮膚乾燥、月經紊亂和骨質疏鬆。

再比如，細胞利用營養物質的能力會有所下降。糖尿病、高血脂這類疾病並不完全是由營養物質攝入過多引起的，還有對營養物質代謝的障礙。

另外，人體還會產生很多衰老細胞和有害的蛋白質，在短時間內不容易被清除掉。比如，阿茲海默症病人的大腦裡會沉積很多澱粉樣蛋白和衰老細胞。這些物質不僅「占著地方不幹活」，還會引發慢性炎症反應，進一步加速阿茲海默症的發展。

無論是激素水平下降，還是利用營養物質的能力下降，抑或清除衰老物質的能力下降，都是細胞功能下降的表現。

衰老的第三個層面：**自我修復能力下降**。人體在很多方面都有自我修復能力。比如，基因損傷可以自我修復。在深度睡眠時，大腦神經膠質細胞的體積可以縮小六〇%，給大腦內的液體留出空間，加快液體循環，清除衰老物質，這也是自我修復。

再比如，細胞損傷或者死亡之後，人體的幹細胞會加快分裂，代替壞死的細胞，這也是自我修復。前文提到的得了嚴重肺炎的一百零三歲老人，她能很快痊癒，靠的就是自我修復能力。

只有自我修復能力下降，人體無法修復基因損傷、無法恢復細胞功能時，人才是真的衰老了。所以，衰老的本質不是年齡，而是自我修復能力的下降。

延緩衰老：激發自我修復和代償

毫無疑問，衰老帶來了很多問題。皮膚出現皺紋、行動能力下降、免疫力降低、生病很難痊癒、記憶力下降……這都是自然現象。

我認為，現代醫學的進步讓我們有能力和很多慢性病對抗。在未來，醫學可以幫助高齡的人解決很多身體上的問題。但是，目前最難解決的問題是衰老帶來的認知能力下降。

二〇一八年，阿瑟・亞希金（Arthur Ashkin）在九十六歲時獲得諾貝爾物理學獎，他是諾貝爾獎歷史上獲獎年齡最大的科學家（見圖4-7）。亞希金在得知自己獲獎後說：「我不擔心年齡，我只擔心我不再聰明了。」他說出了我們的心聲。

目前，中國有一千萬人左右患有阿茲海默症（按：依據臺灣失智症協會的估算，二〇一七年全臺失智人口約二十七萬人，而其中有五〇至六〇%的失智症患者都是阿茲海默

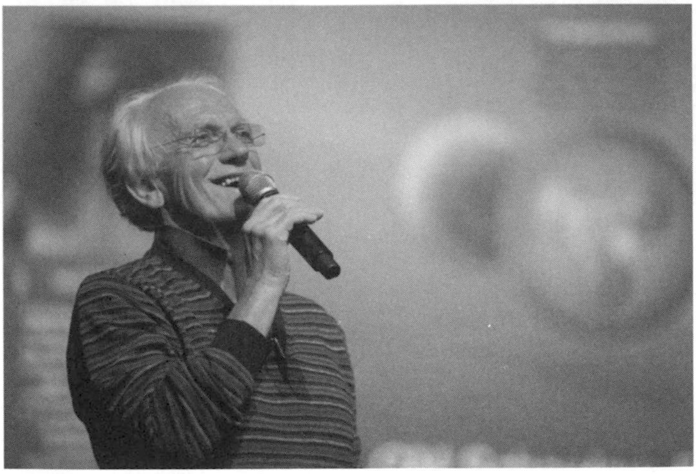

▲ 圖 4-7 諾貝爾獎歷史上獲獎年齡最大的科學家：阿瑟・亞希金。

症），這是一種嚴重危害老年人智力和身體的病。

人們這樣形容患有阿茲海默症的病人：他的大腦就像被什麼東西慢慢吃掉一樣。有的研究認為是大腦裡的衰老細胞導致了阿茲海默症，也有的研究認為這個病發病和口腔內的微生物相關。但是直到今天，醫學還沒有揭示阿茲海默症確切的發病機制，目前也缺乏治療這種病的特效藥物。

雖然醫學領域現在還沒有攻克阿茲海默症，但我相信總會有攻克的那一天，而且，我們可以延緩因為年齡增加而引起的認知能力下降。

心理學家把人的智力分成晶體智力（Crystallized Intelligence）和流體智力（fluid intelligence）[28]。晶體智力是後天獲得的認知能力，它不會隨著年齡的增長而下降，比如，學會的某種技能、語言文字能力、判斷力、聯想力等。流體智力是一種先天的能力，這種智力具有生理基礎，所以它在三十歲以後會逐步下降，比如記憶力、運算能力、推理能力等。

我個人認為，既然流體智力具有生理基礎，那麼我們透過改變生活方式（比如適度節食和運動）來延緩生理衰老，很可能有利於減慢流體智力的衰退速度。攝入過多營養、過於肥胖的人，體內的β-羥丁酸水準會得到抑制，這或許會加速他們的衰老。美國喬治亞州立大學（Georgia State University）的一項研究指出，適度節食可以促進動物體內β-羥丁酸的產生，而這種分子不僅能延緩心血管的衰老，還有助於減少衰老細胞。

衰老細胞是在衰老個體內停止分裂與增殖的細胞，這些「老而不死」的衰老細胞會在體內分泌各種信號分子，影響周圍細胞的功能，帶來衰老的表現[29]。研究指出，清除動物大腦內的衰老細胞，有助於緩解認知衰退的狀況；運動可以幫助我們清除體內廢物，增強自我修復能力和代償能力；戒菸限酒可以減少基因損傷，減慢衰老的速度[30]。

在抗衰老藥物方面，目前美國ＦＤＡ（U.S. Food and Drug Administration，美國食品藥品監督管理局）已經批准了就一些藥物進行人體試驗，再過三至五年可能會得出結論。如果這些藥物有效，那麼對每個人來說都是福音。

現代醫學剛誕生的時候，人類平均壽命是三十歲，而今天人類的平均預期壽命已經接近八十歲了。醫學用兩百多年的時間讓人類壽命延長了大約五十歲，而且這種趨勢還在持續。

根據已有的研究，人類壽命極限的最可靠結論是一百二十歲。這一結論有三個證據。首先，人類歷史上有證可考的最長壽人士是一名法國女性，享年一百二十二歲。其次，法國博物學家布豐（Georges-Louis Leclerc,Comte de Buffon）得出一個結論：物種壽命是生長期的五至七倍。人類的生長期基本就到十八歲，按照布豐結論中最高的七倍推算，得到的數字是

---

28 Raymond B. Cattell. Theory of fluid and crystallized intelligence: a critical experiment [J]. Journal of Educational Psychology, 1963, 54 (1): 1-22.

29 Young-Min H, Tatiana B, Ye D, et al. β-Hydroxybutyrate prevents vascular senescence through hnRNP A1-mediated upregulation of Oct4 [J]. Molecular Cell, 2018, 71 (6): 1064-1078.

30 Bussian T J, Aziz A. Clearance of senescent glial cells prevents tau-dependent pathology and cognitive decline [J]. Nature, 2018, 562 (7728): 578-582.

一百二十六歲，與一百二十歲接近。最後，美國著名科學家海富利克（Leonard Hayflick）發現，人類一生中細胞平均分裂次數為五十次，每一次分裂產生的新細胞平均存活二．四年，五十乘以二．四也等於一百二十[31]。理論上，人類都能活到一百二十歲，這是人類壽命的極限。

毫無疑問，隨著一個個生命奧祕的揭示和醫學的進步，我們這代人可以活得更久。但是，要讓生命更精彩還是得靠自己。

薄世寧的醫學通識

年齡可以反映衰老，卻不能定義衰老。

31 Hayflick L. The limited in vitro lifetime of human diploid cell strains [J]. Experimental Cell Research, 1965, 37 (3): 614-36.

第五章

現代醫學發展最重要的13件事

醫學發展至今，取得了巨大的成就，攻克了很多以前被認為是不治之症的疾病，大大延長了人類的壽命。

在這一章，將回顧醫學史上13個里程碑，帶你縱覽現代醫學的發展史。

01 疫苗，防病也能治病

疫苗是人類醫學史上最偉大的醫學成就之一，是醫學發展的里程碑。疫苗不僅挽救了數以億計的生命，更重要的是，它還開啟了對抗疾病的新思路——預防。在疫苗出現之前，其他藥物和手術都是直接用於治病的，而疫苗開啟了預防疾病的新紀元。

如今再提起疫苗，你最關心的肯定是疫苗的安全問題。以下我將介紹疫苗的工作原理，只有掌握了相關原理，你才能更好的理解疫苗，從而真正從疫苗那裡獲得安全。

我把疫苗的工作原理分為三層。第一層，用生小病來預防大病。第二層，不生小病，也能預防病。第三層，不僅防病，還能治病。

用生小病來預防大病

什麼是用生小病來預防大病？我們先看兩個大病——天花和狂犬病。

關於天花你一定有不少了解。在十八世紀的歐洲，一．五億人因為天花死亡。後來人們用接種牛痘的方式預防天花，人類終於擁有了預防這種急性傳染病的武器。一九七九年，世界衛生組織莊嚴宣告人類澈底消滅天花。從此以後，孩子們再也不用接種牛痘了。天花是第一個由人類主動消滅的急性瘟疫。

為什麼接種牛痘可以預防天花呢？它的機理就是透過生小病來預防大病。

牛痘病毒和天花病毒在某一段病毒結構上具有相似的抗原性。人在感染牛痘病毒後，人體針對牛痘病毒產生的免疫力同時也能抵抗天花病毒。而且人體在感染牛痘病毒後，僅會產生輕微不適，是「生小病」，但是可以預防大病——天花。小病是代價，預防大病是收益。

人體的免疫系統還有個特點，即一旦對作為「壞人」的某種病毒產生了免疫力，就能記著「壞人」的特點，「壞人」再來，免疫系統會再次將其消滅，所以這種免疫力可以維持一定時間。但是，人類用主動感染毒力低的牛痘病毒產生的免疫力，來預防致死性的天花病毒，這種做法的成功只是不幸中的萬幸，是「巧合」。這種方法用在其他「大病」上，就行不通了。不是每種大病都能找到自然存在的，且與它具有類似抗原性的弱毒力的病毒。

比如狂犬病，狂犬病病毒會攻擊人的神經系統，發病者會出現恐水、怕風、咽喉部肌肉痙攣、癱瘓等症狀。這是目前唯一一種死亡率接近一〇〇%的傳染病，而且直到現在一直都沒有有效的治療方法。但是我們可以用疫苗有效的預防狂犬病。

說到狂犬病疫苗，就必須提到法國微生物學家路易士·巴斯德（Louis Pasteur）。有人說他是進入科學王國的最完美無缺的人，有人認為他創立的微生物學可以和牛頓的經典力學相媲美。現在牛奶生產過程中常用的巴氏消毒法的「巴氏」指的就是巴斯德（見下頁圖 5-1）。接下來我們就來看一下，巴斯德是怎麼研發狂犬病疫苗的。

研發疫苗最難也最關鍵的是，讓一種無毒的或者毒力低的病原體先進入人體，人體的免疫系統消滅這些「殘兵敗將」相當容易，而且人體的免疫系統還記住了這些「壞人」的特徵，產生了一定時間內持續有效的記憶。這樣人體就能獲得針對這種病原體特異的免疫力了。這種毒力低或者無毒的病原體能刺激人體產生免疫力，從而預防傳染病。

那如何保證狂犬病病毒在降低毒力的情況下，只讓人「生小病」，還產生特異的免疫力呢？我們看看巴斯德是怎麼做的。他從感染了狂犬病病毒的兔子身上取出了一段脊髓，並將其掛在無菌燒瓶中乾燥。這樣做，狂犬病病毒的毒力就降低了。之後，他把這段乾燥的脊髓研成末，和蒸餾水混合在一起，注射到狗的身上。他發現，注射疫苗後的狗不僅沒死，而且神奇的產生了對狂犬病病毒的免疫力。

這是人類歷史中真正意義上的第一支疫苗。接種牛痘預防天花是偶然的發現。但是狂犬病疫苗的出現，證明人類第一次掌握了疫苗的原理，這給以後研發疫苗提供了可以複製的思路。巴斯德開啟了一個用科學的、可以複製的方法主動預防傳染病的新時代。

在巴斯德七十歲生日那天，他由法國總統攙扶著，顫顫巍巍的走向了領獎臺。人們頒給他一枚勳章，上面寫著：「紀念巴斯德先生七十歲生

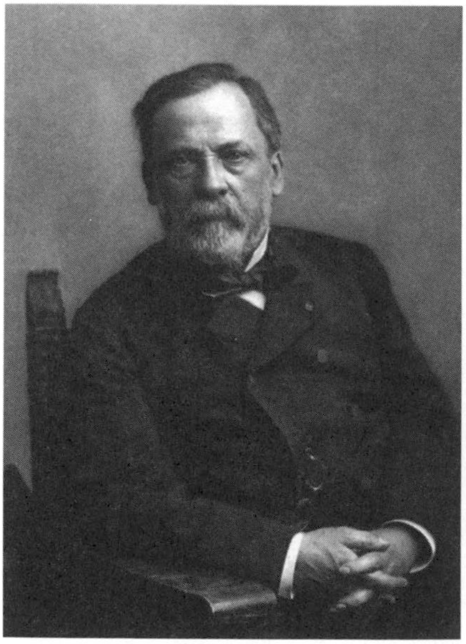

▲ 圖 5-1 巴斯德研發出人類真正意義上的第一支疫苗：狂犬病疫苗。

日——感謝你的法蘭西！感謝你的全人類！」

不生小病，也能預防病

疫苗技術發展到今天，「小病」對人們的影響已經越來越小。注射疫苗後，人們只是伴有輕微的低燒、倦怠、乏力等症狀，有的人甚至感覺不到這些輕微的症狀。

那麼是否一定要有病原體或者病原體產生的毒素進入人體，才能激發特異的免疫力呢？不是。隨著基因工程技術水準的不斷提高，人們已經可以人工合成具有病原體特徵的物質。用這種物質去誘導人體產生免疫力，這樣人們就可以不用「生小病」了。這也是疫苗工作原理的第二層：不生小病，也能預防病。

新型B型肝炎疫苗的研發思路就是運用這種原理的典範。先找到可以誘發人體產生抗體的關鍵物質（抗原），再找到能夠指揮這種關鍵物質生成的基因片段，然後找一個「加工廠」——通常是其他物種的細胞——替我們加工這種關鍵物質。最後再把這些關鍵物質收集起來，提純（按：將混合物中的雜質分離出來以此提高其純度）加工，做成疫苗。

不僅防病，還能治病

眾所周知，疫苗能防病，比如，人們在接種HPV疫苗後可以有效預防HPV感染，進而預防子宮頸癌。這是疫苗的預防作用。那麼能不能透過接種疫苗來治療HPV感染呢?答案也是肯定的。這就是HPV治療性疫苗。

在感染HPV病毒後,有一部分病人靠自身的免疫系統無法清除病毒,所以表現出持續性病毒感染。慢性感染時間久了,就有可能發生癌變。但是隨著對人體免疫的研究越來越透澈,對抗原的認知越來越清晰,人們可以人工合成某種抗原,激發人體產生有效的、特異的免疫力。這種免疫力就可以有效的攻擊和清除病毒了。這是疫苗工作原理的第三層:不僅防病,還能治病。

HPV治療性疫苗利用的就是這一層思路。進展較快的HPV治療性疫苗——MVA-E2已經進入臨床III期研究。試驗顯示,這種疫苗可以快速激發人體產生免疫力,從而控制病毒的發展,有些已經發生的病變甚至可以得到逆轉[1]。

我相信在不久的將來,這種治療性疫苗就會來到我們面前。這不僅是疫苗的升級,也是人類對抗疾病能力的升級。

疫苗安全嗎?會有副作用嗎?

很多人在自己或孩子打疫苗之前都會有顧慮:疫苗安全嗎?疫苗有用嗎?打完會不會根本產生不了抗體?理解了疫苗的工作原理後,我們就容易理解疫苗的安全問題了。在我看來,我們應該從三個層面重新理解疫苗的安全性。

▣ 第一層：從疫苗的工作原理上重新理解疫苗的安全性。

疫苗挽救了數以億計的生命，消除了天花，很快也會消除小兒痲痺症。在未來，愛滋病疫苗也有可能用於臨床。但是透過了解疫苗的工作原理，我們也明白了任何疫苗進入人體後，都必然會和人體免疫系統相互博弈。對絕大多數人而言，注射疫苗後，可能只會出現輕微發熱、乏力、倦怠等症狀，這是安全的。這些代價換來了對傳染病強大的免疫力。但是有極少數人由於個體差異，在注射疫苗後會產生過度反應，比如高熱、驚厥、休克、傷殘，甚至還可能死亡。但這些都是小機率事件。

▣ 第二層：從疫苗的生產設計上重新理解疫苗的安全性。

疫苗生產企業嚴格按照疫苗審核的生產流程、檢定流程和生產操作，規範生產符合特定用途和註冊要求的疫苗，這是疫苗安全的基礎，也和我們每一個人的安全息息相關。

那麼，一支合格的疫苗就絕對安全嗎？未必。

比如小兒痲痺疫苗。這種疫苗分為兩種：一種是口服活性減毒疫苗（Oral Poliovirus Vaccine，OPV），又稱沙賓（Sabin）疫苗；另外一種是注射型不活化小兒痲痺疫苗

---

1 Rosales R, López-Contreras M, et al. Regression of human papillomavirus intraepithelial lesions is induced by MVA E2 therapeutic vaccine [J]. Human Gene Therapy, 2014, 25 (12):1035-49.

（inactivated polio virus vaccine，IPV），又稱沙克（Salk）疫苗。過去，小兒麻痺疫苗需要接種四次。OPV疫苗口服接種方便、價格低廉，曾經為控制小兒麻痺症的發病和流行做出了巨大貢獻。但是OPV疫苗接種後仍有極少數兒童會發生殘疾，機率大約為二十五萬分之一。也就是說，雖然OPV疫苗是嚴格按照規範生產出來的合格疫苗，卻不是絕對安全的疫苗。

中國現已經規定把第一次口服疫苗改成注射IPV疫苗，後面三劑繼續口服OPV疫苗的方式（按：臺灣在二〇一〇年三月起國內幼童常規接種全面提供白喉、破傷風、非細胞性百日咳、b型嗜血桿菌及不活化小兒麻痺混合之五合一疫苗〔DTaP-Hib-IPV，注射型小兒麻痺疫苗〕。接種時程為幼兒出生滿二、四、六及十八個月，各接種一劑五合一疫苗。國小一年級時再口服一劑OPV）。有學者估計，這種接種方式的轉變，會讓兒童因為接種疫苗發生殘疾的機率降低到兩千五百萬分之一以下。隨著疫苗設計的不斷改進，疫苗的安全性也會不斷提高。

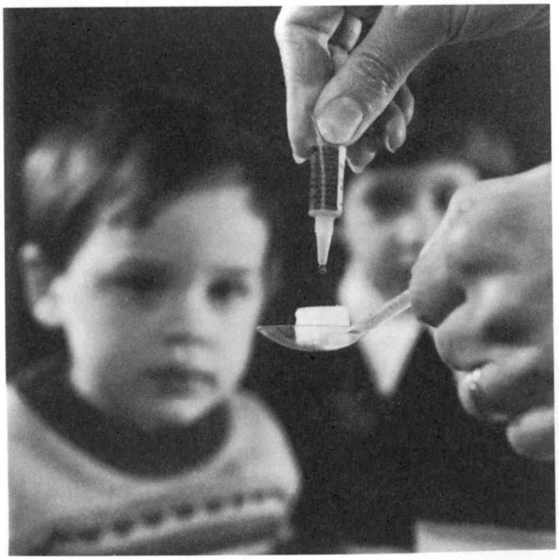

▲圖 5-2 早期的小兒麻痺疫苗。

■ 第三層：從疫苗的覆蓋率上重新理解疫苗的安全性。

疫苗要想發揮作用，首先需要激發人體免疫力，然後才能對抗疾病。但是少數人由於個體差異，打了疫苗也產生不了抗體，有的人因為體質或疾病問題根本沒辦法打疫苗。這時你也許會問：「我如果無法產生抗體，疫苗不就白打了？我安全嗎？」

我的答案是：沒白打。為了回答這個問題，我必須提到一個關鍵字——群體保護效應。疫苗的群體保護效應指的是，當疫苗接種率達到一定水準時，大部分人都對某種傳染病產生了免疫力，這樣就會直接保護接種人群和間接保護未接種人群，還有那些接種了疫苗也沒能產生免疫力的人群。大家一起打疫苗才能都安全，這是公共利益。以麻疹疫苗為例，人群接種率達到九〇％才能有效預防麻疹爆發。這也是建立國家計畫免疫制度的基礎。

疫苗作為醫學演化的里程碑之一，為我們開啟了對抗疾病的新思路。疫苗的不斷研發及普及，也必將給全人類帶來更多的福音。

薄世寧的醫學通識

所有人保護所有人，才是對所有人的保護。

02 靜脈注射，給藥途徑的創新

決定一場戰役勝敗的，不僅在於有多少戰鬥力強的士兵，也不僅在於擁有多少威力強勁的炮彈，而在於如何把這些「能量物質」——士兵和炮彈——精準的投放到戰場上。

同樣的，在醫學上，藥物、電解質、白蛋白、氨基酸、葡萄糖，甚至血液等，都是治病的「能量物質」。讓這些救命的能量有效的進入人體——給藥途徑——就是治療的關鍵。給藥途徑本質上就是一種「能量投放系統」。如果這個系統失效，結局會是什麼呢？

注射始於霍亂

十九世紀，英國爆發霍亂，奪去了數以萬計的生命。這種病致死的一個主要原因就是「能量投放系統」失效了。

霍亂是一種由霍亂弧菌引起的急性消化道傳染病。得了霍亂的病人會出現劇烈噁心、嘔吐、腹瀉等症狀。病人無論吃進去或喝進去什麼，都會立刻被排泄出來。腹瀉會造成嚴重脫水，體內電解質也會發生紊亂。病情嚴重的患者，在幾個小時內就可能因脫水而死。

對於霍亂患者而言，水、電解質、藥品、營養物質，這些都是幫助戰勝疾病的關鍵能量物質，但是因為頑固的腹瀉讓口服這個原有的能量投放系統失效，霍亂自然會危及病人的生命。

病情的危急程度，是推動醫學技術發展的一個重要原因。為了挽救患者的生命，醫生們開始尋找其他路徑。他們認為，既然全身的血管是連在一起的，那麼把液體透過血管輸進去，不就可以解決給藥和補液問題了嗎？不過，這個方法從來沒有人成功實施過。

一八三二年，英國醫生湯瑪斯・拉塔（Thomas Latta）透過反覆的試驗與研究，最終成功的將經過煮沸消毒的鹽水，輸入病人的血管內。當時，湯瑪斯醫治的是一位得了霍亂的年老婦女。她意識微弱，眼眶凹陷，皮膚蒼白（這些都是嚴重脫水的症狀），已經生命垂危。湯瑪斯說：「我擔心還沒有準備好注射的器械，病人就會馬上去世。」但是，當液體一點一點進入她的血管時，這位病人的脈搏逐漸變得清晰有力。半個小時後，病人的聲音開始變得堅定，她說：「現在我最需要的是小睡一會兒。」

一八三二年六月二十三日，一篇關於這種將煮沸過的鹽水，輸入病人血管內的靜脈注射技術的論文，發表於醫學著名期刊《刺胳針》上，靜脈注射技術開始得到傳播[2]。

雖然湯瑪斯發明了靜脈注射技術，但是當時還有很多理論不完善，一些關鍵因素沒有

2 Janakan G, Ellis H. Dr Thomas Aitchison Latta (c1796-1833): pioneer of intravenous fluid replacement in the treatment of cholera [J]. Journal of Medical Biography, 2013, 21 (2): 70-4.

確定的標準，比如，鹽水的濃度應該是多少，電解質的具體比例怎麼配置，以及如何正確消毒。所以一直到一九七〇年後，當電解質平衡理論和低血容性休克的病理生理機制得到闡釋之後，這些問題才得到解決，靜脈注射的標準才逐漸建立，這一技術也被迅速推廣開來。一九七二年，美國成立美國靜脈注射護理學會（AIVN）。一九八〇年，這一學會更名為靜脈注射護理協會（INS）。靜脈注射護理協會制定的《注射治療實踐標準》目前是世界各地靜脈注射治療的指南。靜脈注射技術發展得越來越科學，越來越安全。

靜脈注射技術就這樣從最原始、最初級的階段，一步步發展到了今天。

注射技術持續創新

不斷出現的新情況，也讓醫生不斷的開發出新的能量投送通路。以大面積燒傷的病人為例，這些病人全身的皮膚幾乎都被燒壞了，怎麼找血管，怎麼給他們注射呢？

雖然體表的靜脈被破壞了，但是深部的靜脈血管依然存在，醫生就開發出了深靜脈穿刺的方法，即從頸部、大腿或鎖骨下，把一根無菌導管放到深部的、更粗大的血管裡，這樣就可以輸送藥物了。

另外，對於需要長期化療的腫瘤病人來說，化療藥物有刺激性，透過淺靜脈血管注射很容易發生滲漏，藥物刺激血管也會導致靜脈炎或更嚴重的後果，這時就需要選擇深部的靜脈血管進行注射。但是化療是個漫長的過程，如果每次都透過穿刺進入深部的大血管，病人不僅痛苦，也不安全。

這個時候，醫生又發明了一種叫做「人工血管」（PORT-A）的技術，把注射座植入病人皮下，就像建造了一個臨時「港口」。人工血管的另一頭則連接著深部大血管。之後的每次給藥，把藥直接打到皮下這個「港口」裡，藥物就能進入人體了（見圖5-3）。這樣的裝置不僅安全無菌，還不影響病人的日常生活，病人甚至能正常洗澡、游泳。

腫瘤病人使用的藥物經過血液稀釋、肝臟代謝之後，到達癌症組織的藥物濃度就降低了很多。但如果加大藥量，藥物濃度增加的同時，病人的不良反應也會增加。針對這種情況，醫生又開發出了介入治療的方法，就是把導管直接放置到給腫瘤組織供應血液的那根血管裡。局部給藥，既增強了藥效，也降低了化療藥物的不良反應。

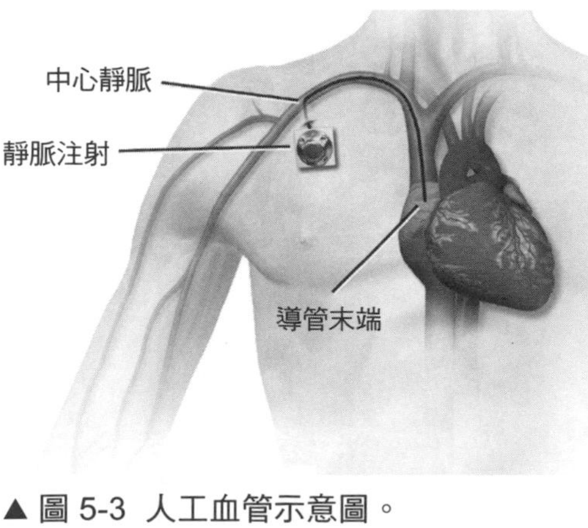

▲圖 5-3 人工血管示意圖。

除了注射技術的提高，現在能輸的液體種類也大大豐富了，比如靜脈營養。在中國，有一個著名的「無腸女」的病例。因為大面積腸壞死，醫生不得不切掉這位病人所有的小腸。但問題是，營養主要透過腸道吸收，病人沒了腸子怎麼活呢？針對這種情況，醫生們把葡萄糖、氨基酸、脂肪乳、微量元素、電解質這些生命必需的能量物質，按照合適的比例，計算好卡路里[3]混在一起，透過靜脈血管直接輸送到她的身體裡。在這條新通道的支持下，這位病人健康的活了三十年。其間她還成功懷孕，生下了一個健康的女兒。

這都是靜脈注射帶來的奇蹟。毫無疑問，現今的靜脈注射技術已經成為臨床上最常見、最普通的治療技術。但我們應該銘記，這項技術源於人類危難之際，它挽救過無數生命。自從有了這項技術，醫生就不斷利用這條新通道把能量、把生存的希望投放給人體。

在我看來，比靜脈注射技術更重要的，是它帶給醫學的一個思路：在治病過程中，如果一條老路在新困難面前走不通了，就必須開拓一條新路。

治療技術的新思路

縱觀現代醫學的發展，絕大多數的新技術都是在老路走不通或者走不好的情況下，透過轉換思路得來的。這些新技術出現的目的是解決新問題。

根據世界衛生組織統計，全球每年大約有一千五百萬名早產兒出生，其中很多早產兒在離開母體後不能獨立生存。胎兒在母體內可以獲得溫度，還可以從母體攝取營養，若太早離開母體該怎麼辦？既然嬰兒不能再回到子宮，那就換條思路——在體外模擬一個「子宮」。恆溫的早產兒保溫箱就是這麼來的（見圖 5-4）。它能保持恆定溫度、溼度，同時為嬰兒提供營養、補液。這樣一項技術，可以挽救許多新生命。

尿毒症病人的腎臟沒辦法工作了，病人體內的毒素也就清除不出去，必須尋找一條新的途徑清除體內毒素。血液透析、腹膜透析技術可以利用分子擴散原理，模擬腎臟，將這些毒素排出體外。這同樣也是一條治病的新思路。而不適合透析或者有機會等到捐贈器官的病人，還可以接受腎臟移植手術。未來人類還有可能製造出人工腎臟，澈底解決器官來源和排異問題。這些都是為了解決新問題出現的新思路。

一九七〇年，因為戰爭，東巴基斯坦（今孟加拉）大量難民湧入難民營。當時正值雨季，霍亂疫情爆發了。數以百萬計的難民，尤其是兒童，在短期內感染上了霍亂。這個時候，靜脈注射的方法就行不通了。

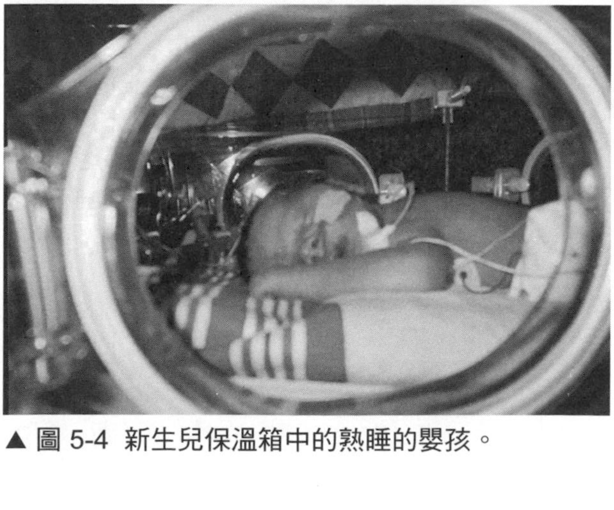
▲ 圖 5-4 新生兒保溫箱中的熟睡的嬰孩。

有幾百萬名患者需要同時注射，到哪裡找這麼多醫生護士？又如何保證注射安全？且一套注射設備加上液體就要上百元，如果幾百萬人同時注射，那麼這個當時並不富裕的國家根本無力承擔。在這種情況下，曾經幫助人類抵抗霍

3 卡路里，一種表示食物的能量值的單位。

亂的新思路——靜脈注射成了死路，行不通了，這時人們必須再次尋找新通道。

於是醫生不得不把目光轉回消化道。他們經過研究發現，人類即使在腹瀉的時候，腸道也不是都無法吸收營養物質。只要把葡萄糖和氯化鈉按照一定比例搭配，製成口服的液體讓人喝下去，腸道就能吸收，而且效果和靜脈注射差距不大。按照這個思路，當時的醫生就給感染了霍亂的孩子口服礦物鹽水（oral rehydration salts）。八週後，霍亂的病死率從沒辦法補液時的三〇%，下降到了不到一%[4]。

今天，兒童腹瀉在多數情況下透過口服補液就可以治療了，只有嚴重病例，比如，發生了感染性休克、意識不清、器官衰竭以及其他嚴重併發症的患者，才需要靜脈注射。

雖然不同的醫療技術有各自的適應證，也有各自的優缺點，但是毫無疑問，任何新技術的出現，都是巧妙的利用新思路解決問題的結果。

醫學的發展，永遠是一個不斷轉換思路、開發新技術、尋求新通道的過程。

薄世寧的醫學通識

發現一條走不通的路，是對於科學的一大貢獻。

——愛因斯坦

03 全麻、半麻、局麻，最偉大的人道主義精神

在美國波士頓公園距離開國總統華盛頓的紀念碑不遠的地方，矗立著另外一座紀念碑（見圖 5-5）。但它紀念的不是某個偉人，而是一種麻醉藥物——乙醚。

為什麼要為一種藥物樹立一座紀念碑呢？這是因為，麻醉藥物的出現是醫學發展的分水嶺。有了麻醉藥物，外科手術才從野蠻血腥走向了安全和文明；有了麻醉藥物，很多治療技術才得以實現；有了麻醉藥物，醫學偉大的人道主義精神才得以體現。

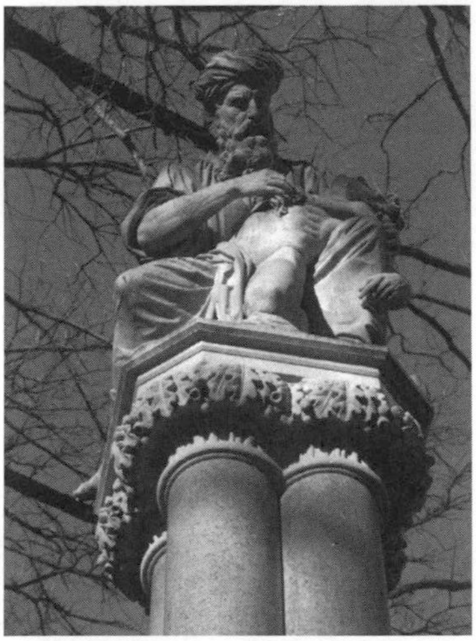

▲ 圖 5-5 波士頓公園中的乙醚紀念碑。

4 Fontaine Olivier, Garner Paul, Bhan M K, et al. 口服補液療法：挽救生命的簡單之道[J].英國醫學期刊（中文版），2015, 18 (10): 622-623。

疼痛：外科手術發展的「絆腳石」

在兩百多年前，麻醉藥還沒有出現，人們要是得了必須做手術才能治癒的病，只能選擇忍著疼做手術或不做手術等死。所以，那個時代的外科手術更像是「用疼痛來換命」。

當時，醫生要麼讓病人喝醉了再上手術臺，要麼用棍子打暈病人，然後把病人捆在手術臺上，再找三、五個大漢把病人按住。隨後抓緊時間手術，力求速戰速決。病人為了活命就得忍受疼痛，醫生為了救命就得快。據說，當時一位俄國醫生可以在三分鐘內鋸斷大腿、三十秒內切掉一邊乳房；一位法國醫生在二十四小時內可以為兩百個病人完成截肢手術。

英國醫生羅伯・林斯頓（Robert Liston）可謂當時做手術最快的人，他能在二十八秒內截掉一條腿，人稱「倫敦飛刀」（the fastest knife in the West End）。一八四二年，他在做一臺截肢手術時，手起刀落間砍下了病人的一條大腿，但是現場同時響起了三個人的慘叫。因為砍的速度太快了，他不僅切掉了病人的腿，還把助手的兩根手指頭和一位圍觀醫生的要害部位切了。後來，被截肢的病人、被砍掉手指的助手，還有那個倒楣的觀眾相繼死亡。一刀三命，這臺死亡率三〇〇％的手術也成了醫學史上死亡率最高的一臺手術。

但是林斯頓醫生不是庸醫，他其實是那個時代最優秀的外科醫生之一。只能說，這臺手術是那個時代醫學局限性的縮影。因為手術過程中病人必須忍受疼痛，所以醫生做手術要快，這樣一來操作肯定不細緻，死亡率自然會高。

換句話說，疼的問題不解決，外科手術就沒辦法繼續發展。

無痛分娩的先驅——維多利亞女王

十八世紀，在聚會時吸「笑氣」是美國上層社會的一種時尚。笑氣的化學名稱是一氧化二氮，它能使人發笑，所以被稱為笑氣。

人吸了笑氣以後，哪怕磕得鼻青臉腫也不會覺得疼。這個大多數人都沒當回事的細節，被一位名叫克勞福德·朗（Crawford Long，見圖 5-6）的美國醫生注意到了。他想，笑氣能不能用到手術中呢？於是克勞福德醫生進行了研究，結果他發現了一種作用跟笑氣類似的物質——乙醚，而且乙醚的麻醉效果比笑氣還好[5]。

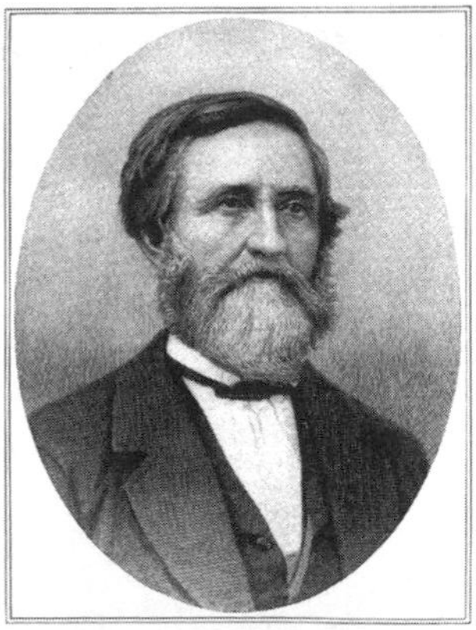

▲圖 5-6　歷史上第一次使用乙醚麻醉手術的克勞福德·朗醫生。

一八四二年三月三十日，克勞福德醫生在給病人吸入乙醚後，成功的進行了世界上第一臺麻醉手術。病人不僅沒有死，而且還沒感覺到疼。這是人類醫學史上值得被牢牢記住的一天。從這天開始，醫學進入了「不疼的時代」。三月三十日也被定為「國際醫生節」，紀念麻醉藥給醫學帶來的巨大改變。

5　Lyke A. High times, fair maidens, and sweet air: romantic interludes in the life of Dr. Crawford Long [J]. Bulletin of Anesthesia History, 2014, 32 (1): 8-15.

一八五三年四月，三十四歲的英國維多利亞女王（Queen Victoria）使用麻醉無痛分娩，順利的生下了一個健康的小王子。這是推動麻醉藥物普及的一個里程碑事件。人們認為，既然至高無上的女王都使用麻醉藥了，這說明麻醉藥對大人、孩子確實沒什麼大的影響。就這樣，麻醉就在全世界快速推廣起來了。

麻醉發展到這個時候，病人不用忍受疼痛，也不會在手術過程中輕易死掉了。而這時距離林斯頓醫生那臺死亡率三〇〇%的手術僅僅過了十一年。如果當時有麻醉藥物，那麼林斯頓醫生這位高手就不會造成一刀三命的悲劇了。

後來，越來越多的麻醉藥出現了。而且醫生發現，很多手術不一定需要全身麻醉。也就是說，不必讓病人睡著了再進行手術，只要手術的地方不疼就可以了。如果病人的手臂需要手術，那麼麻醉醫生只需在病人腋窩下面的神經叢裡注射麻藥，病人在手術過程中就不會覺得手臂疼了。這就是局部麻醉，它讓麻醉變得更加人性化。這個時候，麻醉能夠達到想讓人哪不疼哪就不疼的效果。

隨著醫學的發展，麻醉從外科中獨立了出來，成為一門獨立的學科，醫院裡也有了專職的麻醉醫生、麻醉護士。

麻醉讓手術過程變得更安全

麻醉在讓病人不疼的基礎上，使得以前很多無法開展的手術有了可能。外科已經發展出了上千種手術，手術的複雜程度、精密程度都超過了前人的想像。醫生再也不用因為擔心病人忍不了疼痛而盡量縮短手術時間，進而造成手術步驟粗糙。據我所知，有了麻醉技術之後，最長的手術紀錄是九十六個小時。麻醉已經遠遠超越了發明之初，僅僅為了讓病人在手術中「不疼」的目的。麻醉技術不斷提升，為各種手術的開展帶來了可能。

舉例來說，進行肺癌手術時，麻醉醫生可以讓病人實現單肺通氣，也就是只讓兩個肺中的一個肺進行呼吸，另外一個肺留給外科醫生做手術。如果病人的出血量大，麻醉醫生可以人為的降低病人的血壓，出血速度就可以減慢了。做心臟和大血管手術時，有時需要阻斷血流，這樣病人的重要器官就可能缺血缺氧。為了降低缺血缺氧帶來的損害，麻醉醫生可以把患者的體溫降到最低十六度。隨著體溫的降低，細胞的代謝率也會下降，對氧的需求也相應降低，也就保護了重要器官。

正是以麻醉的發展為基礎，我們今天才可以打開人的大腦和心臟——以前人們認為的生命禁區做手術。有了麻醉技術的保駕護航，手術技術不斷精進才有了可能，才有了今天更為精細智慧的機器人手術、手術導航、微創手術……所有這些，在麻醉技術出現之前，有誰敢去想像？麻醉促進了外科手術的發展，讓手術過程變得更安全。

麻醉在其他治療上的運用

現在，不僅僅是外科手術，很多治療領域都用到了麻醉技術。麻醉使醫療過程變得更安全高效。無痛胃鏡、大腸鏡、膀胱鏡，各種深部穿刺、活體組織切片等，都用到了麻醉技術。ＩＣＵ醫生會聯合應用麻醉藥物中的鎮靜藥和鎮痛藥，讓病人在不疼的同時保持安靜。這些藥物還會幫ＩＣＵ病人減少一些嚴重的併發症（比如消化道大出血、心肌梗塞等）的發生率，保證了病人的安全。

女人在生孩子時難免會感到疼痛，而以麻醉技術為基礎的無痛分娩，可以讓產婦分娩時的疼痛減輕甚至消失。在整個分娩過程中，產婦意識清醒，能主動配合並積極參與整個過程。無痛分娩還能減少產婦分娩時的恐懼和產後疲倦，最大限度的保護產婦和胎兒。

此外，麻醉也涉及人的心理層面。在一臺全麻手術中，麻醉醫生不僅要保證病人在手術過程中不疼、不動，還要讓他們做到不知，因為如果病人可以回憶起手術場景，以後可能會出現心理創傷。還有，癌症晚期的病人會痛不欲生，吃不好睡不好，很多病人甚至會憂鬱、自殺。在麻醉技術的基礎上衍生出的疼痛治療，可以借助各種藥物甚至手術方法，讓病人減輕疼痛，從而降低心理疾病的發生機率，並且能讓他們有尊嚴的走完生命最後的時光。

麻醉，體現的不僅是科學，更是醫學的人道主義光芒。

薄世寧的醫學通識

疼是生命的一部分，但是不疼，才有了無限可能。

04 護理師，患者安全的代言人

在很多人的觀念裡，病能不能治好，主要取決於醫生的醫術。但是，疾病的治療並不是只有診斷、用藥、手術這麼簡單，護理也是醫療行為中不可缺少的一環。

護理事業的創始人——南丁格爾

下面這組資料最能說明護理的重要性。十九世紀的克里米亞戰爭中，在英軍有軍醫但是沒有專業護士的情況下，傷患的死亡率在四二％以上。有了專業護士後，傷患死亡率迅速降到了二・二％。創造這一奇蹟的就是護理事業的開創者——佛蘿倫絲・南丁格爾（Florence Nightingale）[6]。

她是世界上第一個真正的女護士。國際護理的最高獎項——南丁格爾獎就是以她的名字

6 Cohen I B. Florence Nightingale [J]. Scientific American, 1984, 250 (3): 128-37.

命名的，而每年五月十二日的國際護士節就是她的生日。但是南丁格爾的另外一個身分你可能不熟悉——統計學家。

一八五四年，克里米亞戰爭爆發。南丁格爾應用統計學的知識分析了戰爭中英軍士兵死亡的原因。她發現，真正在戰場上戰死的士兵不多，大部分士兵的死亡其實是由於戰地惡劣的衛生條件和護理的缺乏所導致的。她把這種情況用一張形狀像玫瑰花的圖來表示，所以這張圖也叫「風玫瑰圖」（Wind Rose，見圖5-7）。圖中每塊扇形分別代表每個月的死亡士兵數，淺灰色和黑色分別代表因受傷過重和其他原因死亡的士兵數，灰色代表因缺乏護理感染而死的士兵數。

南丁格爾用這張圖說服了軍方高層，他們同意由南丁格爾率領三十八名受過專業培訓的護士進入戰地醫院，改善那裡的

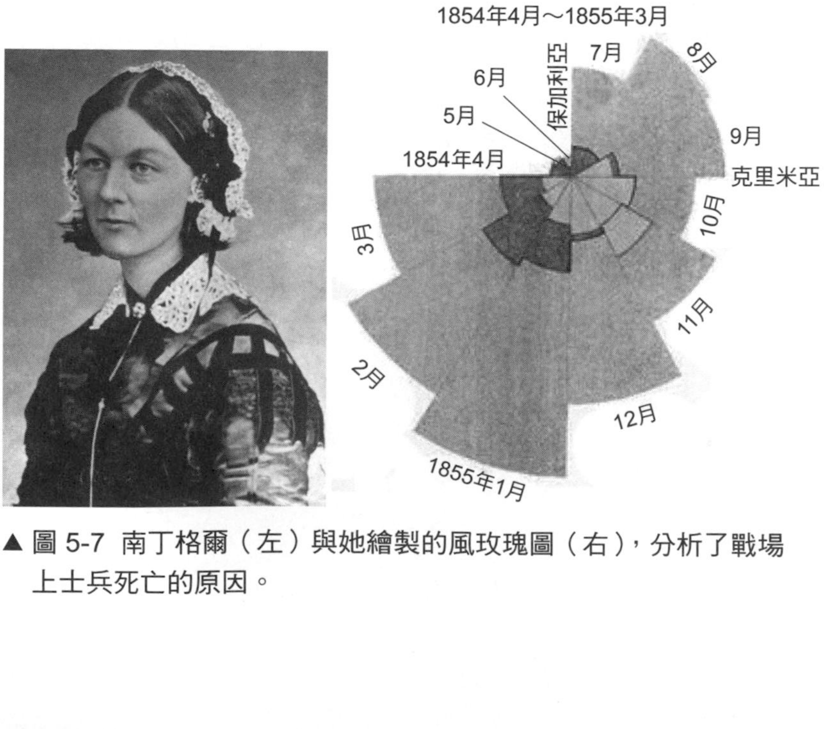

▲ 圖 5-7 南丁格爾（左）與她繪製的風玫瑰圖（右），分析了戰場上士兵死亡的原因。

衛生條件，並開展專業護理工作。南丁格爾和眾護士經過努力，創造了傷患死亡率大幅度下降的奇蹟。在戰地醫院的每個夜晚，南丁格爾都提著燈巡視傷患，由此有了「提燈女神」的稱號。

一八六〇年，南丁格爾用政府給她的獎勵創建了世界上第一所正規的護士學校。隨後，她又創辦了培養助產士及救濟院護士的學校，被人們譽為現代護理教育的奠基人。

在所有的文獻和資料上，人們普遍稱讚南丁格爾身上的關愛精神。但是，我認為她更偉大的地方在於以下方面：

第一，她證明了治療並不只是吃藥和手術。醫生不是醫療活動的全部，缺了護理人員也不行。

第二，她開創了專業化護理教育，使護理學習從學徒制轉變為學校教育。

第三，她的成就向我們證明護理不只是關懷，更是一門技術。

今天，護理已經成為一門獨立的學科，在中國，護理學是一級學科，與臨床醫學平行。截至二〇〇九年底中國有一百四十五所大學招收護理本科，其中二十二所大學設置了護理學博士點（按：指有權自行授予博士學位的學科、專業單位〔一般為學系〕）。

認識護理的三個層面

護理的重要性毋庸置疑，接下來，我將從三個層面帶你更深刻的認識護理。

▣ 醫療體驗的核心環節。

關於護理的第一層認知是，護理是醫療體驗的核心環節。醫療服務流程的主要介面是護士；和病人打交道最多的人是護士；病人躺在病床上呼叫，第一個應答的也是護士。所有這些環節，都是患者在醫療體驗過程中需要經歷的，護理則是醫療體驗的核心環節。

醫療體驗決定了病人對醫院的信任度和滿意度。病人到醫院看病，不僅希望將病治好，更希望被尊重、被理解、被體貼。一個態度差的護士會影響病人的整個醫療體驗，讓病人產生不好的感覺，甚至對整個醫療過程產生誤解。

比如你去醫院打針，一個戴著口罩的護士走了進來，一句話也不說就「碰！」一聲把門關上。這樣的行為會讓你恐懼、緊張。而有經驗的護士在這樣的情況下，會先笑著說：「為了您的隱私，我們把門關上好不好？」簡單的一句話會讓你的感受大不相同，後者就是好的醫療體驗。

▣ 決定醫療品質的關鍵因素。

護理可不僅僅是為病人提供良好的就醫體驗這麼簡單。更重要的是，護理的品質決定了醫療品質的好壞，護理同樣是決定醫療品質的關鍵因素。這是關於護理的第二層認知。

「冰桶挑戰」（Ice Bucket Challenge）曾經是一項風靡社交網路的公益活動，它要求參與者在網路上發布自己被冰水澆遍全身的視訊內容。當時很多名人都參加了，包括美國前總統歐巴馬（Barack Obama）、微軟創始人比爾．蓋茲（Bill Gates）、百度創始人李彥宏等，得到App的創始人羅振宇也參加了。

這個活動的目的是呼籲人們認識並關愛漸凍症病人。漸凍症是一種罕見的運動神經元病，學名肌萎縮性脊髓側索硬化症（Amyotrophic Lateral Sclerosis），在中國的發病率大約十萬分之五萬[7]（按：根據臺灣健保資料庫，漸凍症的年發生率是二十萬分之一，每年新發生人數約一百多人。）。患有這種病的病人會逐漸出現肌肉無力的症狀，最後所有的肌肉都會癱瘓，人就像被「凍」住了一樣，只有眼睛能動。因為負責呼吸的肌肉也癱瘓了，他們只能靠呼吸器活著。

最可怕的是，病人的意識和皮膚的感覺都是正常的，他們明白自己哪裡不舒服，知道想做什麼，卻表達不出來。目前沒有針對這種罕見病的特效藥，醫生也無計可施。根據統計，有五〇％罹患這種病的人會在三年內死亡，九〇％的病人活不過五年[8]。

既然醫生沒有更好的治療方法，護理就成了最好的治療手段——細心的護理才能延長這類病人的生命。護士不僅要隨時給患了這種病的病人吸痰，定時給病人翻身拍背，幫助病

7 丁若溪、張蕾、趙藝皓等。罕見病流行現狀——一個極弱勢人口的健康危機[J].人口與發展，2018, 24 (1): 72-84。

8 Mandrioli J, Faglioni P, Nichelli P, et al. Amyotrophic lateral sclerosis: prognostic indicators of survival [J]. Amyotrophic Lateral Sclerosis, 2006, 7 (4): 211-20.

人活動肢體，還要給予病人營養，監測病人全部的生命資料，隨時觀測呼吸器運轉情況。同時，護士還要跟病人多說說話，否則病人會出現嚴重的心理問題。

我們科室的一位漸凍症病人目前在專業的護理之下，已經存活了八年。八年來，她身上沒有生過一塊褥瘡。她的氣管被切開，她只能靠呼吸器維持呼吸，多數時候不用任何抗生素，光靠吸痰就能保證她的肺部不感染，她的重要臟器也都沒問題。我預測，依靠專業的護理，這位病人仍然可以存活很多年。

著名物理學家霍金（Stephen Hawking），患的也是漸凍症這種罕見病。霍金被確診後，存活了五十六年。他的「特效藥」就是一支高效的護理團隊。而且可能很多人不知道，霍金的第二任妻子是一名護士。

◘ 醫療流程的監督者。

關於護理的第三層認知是，護理是醫療流程的監督者，是患者安全的代言人。這一點，很多人都沒有意識到。

羅振宇在其脫口秀節目《羅輯思維》某一期中分享過這樣一個故事：一位很有經驗的外科醫生在給病人做手術的時候，病人的呼吸突然停止了。這時，醫生必須立刻給病人的氣管插管，也就是在病人的氣管裡插上一根管子（這根管子可以連接呼吸器，還可以吸痰），這樣才能確保病人的呼吸，防止窒息。但是，這位醫生多次插管的嘗試都失敗了。其實這個時候，最好的辦法是放棄插管，把病人的氣管切開同樣能防止病人窒息。雖然有人這樣提醒這位醫生，但他還是反覆嘗試插管，最終導致病人錯過了最佳救治時機，並由於缺氧變成了植物人。

這樣一位有經驗的醫生為什麼會犯這種錯誤？不是他不知道後果，而是在緊急情況下，他的注意力會過多的放在操作上，而忽略了其他的問題，比如時間。大腦能耐受的缺氧時間只有四至五分，一旦缺氧超過了這個時間就會對大腦造成損害。這通常不是醫生的技術問題，而是因為窄化效應[9]。每個人都有窄化效應，醫生也不例外。所以，為了保證醫療過程的安全性，必須有人對醫療過程進行監督，並根據問題的緊迫程度不斷的發出級別越來越高的警示。護士，就是擔此重任的人。

在ICU，我們經常會遇到緊急氣管插管的病例。護士在治療過程中不僅要給藥、準備器械，還會不斷的發出警示。比如，護士在治療過程中會時刻關注監護儀上的各項指數，如果病人呼吸衰竭，需要氣管插管，護士就會說：「病人呼吸不好，要不要插管？東西已經準備好了。」如果醫生插不上管，病人的血氧飽和度（可以間接反映血液中的氧氣含量）就會下降，這個時候護士會不斷的說：「現在血氧飽和度已經不到九〇％了……現在是八八％、八五％……」這是在告訴醫生停止插管，而醫生應該在為病人補充充足的氧氣後，

9 窄化效應是指人們在某件事上高度集中注意力，就會忽略其他因素，使得認知範圍越來越狹窄、越來越局限的過程。

再去試。如果醫生反覆插管失敗，護士還會說：「要不要叫麻醉科？」如果醫生確實插不進去了，護士會說：「已經叫了麻醉醫生和耳鼻喉醫生，還是準備緊急氣管切開手術吧。」

護士所做的這一切，都是為了與醫生相互監督，保證流程安全。一個人可能會出錯，有了監督後，只有在各個環節同時出錯時才會發生事故。這樣一來，出事故的機率就會大大降低。現代醫療制度規定，多人協作完成一項工作時，如果護士沒有履行監督的責任，出了事故，那麼醫護人員必須同時接受處分。從這個角度來說，護理人員可不僅是醫囑執行者，同時還是保證醫療安全的代言人。

護理作為醫療環節中不可缺少的重要一環，不僅是醫療體驗的核心環節，還是決定醫療品質的關鍵因素，更是醫療流程的監督者。

護理，讓醫療過程更安全、更具人文關懷。

薄世寧的醫學通識

真正的安全不是此刻的萬無一失，而是持續的相互監督。

05 X光，不用打開人體就能透視的利器

醫學面對的是活生生的人，因此它會有一個永恆的困境：如何在盡量少的干預病人生理狀態的條件下，獲取病人身體內部的資訊。資訊越準確，就越接近疾病真相。

但是絕大多數時候，獲取資訊需要干預病人的生理過程，病人需要付出代價。比如，想了解肝臟、腎臟的功能，想了解血球的數目和比例，就需要抽血化驗。再比如，想了解病人骨髓的造血功能，必要時需要進行骨髓穿刺，對穿刺的組織進行化驗、檢查。透過這些檢查得到的資料是獲取的資訊，病人失去的少量血液，和接受的骨髓穿刺帶來的輕微傷害，就是不得不付出的代價。

如何做到用最少的干預、最小的代價獲取最精確的資訊，是醫生們不斷追求的目標。**X光用於醫學檢查便是此目標的最佳代言**。

活體下的生命攝影

一八九五年，德國物理學家倫琴（Wilhelm Röntgen）在一個黑暗的實驗室裡發現了X光（見下頁圖5-8）。很快X光就被用於醫學檢查，並在全世界迅速推廣。

用X光進行醫學檢查，一方面利用了X光自身的穿透性、螢光效應和感光效應，另一方面利用了人體組織之間密度和厚度的差別。當X光通過人體不同組織結構時，因人體密度不同，對X光吸收量不同，到達螢幕或膠片上的X光輻射量會有差異。這樣在螢幕或X光片上就會形成明暗或黑白對比不同的影像（見圖5-9），醫生就可以根據這個影像判斷器官是否發生病變了。

在X光檢查的基礎上，CT應運而生。CT的全稱是電腦斷層掃描，利用的也是X光原理，但是它是一層一層的進行逐層掃描、拍攝，所以可以從多個平面觀察組織結構。CT把X光技術又推進了一步。

X光以能量的形式進入人體，這種能量物質會和人體組織發生相互作用，可以被我們捕獲以獲得資訊。在這個理念的指導下，人類又開發出了超音波檢查和核磁共振。超音波檢查利用的是人體對超音波這個能量的反射信號，核磁共振則

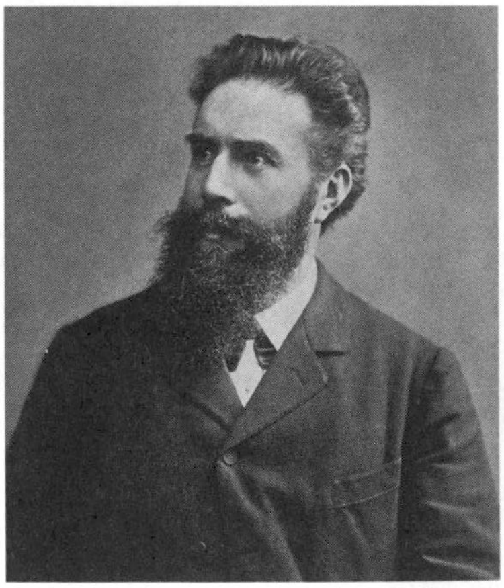

▲ 圖 5-8 發現 X 光的德國物理學家：倫琴。

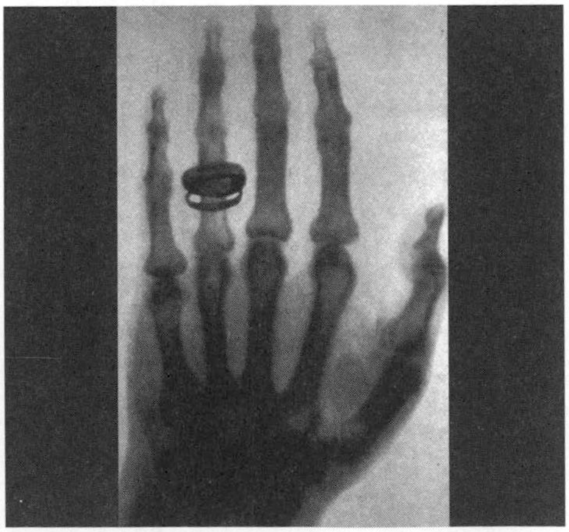

▲ 圖 5-9 人類歷史上第一張 X 光片（無名指上為倫琴夫人配戴的戒指）。

利用了人體組織的氫質子在磁場中的變化。這些都是利用能量物質和人體組織相互作用的原理獲取活體資訊的方法。

X光讓醫生不用「打開」人體，就能夠獲取身體內部的資訊，它大大緩和了獲取資訊和付出代價之間的矛盾。X光的出現，是醫學進步重大的里程碑之一，它是用最小的干預去獲取身體內部資訊的開始。

X光選美

X光檢查雖然沒有給人體造成肉眼可見的創傷，但是X光的能量和人體組織相互作用的同時，也會給人體帶來傷害。如果照射劑量過大，X光的能量就會引起基因突變，讓細胞變性、死亡甚至引發癌變。人體在短期內暴露於大劑量X光之下，甚至還會導致死亡。

X光雖然是在為生命「攝影」，但發現X光的初期，人們對這種危害一無所知，當時的醫生真是「拿著生命在攝影」（見圖 5-10）。

X光被發現後的幾週之內，就被快速應用在了

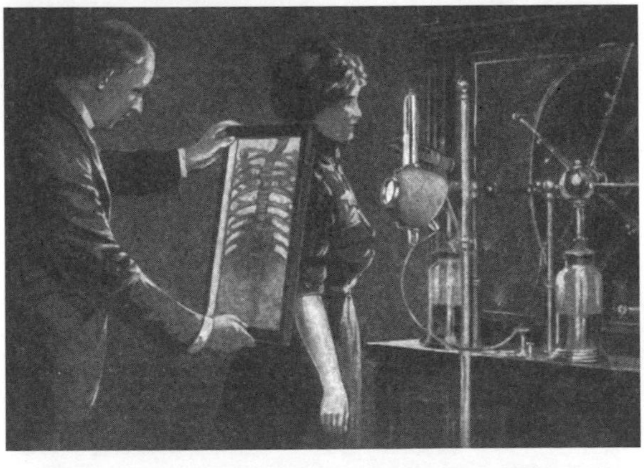

▲ 圖 5-10 由於不了解 X 光的危害，早期 X 光檢查醫生和病人都不做任何防護。

醫學上和日常生活中。很多醫生開始用X光為病人尋找病變，檢查病人是否骨折，甚至尋找進入人體的異物（見圖5-11）。X光在民間也有了廣泛應用，當時甚至連販賣鞋子的商店都有X光試鞋機。在選美比賽中，除了普通照片，參賽選手還可以拍一組骨骼X光片。顯示人體內部的美，也成了當時有錢人的一種時尚。

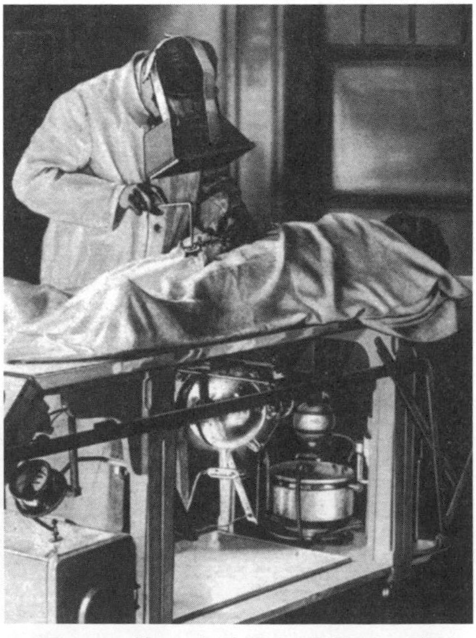

▲圖5-11 第一次世界大戰期間，醫生們用X光透視尋找傷員體內的子彈。

很快，這種沒有防護、不考慮照射劑量的檢查手段就給人類帶來了災難。第一批用X光給病人看病的醫生受到的傷害最大，因為病人只有在生病時才可能用到X光，醫生卻要天天接觸X光。很多醫生的手臂因大量X光的輻射發生癌變，最後不得不因癌症截肢。

相傳，在某一年放射學學會舉辦的宴會上，端上來的烤雞，醫生們都吃得很少。並不是烤雞不香，而是很多醫生因為癌變被截掉了雙手，動不了餐具。

在X光的故鄉德國，有一座X光紀念碑，用來紀念X光發現初期殉職的三百五十名醫生和技師。倫琴故鄉北威州的倫琴博物館裡有件特殊的展品——一隻截下來的手。手的主人是一位著名的醫生，他用這隻手向後人警示：如果忽視安全，任何技術在帶來進步的同時，也一定會讓人類付出代價。

醫療輻射，潛伏殺手？

只有把X光對人體的危害降到最低，才能讓它的作用發揮到最大。一九二五年，也就是X光被發現的三十年後，第一屆國際放射學學術大會，首次提出了X光的防護問題。一九二八年，第二屆國際放射學學術大會制定出了X光操作規範，用規範和制度來保證醫生和病人的安全。

如今，放射設備越來越先進，放射的防護理念和措施也越來越有規範，為了獲取病人身體資訊所付出的代價也越來越小。今天的放射檢查，比如，判斷心肺疾病的胸部X光片檢查，以及肺癌篩檢時的低劑量肺部CT檢查，在有效控制放射劑量和規範防護的環境中，已經非常安全了。

但很多人仍然會問：無論怎麼說，在檢查時還是會有輻射，它真的安全嗎？

其實，我們生活的環境中本來就存在輻射，這種輻射叫做天然背景輻射（background radiation），是宇宙射線和自然界中天然放射性核素發出的射線。也就是說，即使不做放射性檢查，我們每天依然無時無刻不在接受著輻射。

拍一張普通的胸部X光片，病人接受的放射劑量大約相當於三天的背景輻射。肺部低劑量螺旋式CT掃描的輻射劑量，僅為普通CT的五分之一至十分之一，但兩者對肺癌病灶的敏感性差異不大，是非常安全和行之有效的肺癌篩檢手段[10]。

一九九三年，國際早期肺癌行動計畫就透過低劑量肺部CT對三萬人進行了篩檢，篩檢出了四百八十四例肺癌，其中八五％為早期。經手術切除後，病人十年存活率高達九二％[11]。在X光能量控制上付出的努力，進一步降低了獲取病人身體資訊和付出代價之間的矛盾，讓X光技術得到了更加廣泛的應用，也給人類帶來了更多的、現實的利益。

X光的治療價值

那麼，X光是不是只能用於資訊採集呢？

不是。如果我們巧妙的利用X光的特性，精確的控制和運用它的能量，將其作用於病變組織，那麼它還具有治療作用（比如癌症的放射線治療）。早在一八九九年，也就是發現X光四年後，就有了用X光照射治療皮膚癌的報導[12]。隨著科學的發展和技術的進步，電腦刀（Cyberknife）、速鋒刀（EDGE）、質子刀（Proton knife）等放射治療設備已經得到了廣泛應用。放射線治療的效果和精確性，可能遠遠超過了我們的想像。

今天，放射腫瘤科醫生不僅可以根據腫瘤的形狀、部位、性質確定照射劑量，甚至能對治療過程中位置發生移動的腫瘤，進行精準放射線治療。比如，肺癌病人體內的癌組織會隨著呼吸活動，現在的放射線治療設備可以應用3D（三維）、4D（四維）影像精準跟蹤，既能有效殺傷腫瘤細胞，又能減少對正常肺組織的損害。

在醫學其他領域，應用X光精準干預，都獲得了巨大的突破。比如，注入顯影劑（一種X光無法透過的液體物質）到血管，就可以顯現出血管形態。醫生便可根據顯影判斷病變狀況，然後進行手術。我們前面講過的冠心病患者的支架手術，就採用了這種技術。

X光用最小干預獲取疾病資訊，又透過精準干預，成為治療疾病和推動醫學發展的利器。另外，X光帶給我們的不僅是臨床檢查和治療方面的突破。在醫學基礎研究領域，有了X光的幫助，醫務人員也取得了突破性的成果。粗略統計，有十幾項諾貝爾獎都與X光技術有直接或間接相關。比如，染色體雙螺旋結構是利用X光晶體衍射原理拍攝發現的。再比如青黴素（按：又稱盤尼西林）、胰島素，以及很多重要蛋白質的分子結構等，也是應用X光技術測定出來的。X光的出現，使醫學乃至整個自然科學向前邁出了一大步。

薄世寧的醫學通識

追求真相的同時盡量保持原貌，真相隱藏在原貌中。

10 尚文麗、張和平、楊拴盈等。低劑量螺旋CT對高危人群肺癌篩查價值的Meta分析[J].西安交通大學學報（醫學版），2011, 32 (1): 38-42。
11 Kostis W J. Survival of patients with stage I lung cancer detected on CT screening [J]. New England Journal of Medicine, 2006, 355 (17): 1763-1771.
12 American Association for the Advancement of Science. Pioneer in X-ray therapy [J]. Science（New Series）, 1957, 125 (3236): 18-19.

06 抗生素，人類和細菌間的軍備競賽

有這樣一幅漫畫，兩個遠古人坐在山洞裡討論人生。他們說：「有件事好像不大對勁。我們呼吸的空氣是乾淨的，喝的水是純淨的，我們也經常運動，食物也都是有機和野生的。可為什麼沒人能活過三十歲？」你想過這個問題嗎？為什麼古時候的人活得這麼「綠色」，壽命卻不超過三十歲？我們的生活環境已經遠不如遠古時代純淨，我們運動的時間也有限，但是我們的平均預期壽命已經接近八十歲了。

在我看來，人類壽命大大延長的其中一個重要原因，就是人類巧妙的利用了物種競爭。

利用物種競爭治療感染

從古至今，我們一直生活在微生物的威脅之中。在古代，不經意劃破皮膚都可能要了人的命。致病微生物想侵入人體獲取營養，這是微生物和人之間的競爭，這樣的物種競爭曾給人類帶來巨大的災難。

比如由鼠疫桿菌（Yersinia pestis）——一種毒力和傳染性都很強的細菌——引起的急性傳染病鼠疫，也就是在中世紀令人聞風喪膽的「黑死病」。據估計，一三四七至一三五一年

爆發的鼠疫就造成了七千五百萬至兩億人死亡。在義大利的佛羅倫斯，八○%的人在這場鼠疫中喪命[13]。薄伽丘（Giovanni Boccaccio）在《十日談》（*IL Decameron*）裡寫道：「行人在街上走著走著，突然倒地而亡；待在家裡的人孤獨的死去，在屍臭被人聞到前無人知曉；每天、每小時，大批屍體被運到城外；乳牛在城裡的大街上亂逛，卻見不到人的蹤影……整個城市到處都是屍體。」這次鼠疫過後，歐洲人口數量用了大約一百五十年才得以恢復。

除了鼠疫，當時還有很多引起人類痛苦和死亡的細菌感染性疾病，比如肺結核、淋病、細菌性肺炎、傷口嚴重感染等。這些疾病讓我們意識到：單純依靠人體免疫，無法對抗這些毒力很強的細菌，人類在與這些細菌進行的物種競爭中經常處於劣勢。

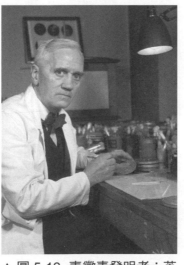

▲圖 5-12 青黴素發明者：英國生物學家佛萊明博士。

這種情況一直持續到人們發現青黴素為止。在一九二八年，英國生物學家亞歷山大·佛萊明（Alexander Fleming，見圖 5-12）博士在實驗室發黴的培養基中發現，在長了

13 Suzanne Austin Alchon. A pest in the land: new world epidemics in a global perspective [M]. Albuquerque：University of New Mexico Press, 2003.

黴菌的培養基周圍沒有細菌生長。黴菌是真菌的一種，佛萊明博士研究發現，黴菌周圍不長細菌，是因為真菌分泌的青黴素抑制或殺死細菌。

在佛萊明博士發現青黴素後，霍華・弗洛里（Howard Florey）和恩斯特・柴恩（Ernst Chain）完成了青黴素的提純，並促成了青黴素的量產。青黴素在二戰中挽救了無數傷患的性命。一九四五年，佛萊明、弗洛里和柴恩因發現青黴素共同獲得了諾貝爾生理學或醫學獎[14]。

接下來，我就為你具體介紹青黴素的工作原理，這是關於理解物種競爭關係的第一個層面：利用物種競爭可以治療感染。

人體內不僅有細菌，還有真菌。在數百萬年的演化過程中，人、細菌、真菌形成了一種既相互依存又相互競爭的關係。

平時三者和諧共處、互利共生，但是在人的免疫力低下、人體某個部位有了破損、毒力強的致病微生物侵入人體；體內正常存在的微生物種類或數量發生明顯變化時，這種平衡關係就被打破了，就會造成所謂的感染。在嚴重感染狀態下，我們很難完全依靠人體免疫系統清除細菌，這個時候就需要應用抗生素。

青黴素是第一個抗生素。「抗生」是指一種微生物能抑制或殺滅另外一種微生物的生長繁殖。一種微生物分泌

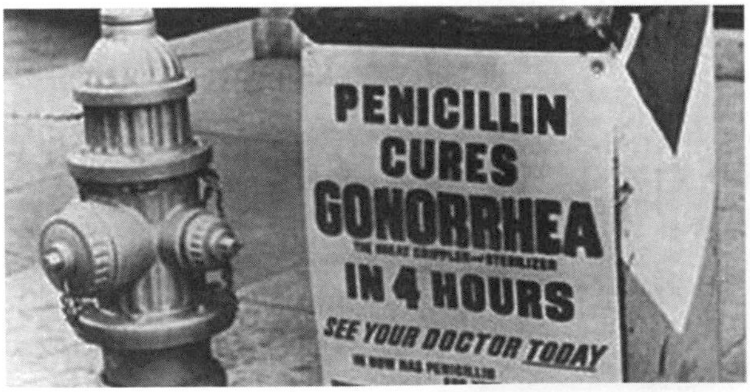

▲ 圖 5-13　二戰期間貼在郵筒上的海報：青黴素在 4 小時內治癒淋病。

的物質可以抑制或者殺死另一種微生物，就是抗生素。用青黴素治療細菌感染，就是用真菌分泌的物質去殺死細菌，這巧妙的利用了物種之間天然的競爭關係。研究發現，青黴素的作用機制是干擾細菌細胞壁的合成。人的細胞沒有細胞壁，所以青黴素滅殺細菌的效果好，對人體細胞的傷害也很小。

過度使用抗生素帶來的問題

青黴素的出現將人類帶入抗生素時代，扭轉了人和細菌大戰的局勢。青黴素被稱為現代醫學史上最有價值的貢獻之一，被譽為人類醫學史上的一個重大里程碑。人類繼續研發或合成了其他抗生素，它們的作用機制也不再只是干擾細胞壁的合成。比如，有的抗生素影響細菌蛋白的合成，有的阻礙細菌DNA的合成。

抗生素為人類提供了一把對抗細菌的利器。很多以前治不了的病，在抗生素出現後，便能治了，比如細菌性肺炎、細菌性尿路感染等。但是，我們今天擔心的抗生素耐藥性以及二重感染等問題，從抗生素被發現的那一天，也就埋下了種子。

人類使用抗生素，是巧妙的利用了天然的物種競爭。如果長期使用，細菌也會演化出適

14 戴紀剛、張國強、黃小兵。抗生素科學發展簡史[J].中華醫史雜誌，1999 (02): 88-91。

應抗生素環境的生存方式，這就是細菌的耐藥性。人類研發一種新型抗生素，要用數年甚至十幾年。但是，耐藥的細菌會透過接觸把遺傳物質傳遞給周圍的細菌，也會透過繁殖傳遞給它的後代，它的進化和交換替代只需幾個小時就能完成。再強、再新的抗生素也不可能殺光所有的細菌，而殺不掉的細菌終將具有更強的耐藥性。這就是細菌對抗生素的耐藥現象。

廣效抗生素[15]的大量應用，使敏感菌受到抑制，不敏感菌（包括真菌）會趁機在體內繁殖生長，這就是二重感染（如真菌感染）。因為我們人為的利用真菌和細菌之間的物種競爭殺死了細菌，破壞了它們之間天然的平衡，真菌就會過度生長，從而帶來真菌的過度繁殖和感染。大量使用廣效抗生素的病人會出現深部真菌感染，這類感染就更難治了。

例如，很多女性受廣告誤導，頻繁使用沖洗液沖洗陰道。陰道本身就是一個充滿細菌的器官，它由三十多種常駐菌群構成，使用含有殺菌劑的沖洗液破壞了陰道本身的菌群平衡，反而會引起真菌感染。很多陰道炎，尤其是真菌性陰道炎都與陰道的微生態失調有關。

除了耐藥和二重感染問題外，大量使用抗生素還會影響腸道菌群，引起腸道菌群紊亂。因為嚴重感染性疾病而大量使用抗生素的病人，會出現頑固的腹瀉，這是抗生素打破原本的菌群平衡引起的腹瀉。

這種腹瀉的治療辦法就是恢復被打破的菌群平衡。在醫院有種做法是，把健康人的糞便提取液，即健康人的腸道細菌，導入病人的腸道裡，從而治療病人的頑固腹瀉。這是關於物種競爭的第二個層面：過度利用抗生素會造成細菌耐藥、二重感染、菌群紊亂。

科學使用抗生素的三條建議

看到這裡，你也許會覺得，不用抗生素會更安全。這種想法是不對的。我從醫生的角度給你三條使用抗生素的建議：

第一，**在醫生的指導下規範使用抗生素**。只要按照醫囑使用，抗生素是好藥，不會帶來多大的副作用。在嚴重的細菌性感染時一定要用抗生素，而且要早用，按療程用。

第二，**任何感染都不能單純的靠「殺」**。我們應該激發人體的自我防禦力。咳嗽、腹瀉等都是人體清除細菌的自我防禦機制，如果不是過度反應，盡量不要壓制。

把痰液咳出來，就是身體的一種自我防禦機制。很多患有嚴重肺炎的病人沒辦法自主咳痰，這樣就不利於感染的控制。

所以在醫院，醫生和護士時刻都在鼓勵這些病人咳痰。如果病人咳不出來，醫生還會用氣管鏡吸痰，這些都是在激發人體本來的自我防禦機制。嚴重肺炎病人能否戰勝疾病的一個重要指標，就是看他是否恢復了有效的咳痰能力。

第三，**避免擅自使用抗生素**。可以在家裡的小藥箱備退燒藥、感冒藥以及平時吃的慢性病用藥，但是不要準備太多的抗生素。關於抗生素用不用、怎麼用，還是應該諮詢醫生，根

---

15 廣效抗生素是一種抗菌譜較廣的藥物，對於多種細菌具有殺滅或者抑制作用。

據處方購買和使用。

抗生素是一把雙刃劍。它利用物種競爭幫助我們治療疾病，但如果使用不當或者濫用抗生素，它會打破物種平衡，給我們帶來危害。

薄世寧的醫學通識

有人研究怎麼應對競爭，有人研究怎麼贏得競爭，而有人研究怎麼利用競爭。

07 呼吸器，為了爭一口氣活著

如果你問任何一位ICU醫生，他最拿手的是什麼？我猜他的答案肯定是「用呼吸器」。有了呼吸器，才有了現代化的ICU，呼吸器帶來了生命支持的新手段。

呼吸器是怎麼來的？它的工作原理是什麼？它給我們帶來了什麼啟示？只有知道了這些問題的答案，你才能理解呼吸器在醫學進步過程中的重要意義。

小兒麻痺患者的保命活棺材

病人病情的危急程度，反而成為醫療技術研發的原動力。人類與小兒麻痺症（脊髓灰質炎）戰鬥的過程，也說明了這一點。

一九一六年，小兒麻痺症在美國首次大規模爆發，成為那時最令美國人恐懼的疾病之一。嚴重的小兒麻痺症不僅會導致肢體肌肉癱瘓，參與病人呼吸的肌肉（呼吸肌）也會麻痹癱瘓。在沒有呼吸器的年代，因為呼吸肌肉麻痹引起呼吸衰竭的病人，就只能被活活憋死。僥倖活下來的病人這麼描述窒息的感覺：「你能感覺到自己的心臟還在跳，你拚命的吸氣，卻完全吸不動。」更讓人痛心的是，這種病主要攻擊五歲以下的孩子。

為了要拯救小兒麻痺患者的性命，人們發明了可以幫助人呼吸的機器——「鐵肺」（見圖 5-14），它是第一代呼吸器[16]。病人躺在裡面，腦袋露在外頭；鐵櫃子連上一個大風箱，一抽氣，鐵櫃子裡面就變成了負壓；透過控制鐵櫃子的氣壓，病人的胸腔可以有規律的擴張，這樣病人就能呼吸了。

可「鐵肺」有個最大的問題：它雖然可以幫助病人呼吸，但是解決不了病人的咳痰問題，所以很多病人因為肺炎而死。因此，用「鐵肺」治療小兒麻痺症引起的呼吸衰竭，其效果並不理想。

一九五二年，小兒麻痺症在歐美再次爆發。這個時候，丹麥哥本哈根的兩位醫生提出，既然「鐵肺」治療呼吸衰竭效果不好，那麼可以把病人的氣管切開，在氣管裡插上管子。他們將皮囊連在管子上。這種皮囊看著簡單，但醫生可以透過捏皮囊，用外力、用正壓將氣體打入病人的肺中，從而幫助病人呼吸。

這就是現代呼吸器的工作原理，皮囊其實就是一種簡易呼吸器。醫護人員還可以透過這

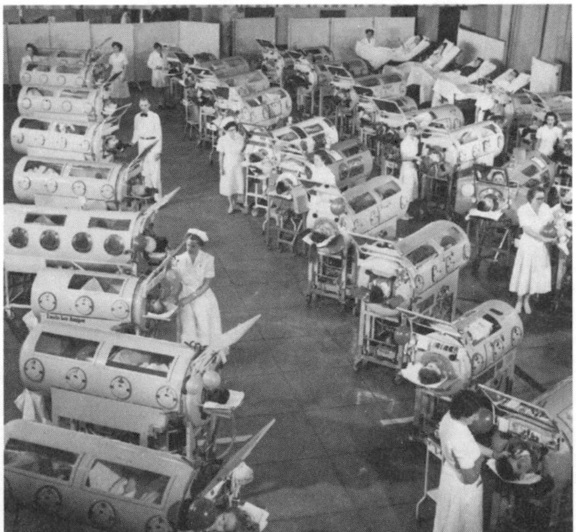

▲ 圖 5-14 1953 年，美國的一家醫院用「鐵肺」大戰小兒麻痺症。

個插到病人氣管裡的管子給病人吸痰。這樣就同時解決了兩個關鍵問題——病人的通氣問題和吸痰問題。

在此之後，哥本哈根市小兒麻痺症患者的病死率從八七％下降到一五％，這是一個巨大的進步[17]。再後來，人們發明了專門正壓通氣的機器，替代了皮囊和醫生的手，這就是今天的呼吸器（見圖5-15）。現代化的呼吸器已經用到了最新的電腦技術、流量傳感技術、智慧報警系統，還可以提供各種呼吸模式以應對不同的病情需求。呼吸器越來越智慧，越來越安全。呼吸器，成了生命支持中重要的一環。

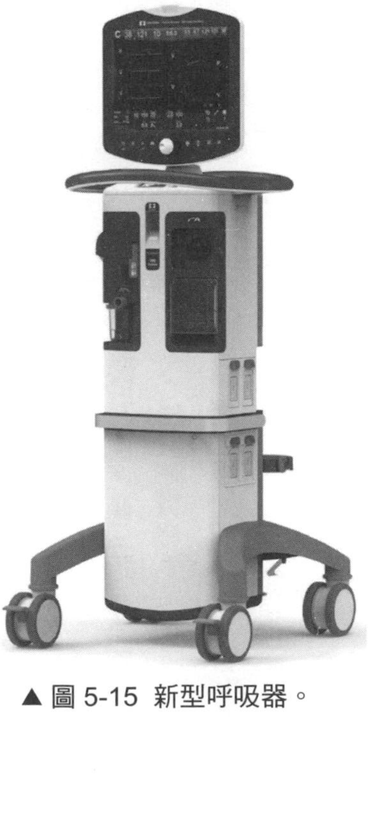

▲圖 5-15 新型呼吸器。

16 Philip Drinker, Louis Agassiz Shaw. The prolonged administration of artificial respiration [J]. Journal of the Franklin Institute, 1932, 213 (4): 355-372..

17 Berthelsen P G, Cronqvist M. The first intensive care unit in the world: Copenhagen 1953 [J]. Acta Anaesthesiologica Scandinavica, 2003, 47 (10): 1190-1195.

治療是熱修復

支援呼吸，先把病人的生命維持住，呼吸器為醫生治病提供了更多可能。

我們知道，治療身體的疾病和修理損壞了的機器不同。修理機器時，我們可以先讓機器停止運轉，將損壞了的零件拆下來，修好了再裝回去，這是「冷」修復。但治病不可能這麼做。小兒麻痺病毒攻擊了人體的神經系統，我們不能先讓人體這臺「機器」停下來，再去修理神經系統。機器可以冷修復，而每一項醫學的治療技術都是「熱」修復。

熱修復是電腦術語，它的核心是在不停機的情況下修復功能。從醫學的角度來看這個詞，熱就是維持病人的生命體徵，這是最基礎的要求；修就是干預，即醫生用藥、用刀等作用於病變部位，切除病變組織，修理缺損或者改善某種機能；復就是自我修復。在大病時，只有先熱著，再修，才有最後的復。熱修復的關鍵，首先是必須熱，也就是首先保證生命安全，如果不能維持熱，那麼醫生們就很難修，很難開展進一步的治療。

我把熱分成了兩個層面。

熱的第一層：支援和替代器官功能。用各種醫療技術支援器官的功能，越接近正常的生理狀態，病人就越安全。比如，呼吸肌已經麻痹的小兒麻痺症病人、由於肺炎發生了呼吸衰竭的病人，以及做大手術時需要深度麻醉導致呼吸受到抑制的病人，都需要使用呼吸器暫時替代肺的功能。

比如，給病人的心臟做手術，必須保證心臟裡面沒有血。但如果心臟不射血了，那全身的器官就會發生缺血，病人還怎麼熱呢？

體外循環技術就可以替代心臟的功能，它將心臟裡的血引出來，經人工在體外進行氣體交換、溫度調節和過濾，然後再輸回動脈系統。

這樣做既保證了外科醫生可以打開心臟做手術，又保證了病人的其他器官不缺血、不缺氧，並接近正常的生理狀態。只有病人在熱的狀態下，醫生才可能完成以前不可能實現的心臟大手術。

再比如，患有猛爆性心肌炎的孩子，在短期內心臟會發生劇烈的心肌結構變化，導致心臟射血能力急劇下降。

還有，猛爆性的流感肺炎會讓病人的肺在兩、三天內快速實變，不工作了。在這些情況下，可以利用前文曾提到過的ＥＣＭＯ，即我們常說的葉克膜，臨時替代心臟或肺的工作，或者兩者一起替代，從而維持基本的生命體徵。可以說，葉克膜代表了一個醫院、一個地區，甚至一個國家生命支持技術的最高水準，是目前最高級別的熱。

熱的第二層：降低器官功能，用冷來保證熱。

比如心跳停止、有嚴重的腦外傷或者溺水的病人，在搶救成功後，雖然保住了性命，但會發生腦細胞缺血、缺氧損傷。這類病人的救治難點在於如何讓受損的腦細胞恢復功能。如果腦細胞還在快速的工作、快速的代謝，要恢復起來就會非常難，這時就需要用冷來保證熱。

研究顯示：體溫降低，大腦代謝率和能量消耗會相應降低，能夠減輕炎症反應和細胞水腫，從而保護腦細胞[18]。醫生可以讓病人在高度鎮靜和肌肉鬆弛狀態下，用藥物、呼吸器，再加上降溫措施，人為的將病人的體溫降低到三十二至三十五度。用冷降低腦細胞的功能，增加了腦細胞恢復的可能性。這同樣是一種熱。

總而言之，醫學治療是熱修復，而呼吸器是熱修復的新起點。它的出現，代表了現代生命支持技術的發展。在呼吸器之後，更多生命支持技術出現了，它們讓更多複雜的手術和更複雜、更高級的治療技術得以實現，給人類帶來福音。

關於呼吸器，我再來講一個令我印象深刻的病例。透過這個病例，讓我們再一次理解熱、修、復。幾年前，我治療過一位因為胃潰瘍導致胃穿孔的大學生。病人胃裡的食物和胃液流到了腹腔裡，引起了嚴重的感染和休克。外科醫生緊急開腹，把這個穿孔修補好，並用大量的生理鹽水沖洗腹腔，又使用了大量的抗生素治療感染。手術後，病人轉到了ＩＣＵ。

即便是如此成功的手術，病人還是繼發了呼吸衰竭。這個時候，我們必須用呼吸器。正常人呼吸時，空氣裡氧氣約占二一％，而對於這位病人，我們要借助呼吸器把一〇〇％的純氧打到肺裡，才能維持他的生命。

搶救的第一天晚上，在護士解開呼吸器給他吸痰時，這個病人咳嗽了一下，一口血水順著氣管插管直接就噴到了天花板上。然後，他的監護儀「嘀嘀嘀」的報警，他的血氧飽和度快速下降，心率快速上升。這說明這個病人的呼吸衰竭到了最危險的地步。

他的父母問我：「孩子還有沒有好的可能？」我回答：「病情確實太嚴重了，這個時候呼吸器是用來保命的，是用來給他時間慢慢修復的。」

在呼吸器的支持下，病人病情越來越穩定，休克和呼吸衰竭的情況逐步好轉。到了第七天，他脫離了呼吸器，離開了ＩＣＵ轉到外科繼續治療了。後來，這位病人畢業後回了老家大連工作，沒有遺留一點健康問題。

薄世寧的醫學通識

機器永遠不會累，但它可以停下來。而人即使再累，也必須永遠走下去。

18 鄒洋洋、陳立旻、華天鳳等。血管內降溫治療對復甦後綜合症的保護作用及機制研究[J].中華危重病急救醫學，2018, 30 (9): 888-893。

08 免疫療法，為癌症治療帶來新曙光

如果你打開美國癌症研究所（Cancer Research Institute，簡稱ＣＲＩ）的網頁（https://www.cancerresearch.org/），在主頁上你一定會看到一行大字：「Immunotherapy is the most promising cancer treatment of our time.」這句的思是，免疫療法是現代最有前景的癌症治療方法。

很多醫生認為，人類如果能找到攻克癌症的方法，那麼最有可能出現在免疫治療領域。我也贊同這個觀點，因為免疫療法徹底轉變了癌症治療的思路。

用細菌毒素治療癌症的嘗試

在免疫療法出現之前，醫生用手術、化療、放射線治療這些方法直接攻擊癌症組織。這幾種方法的本質都是外部干預，也就是借助外援消滅敵人。但是免疫療法靠的是「增強內力」——用各種藥物或者技術手段，來增強人體免疫功能以殺傷癌細胞。

前面的幾章中提到過，人體的免疫細胞認不出或者打不過癌細胞，是癌症之所以會發生的一種關鍵機制。癌症免疫療法的工作原理就是，恢復或者增強免疫細胞的識別能力和戰鬥

力，以發揮其自身潛能，用「內力」來戰勝癌細胞。

這個原理看上去簡單，但關於它的探索之路一走就是一百多年。一八九〇年的一天，美國醫生威廉・科利（William B. Coley，見圖5-16）在翻看老病例時，發現了一份特殊的病例：一位患臉部癌症的病人在切除癌症組織後不久，病情復發了，病人的手術傷口還嚴重感染了。在那個沒有抗生素的年代，所有人都覺得這位病人活不了多久。但接下來發生的事出乎所有人的意料。這位病人的傷口每感染一次，癌症組織就會縮小一點。經過反反覆覆的感染，五個月後這位病人的癌症組織消失了。

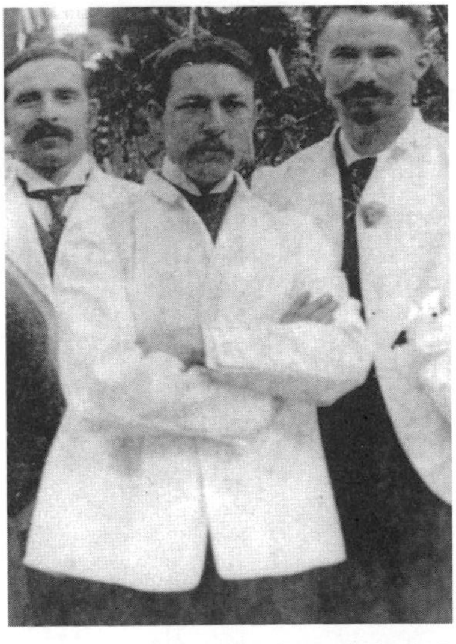

▲圖 5-16 被稱為「免疫療法之父」的威廉・科利醫生（中）。

科利醫生感到震驚，他懷疑是不是病例寫錯了。於是他找遍整個紐約城，終於找到了這位病人，並透過檢查證實了病例中所寫的都是事實。科利想，難道是因為細菌感染激發了他的免疫力，從而殺死了癌細胞？有了這個想法，科利就開始嘗試用細菌毒素來治療癌症。他用這種思路治療了上百位病人，確實有病人的病情得到了緩解。

但是當時，人們對人體免疫的研究還很粗淺，科利並不知道這種療法的確切原理，他的研究也沒有進行嚴格的設計和對照。因此，其他醫生無法對他的研究進行重複和驗證。而且，醫生們無法保證用細菌感染治療癌症的有效性和安全性。所以，這種療法並沒有得到廣泛的認可。到一九三六年科利去世時，這個療法就淡出了人們的視野。這是時代局限性，但是毫無疑問，科利的研究是癌症免疫療法的初步嘗試。

治療自身癌症的諾貝爾獎得主

後世的科學家們逐步揭示了人體免疫系統的分子組成、化學介質，以及精確控制這個系統的分子開關。這些基礎研究為癌症免疫治療提供了可能。

每種癌細胞都有標誌性的物質。免疫系統就是透過識別這些標誌性物質，區別細胞是壞人還是自己人。有的免疫細胞專門負責識別，比如ＤＣ細胞（樹突狀細胞）；有的專門負責殺傷壞人，比如某種類型的Ｔ細胞（Ｔ淋巴細胞）。這兩種細胞是盟友。

ＤＣ細胞是由美國洛克菲勒大學（Rockefeller University）的拉爾夫．斯坦曼（Ralph Marvin Steinman）博士發現的。但是很不幸，二〇〇七年，也就是斯坦曼博士發現ＤＣ細胞的三十四年後，他被診斷為晚期胰臟癌。

一般來說，失去手術機會的晚期胰臟癌患者的存活時間平均為幾個月。但是，斯坦曼博士用自己做了一個試驗，他用自身的ＤＣ細胞和癌細胞製備癌症疫苗，來治療自己的晚期胰臟癌，將自己原本只剩數月的生命延長到了四年半。

二〇一一年九月三十日，斯坦曼博士去世。他去世三天後，諾貝爾獎委員會公布，由於斯坦曼博士對人體免疫學的貢獻，決定把二〇一一年諾貝爾生理學或醫學獎頒給他。諾貝爾獎從不頒發給逝者，但是這一次，諾貝爾獎委員會為他破了例。

斯坦曼博士的研究，把人體免疫和癌症關係的認知又推進了一步。他讓我們知道：想殺「敵人」，首先得認出「敵人」。

二〇一八年，獲得諾貝爾生理學或醫學獎的是美國科學家詹姆斯・艾利森（James Allison）和日本科學家本庶佑（Tasuku Honjo），他們找到了另一種癌細胞躲過免疫細胞殺傷的關鍵機制（見圖 5-17）。這些發現促成了癌症免疫藥物的研發成功。這個時候，癌症的免疫療法才真真切切的給癌症病人帶來了福利。

值得一提的是，艾利森是美國癌症研究所科學顧問委員會的主任。而這個研究所正是用細菌毒素治療癌症的科利醫生的女兒募資建立的。科利醫生的女兒雖然沒當醫生，但是她認為：父親用主動感染細菌或者利用細菌毒素治療癌症患者，有些病人的病情確實有所緩解，這不可能都是僥倖，這種療法值得進一步研究。正是科利醫生以及他之後的科學家堅持不懈的探索，才有了今天我們見到的癌症的免疫療法。

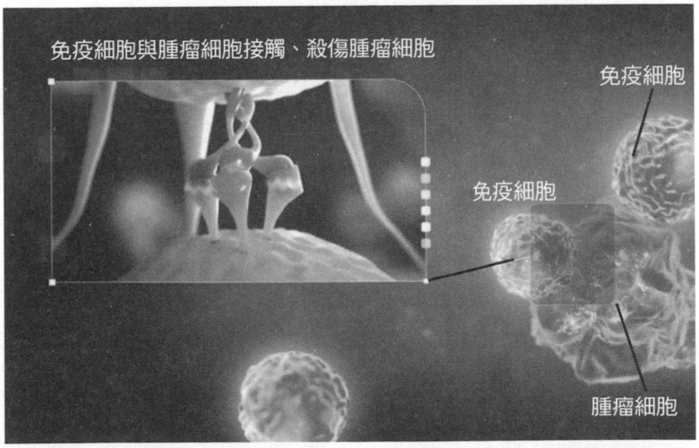

▲ 圖 5-17 癌症的免疫療法工作原理示意圖：擦亮免疫細胞的眼睛，重新「認出」和攻擊腫瘤細胞。

車諾比核災難和生態修復

在免疫療法中，為什麼增強內力——免疫力、依靠自身的免疫細胞具有這麼大的潛力？因為重新啟動免疫系統，就像是重新賦予了人體這個生態系統自我修復的能力，而生態的韌性永遠超乎我們的想像。

一九八六年四月二十六日，烏克蘭的車諾比核電廠四號核反應爐發生爆炸並引起大火，造成大量的放射性物質洩漏，釀成了人類歷史上最大的核子事故（見圖 5-18）。人們用「核冬天」（Nuclear winter）描述核爆炸之後的萬物毀滅和凋零，那是一種只能用黑色和灰色描述的世界。車諾比核電廠爆炸給生態帶來的破壞，遠遠超過了二〇一一年日本福島核洩漏事故。曾經有記者問專家：「你認為，這個地方（車諾比）的生態需要多久才有可能修復呢？」專家回答：「至少兩萬年。」

那麼，現今的車諾比長怎樣呢？二〇一一年，也就是距離那場災難二十五年後，有人公布

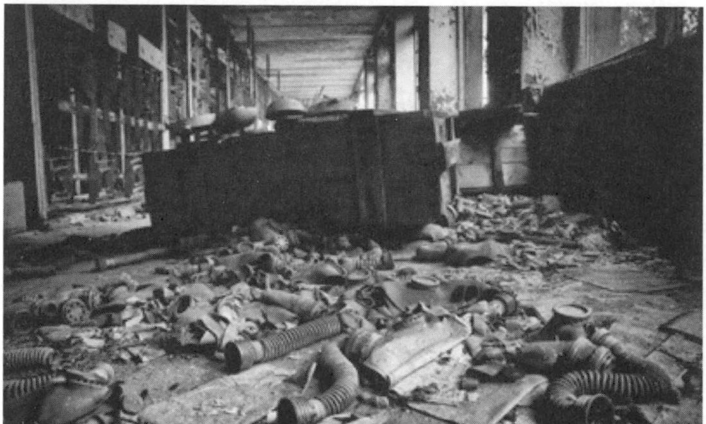

▲ 圖 5-18　車諾比核災難。

了車諾比的空拍照片。照片顯示，車諾比長滿了綠油油的植物，且森林茂密，鬱鬱蔥蔥。

科學家還觀察到，車諾比隔離區裡生活著狼、野牛、駝鹿、野豬、山貓、野馬和各式各樣的鳥、昆蟲。你也許會認為，這些動物一定會因核汙染發生了畸變。但是科學家研究了一隻從隔離區走出來的年輕野狼後發現，這隻狼和未被核汙染區域的狼沒什麼明顯的區別。

我們本以為遭受了人類歷史上最嚴重核災難的車諾比，將永遠是一個暗淡、荒涼的人間地獄，但是經過短短不到三十年，大自然就已經逐步恢復生機，儘管科學家推測這裡要經過數萬年才會得以澈底恢復。

這個故事告訴環境專家，對生態系統自身的修復能力要有信心。同樣，這個故事也讓醫生們感到振奮：人體在某種意義上也是一種生態系統，生命具有偉大的自我修復能力，當自我修復能力得以恢復時，也會給很多疾病的治療帶來希望。

如今，癌症免疫療法已經開始在臨床應用。雖然它僅對某些類型的腫瘤顯示出了良好的治療效果，但是毫無疑問，癌症免疫療法創立了一個癌症療法的全新理念。這是人類與癌症戰鬥過程中的一個里程碑式的轉變，讓我們看到了人類最終攻克癌症的一絲曙光。

薄世寧的醫學通識

重建生態的核心，是激發生態本身的能力。

09 氯丙嗪，讓精神病人重回社會[19]

根據推測，歷史上很多名人有過精神方面的疾病，比如畫家文森・梵谷（Vincent van Gogh）、法國作家莫泊桑（Guy de Maupassant）、俄國作家果戈理（Nikolay Gogol），以及一九九四年諾貝爾經濟學獎得主納許（John Nash）。廣義的精神病包括思覺失調症、憂鬱症、情緒障礙等多種精神疾病。狹義的精神病專指思覺失調症，這類病人會出現幻覺、妄想及行為和情感異常。這一節講到的精神病，指的是狹義的精神病。

你可能對治療精神病的藥物氯丙嗪很陌生，畢竟它不像青黴素、疫苗、ＤＮＡ這些發明和發現一樣如雷貫耳。但是，《英國醫學期刊》卻把這個藥評為一八四〇年以來醫學領域的重大進展之一。

在我看來，氯丙嗪的發明可以和青黴素的發現相媲美。因為它打開了精神病病人身體和心靈的雙重枷鎖，讓醫學的光芒照亮了他們的世界。氯丙嗪是醫學發展重要的里程碑之一。

氯丙嗪：意外的治療革命

在戰場上，很多傷患會失血，甚至休克。一九四九年，一直力圖找到抗休克藥物的法國軍醫亨利‧拉弗里特（Henri-Marie Laborit，見圖 5-19）找到了一種藥。經過研究，拉弗里特發現這種藥的抗休克效果並不理想，卻可以使因重傷焦躁不安的傷患安靜下來。他開始思考，這種藥是不是可以改變人的精神狀態？

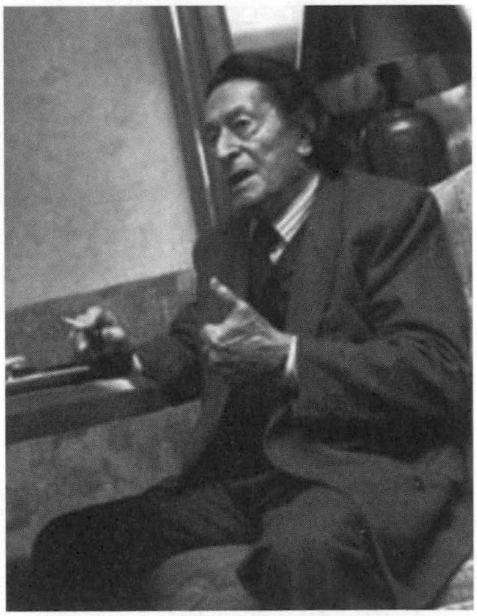

▲ 圖 5-19 精神病藥物治療先驅：法國醫生亨利‧拉弗里特。

一九五一年，一家製藥公司在拉弗里特用的藥的基礎上，改良出一種新藥。它毒性更小，作用更強，這個藥就是氯丙嗪。法國兩位醫生第一次把氯丙嗪用在一個躁鬱症的病人身上，這個病人的症狀很快就消失了。吃藥一段時間後，他的行為甚至接近正常人了[20]。

一九五二年，氯丙嗪在法國上市。一九五四年，氯丙嗪在美國上市。一九五五年十月，巴黎聖安妮醫院（Sainte-Anne）首次舉辦關於氯丙嗪在精神病學中治療用途的國際研討

19 感謝北京大學第三醫院臨床藥師李瀟瀟、劉芳在文獻檢索方面給予的無私支持。

20 Ban T A. Fifty years chlorpromazine: a historical perspective [J]. Neuropsychiatric Disease and Treatment, 2007, 3 (4): 495-500.

會，來自十九個國家的兩百五十七名與會者參加了該研討會。十年後，全世界有大約五千萬的精神病病人使用氯丙嗪。

氯丙嗪可以迅速控制精神病病人的興奮躁動。堅持用藥後，病人的幻覺、妄想、躁動等症狀逐漸消失，很多病人恢復了理智，做到了生活自理。得了精神病的人不一定非得住院，很多人在家吃藥就能控制症狀，這在全世界掀起了一場精神病病人的「非住院化運動」。以美國為例，一九五五年，美國住院的精神病病人是五十五．九萬人，十年後降低到四十五．二萬人，住院人數減少了近二〇%，有的精神病醫院甚至由於缺少病人而關門[21]。

精神病藥物的治療革命

在我看來，氯丙嗪帶來的進步和意義已經不能僅僅用一種藥物來衡量了。它給醫學帶來了三個進步。

第一個進步是：趕走了所有對精神疾病不科學的解釋。

很久以前，人們常把精神病病人看成是被魔鬼附體。西元前五〇〇年至西元前四〇〇年，希波克拉底（Hippocratic Oath）把病人從神鬼的桎梏中解救出來，他認為這些病人身體裡沒有鬼，是人自身出了問題。再後來，人們把精神病歸因於道德，這又給這種病打上了一個「羞恥」的烙印；笛卡兒（Rene' Descartes）的二元論則認為，精神是獨立於物質存在的。這些誤解都源於人們對精神病的發病機制不了解。

對於很多疾病，醫生可以透過客觀檢查找到明確證據，比如，診斷冠心病可以做心電圖、血管造影、冠脈CT。對於精神病，我們只知道它是因為大腦出了問題，卻沒有客觀的辦法測量精神病病人的幻覺和精神狀態。而且精神病病人的外表看不出任何異常，即便去世後解剖屍體也找不到異常部位。所以到處都充斥著對精神疾病各種不科學的解釋，直到抗精神病藥物的出現。精神病病人只要服用這些藥物，很多症狀就可以得到控制。

氯丙嗪的發現推動了神經精神藥理學這門新學科的建立和發展，為精神病學藥物研究奠定了基礎。到二十世紀末，關於精神病是由於大腦問題，從而出現一系列精神症狀的論斷得到公認。這說明了，精神類疾病具有病理基礎，可以透過藥物進行干預和控制，而不是所謂的魔鬼附體或者道德問題。找不到病理基礎不代表沒有，所有關於精神疾病的不科學的解釋不攻自破。

第二個進步是：拓展了醫學的治療思路。

有些病，我們只要了解它們確切的發病機制，了解病因和疾病的因果關係，就可以對症下藥。比如，有些肺炎可能是因為某種細菌感染導致的。找到致病的細菌，就可以用抗生素

21 Science History Institute. Paul Charpentier, Henri-Marie Laborit, Simone Courvoisier, Jean Delay, and Pierre Deniker[EB/OL]. https://www.sciencehistory.org/historical-profile/paul-charpentier-henri-marie-laborit-simone-courvoisier-jean-delay-and-pierre.

殺死或者抑制細菌，最後治癒疾病。

但是到目前為止，很多病都找不到確切的因果關係和發病機制。對於這些病，我們該怎麼辨呢？高血壓、糖尿病、精神病……難道必須等到完全研究清楚疾病的因果關係和發病機制，才能開始治療？不是。

一九七二年，也就是氯丙嗪上市的第十九年，醫生才發現，氯丙嗪的作用機制主要是透過拮抗大腦邊緣系統的多巴胺受體（與情緒思維有關），從而減輕精神錯亂。這說明只要能找到發病的某個因果鏈，阻斷這條鏈條，同樣可以治病。從干預因果到干預因果鏈，這是醫學治療思路的拓展。

一九五七年，人類研發出第一種抗憂鬱藥。《二〇一四年全球精神疾病藥物研發報告》稱：「目前全球生物製藥公司在研發的精神疾病藥物共有一百一十九種。其中，思覺失調症藥物三十六種、憂鬱症藥物二十九種、注意力缺陷過動症藥物十五種、抗焦慮藥物十五種、自閉症藥物六種。」所有這些藥都是干預神經傳導物質[22]，作用於發病的某個因果鏈，從而起到控制症狀治療疾病的作用。

二〇一九年三月，美國FDA審核通過新型抗重度憂鬱藥艾氯胺酮（esketamine），這種藥物是一種非競爭性NMDA（N－甲基－D－天冬氨酸）受體拮抗劑，同樣是透過作用於和憂鬱症相關的某種神經傳導物質，干預某個因果鏈而發揮作用的。

也就是說，雖然迄今為止，我們還沒有能力找到很多疾病的確切發病機制，但是只要了解發病機制中的某個關鍵環節，針對關鍵環節用藥，同樣可以起到很好的作用——減輕病人的痛苦，讓病人好好的活著。

第三個進步是：讓醫學的人道主義照亮了最後一片黑暗之地。

在氯丙嗪出現之前，我們幾乎在各個醫學領域都有了長足的進步，但是精神疾病這一領域依然是一片荒蕪。人們對精神病一無所知，對精神病人蔑視、反感、厭惡，甚至殘害。

遠古時代，人們給病人的頭骨打洞，以為這樣可以趕走導致精神病的惡魔。一九三〇年，有的醫生會給精神病人注射胰島素，讓他們因低血糖而昏迷，從而治療病人的躁狂、幻想。

一種今天看起來慘無人道的外科手術——前額葉切除術，在當時卻成為可能治癒精神病的希望。該手術的發明者也因此獲得一九四九年的諾貝爾生理學或醫學獎，直到今天，這個獎項都被看成是諾貝爾獎歷史上最大的恥辱。

這個手術是用切除病人前腦葉的方法「治療」精神病。前腦葉就是大腦的額葉，額葉負責我們複雜的認知行為，比如記憶、思考、決策、表達等。用手術破壞額葉，精神病病人的狂躁和幻覺會消失。但是一個沒有情感、沒有理性、沒有判斷，只有呼吸和心跳的人，還能算一個真正的人嗎？

有人這麼描述這個手術：「我的女兒做了手術，完全變成了另一個人，她的身體還在，

22 神經傳導物質是指，在中樞神經系統內充當不同神經細胞之間「信使」作用的活性物質。

但她的靈魂卻永遠消失了[23]。」電影《飛越杜鵑窩》（*One Flew Over the Cuckoo's Nest*）中的男主角就是被強迫做了這種手術，從此一個活躍的勇士變成了一具行屍走肉。

這種手術雖然殘忍，但當時是有錢人才能做的手術。

人們只看到了精神病人攻擊、逃避、躁狂、憂鬱、自殘甚至自殺的外在行為，但是沒人能了解他們內心錯亂、顛倒、虛幻和恐怖的黑白世界。沒錢的病人只能被關在瘋人院，被戴上手銬腳鐐，或者被捆起來。當時最「人道」的方法是把病人關在陰暗、狹小、骯髒的地下室裡，讓其自生自滅。還有的精神病人會走失，他們被看成賤民、惡魔，過著悲慘的生活。這是當時精神病人真實的生存狀況。可是，他們只是病人，他們沒有道德問題。

氯丙嗪的出現，第一次讓醫學的曙光幾乎照亮了疾病世界的每一個角落，使精神病人的生存狀況發生了改變。氯丙嗪出現後，近七五%的急性患者[24]可以重新融入社會，參加工作，正常生活，也有相當一部分慢性患者的病情得到了控制。一九八九年氯氮平（Clozapine）問世，一九九三年理思必妥（Risperidone）問世，這兩種藥是抗精神病藥物的第二代。二〇〇二年，人類又開發出第三代抗精神病用藥阿立哌唑（Aripiprazole，常見商品名為安立復）。越來越多的精神病人都得到了有效治療，可以像正常人一樣生活了。

而氯丙嗪也因為其較多的不良反應，逐步退出了精神病藥物治療的舞臺。但是，它開啟了藥物治療精神疾病，並讓病人恢復社會功能的新時代。

醫學的進步讓人們了解了過去無法解釋的疾病，從而讓我們能夠理解並且幫助這些病人克服痛苦。

醫學，讓人文發展有了科學基礎。

薄世寧的醫學通識

醫學無意於消除偏見，但它在不停探索和揭露真相，從而將偏見連根拔起。

23 東華君·額葉切除術，諾貝爾獎的「黑歷史」？[EB/OL]. https://zhuanlan.zhihu.com/p/30356141。

24 精神病急性患者指的是發病週期在兩週內的患者，亞急性患者的發病週期為兩週到三個月，慢性患者的發病週期超過三個月。

10 腦死，更科學的死亡診斷標準

大多數人認為，生命的終點就是心臟停了，沒有呼吸了。但是這種看法是錯誤的混淆了生命體徵和生命的關係。

人的基本生命體徵包括呼吸、血壓、脈搏、體溫。醫生在書寫住院病歷時，一定會首先記錄這四個生命體徵。任何品牌的監護儀，一定會包括脈搏、血壓、呼吸、心電波形的監測。在大多數情況下，有生命體徵就代表著有生命。生命體徵正常與否，代表了病情的危急和嚴重程度。

那有生命體徵就一定代表著生命還在嗎？並不是。早在一九六八年，美國哈佛醫學院（Harvard Medical School）就制定出了人類歷史上第一個腦死診斷標準。迄今有一百多個國家制定了腦死標準，其中有九十多個國家通過了腦死立法[25]。

這個診斷標準通常包括不可逆的深度昏迷、無自主呼吸、腦幹反射全部消失和腦電波消失。符合以上全部標準，並在一定時間內反覆測試、多次檢查，結果無變化即可宣告病人腦死，也就是病人的生命走到了終點。即便腦死的病人有心跳、有血壓、體溫也正常，在呼吸器的支援下可以有呼吸，但是這些指標並不代表著生命還在。一旦被診斷為腦死，說明病人已經死亡。

更科學的死亡診斷標準

二〇一三年十二月十二日，美國加利福尼亞州的一家兒童醫院的一位十三歲的女孩被診斷為腦死。在美國，病人被診斷為腦死就意味著其生命的終結。但是這個孩子還有心跳，家屬認為既然孩子心臟還在跳動，就不能算死亡，醫院沒有權利停止搶救，必須一直治下去。而醫院則認為，這是對死者無效的治療。雙方相持不下，鬧到了法院。

主審法官非常慎重，他先簽署了臨時限制令，要求醫院在審判過程中不能停止治療。為了保證公平客觀，法官又指派了另一名來自協力廠商醫療機構的獨立醫學專家，重新對孩子的情況進行評估。

這位專家在評估之後，給法官寫了一份非常嚴謹的報告。報告顯示，患兒存在不可逆的腦損傷，大腦和腦幹功能已經完全喪失，兒童醫院的診斷符合所有加利福尼亞州法律和專業學會制定的腦死標準。這意味著無論從醫學層面還是法律層面，這個孩子確實已經去世了。

後來法院要求家屬限期把孩子接出醫院。在診斷患兒死亡後的第二十六天，家屬透過救護車將患兒從醫院接走了。

25 周吉銀。劉丹。論採用腦死亡標準的倫理挑戰[J].中國醫學倫理學，2019, 32 (02): 195-198。

這個案例說明：首先，很多人混淆了生命體徵和生命的關係，認為有生命體徵，就是有生命；其次，一旦病人被診斷為腦死，即表示其已經死亡；最後，即便是在腦死標準已經立法並執行了幾十年的美國，仍然有人難以接受這個診斷標準。

為什麼要用腦死作為死亡的診斷標準？因為腦死比以前將心跳、呼吸停止作為死亡診斷的標準更科學。

首先，由於歷史原因，在科學還沒有誕生時，人們把心臟看成思維載體。直到今天，這種觀念的痕跡依然無處不在，很多詞彙把心臟當成思維和意識的來源，比如傷心、用心、細心、心靈。但是，隨著對人體結構的認識越來越清晰，人們證明了大腦才是思維和意識的載體，是人體的司令部。腦死就意味著作為人本質特徵的意識已經消失，這代表著生命的終結。所以把心跳停止作為死亡的標準，是受到了歷史殘留觀念的影響。

其次，從生理角度來看，自從有了生命支援技術以後，現代醫學可以維持生命體徵。心臟不跳了，可以用藥物維持；呼吸停了，還可以用呼吸器支援；血壓低，可以用升壓藥維持血壓；在實驗室我們甚至發現，某些動物即使死亡了，它們離體的心臟仍然可以繼續跳動很長時間。所以用心跳是否停止判斷死亡不具有生理基礎。但是一旦發生腦死，就沒有逆轉的可能了，因為作為呼吸心跳中樞的腦幹一旦死亡，接下來心跳、呼吸的停止就只是時間問題。很多時候，我們可以維持生命體徵，但這不能等同於挽回了生命。

再次，大腦具有不可替代性。如果腎臟衰竭了，透過移植腎臟，一個人還可能健康的生存；如果肝臟衰竭了，也可以移植一個肝臟；甚至如果心臟不工作了，還可以移植一個心臟。那如果一個人的大腦死了，可以給他移植一個大腦嗎？先不說技術上是否可行，即便技術成熟了，被移植了大腦的人，還是他本人嗎？這就是用腦死作為死亡標準的第三個原因，即大腦是不可替代的。因此，用腦死作為死亡診斷標準更科學。

腦死與植物人的區別

看到這裡，你肯定會擔心：一旦病人被診斷為腦死，醫生就會放棄搶救，萬一病人有復活的可能呢？在網路上或者故事中，我們經常能看到一個被診斷腦死的人又奇蹟般的復活了的例子。

其實這些例子的出現，要麼是醫生診斷有誤，要麼是謠傳。美國神經病學學會表示，迄今為止，被準確判定為腦死者，從來沒有腦功能恢復的報導[26]。之所以有「復活」的說法，是人們以訛傳訛，或者把植物人說成了腦死。植物人和腦死的概念經常被混淆。

二〇一三年十二月，德國一級方程式賽車手麥可・舒馬克（Michael Schumacher）在法

26 Machado C, Pérez-Nellar J, Estevez M, Gonzalez E. Evidence-based guideline update:Determining brain death in adults. Report of the Quality Standards Subcommitee of the American Academy of Neurology [J]. Neurology, 2011, 76 (3):307; author reply 308-9.

國阿爾卑斯山區滑雪時，不幸滑出滑雪道，頭部撞到了岩石。他的大腦嚴重受創，舒馬克陷入深度昏迷。隨後舒馬克被緊急送往醫院，接受了腦部急診手術，之後在ＩＣＵ監護治療，還用上了呼吸器。最後舒馬克艱難的活了下來，可是他成了植物人。現在他已經恢復睜眼等最基本的身體反射，有時候還會不自主的流淚，但是仍然沒有完全醒過來。

植物人和腦死不同。從生理角度來看，植物人的腦電圖還會有一些雜亂的波形，但是腦死患者的腦電圖會變為一條直線。而且植物人的腦幹功能還在，會有自主的呼吸和神經反射，還會無意識的睜眼，甚至有吸吮、躲避疼痛這些基礎的反射。但是腦死患者陷入深度昏迷，無自主呼吸，所有大腦功能都會消失。

植物人還活著，有甦醒的可能，依然有救治的價值，但是腦死者永遠不會出現奇蹟，兩者是生與死的區別。

腦死診斷標準的價值

腦死診斷標準的確立，是一個社會文明進步的體現。它不僅定義了生命的終點，也能指引醫生做出正確決策，更體現了醫學的科學性和人文性。

首先，腦死診斷標準的確立，可以讓病人安靜的離去，並能減少無謂救治帶來的痛苦，從而讓死者更有尊嚴。其次，及時確認死亡可以節省大量的醫療資源，減輕家庭及社會的經濟負擔。最後，腦死診斷標準還可以為器官移植提供更多的可能。

關於最後一點，我來介紹一個我曾經經手的病例。

有一位青年因為嚴重的大腦創傷在ＩＣＵ搶救，專家的多次評估都證明這位青年已經發生了不可逆的腦死。他的父母都是醫生，當他們意識到孩子已經腦死之後，萬分悲痛。但是這對父母還是請求盡快做器官捐贈。因為這位青年生前曾簽署過器官自願捐贈同意書。在他們眼裡，完成孩子的願望，將已經死亡的兒子的器官交給需要它們的人，在某種意義上，兒子的生命才會得以「延續」。

但是，這位青年的妻子卻反對捐贈器官。她認為，只要有心跳就不能算死亡，更不能捐贈器官。過了幾天，這位妻子終於想通，同意捐贈丈夫的器官。但是這位青年此時已經出現了嚴重的全身感染，器官衰竭，錯過了器官捐贈的最佳時期。

毋庸置疑，這位青年的父母和妻子都深愛著他。不過，父母的愛更理性，他們希望青年在死後依然可以給社會帶來更大的價值。而妻子的愛更感性，不想在丈夫還有心跳的情況下就捐贈器官，因此也錯過了捐贈器官的最佳時間。所以，腦死診斷標準的確立不僅讓死亡標準的診斷更加科學，而且具有更長遠的社會意義。

薄世寧的醫學通識

只有確定了唯一的終點，才有了無限選擇的起點。

11 世上最聰明的人怎麼看病？

世界上有著不計其數的醫院和醫生。那麼對於同一種病，不同的醫生會不會給出不同的治療意見呢？

答案是，會。這一節我們先從一個案例說起。

世界頭號對沖基金——橋水基金創始人瑞．達利歐（Ray Dalio），有人說他是「對沖基金教父」、「投資界的賈伯斯」，有人說他對經濟的分析比美國聯準會（FED，美國央行的簡稱）還要準。在他的《原則》（*Principles:Life and Work*）一書中，達利歐講到自己看病的經過。

幾年前，達利歐在約翰．霍普金斯醫院（The Johns Hopkins Hospital）體檢時，發現食道出了問題，於是找了一位醫學專家。這位專家認為，這種症狀沒有治療的好辦法，只能先進行病情觀察，但是三至五年後可能會發生癌變，變成食道癌。達利歐不放心，他又找了另一位專家。這位專家則認為，應該選擇手術切除，避免以後癌變，手術的成功率是九〇％。

兩位專家給的意見截然不同，達利歐拿不定主意了，他讓兩位專家互通電話一起分析病情，但依然沒有達成一致。於是，達利歐又找了第三位專家。而這位專家的意見又與前兩位不同了，他認為達利歐食道的問題不大，只需每三個月複查一次。

接下來，達利歐又找了第四位、第五位專家。他們的看法和第三位專家大概一致，但是他們建議達利歐先做活體組織切片，也就是從食道上取一塊組織，在顯微鏡下看看究竟是否存在病變。達利歐最後決定遵從多數專家的意見，先做活體組織切片。幾天後，檢查結果出來，一切只是虛驚一場。

這個病例告訴我們，有經驗的醫生在面對同一個病時，給出的治療建議也可能截然不同。所以單獨一個醫生的經驗並不一定可靠。

很多人認為關乎生死的病，不能只看一名醫生，要像達利歐一樣，綜合分析多個醫生的建議，這樣得到最佳治療方案的機會就會大大增加。但是現實未必可行，我們無法跟達利歐比——如果我們真的得了威脅生命的病，根本找不到這麼多專家。

那醫學體系內部有沒有一種辦法，可以幫病人綜合多個專家的意見，讓病人直接拿到最佳治療方案?有，這就是實證醫學（Evidence-Based Medicine）。

實證醫學的定義是，把當前能獲得的最好的研究證據、醫生的專業技能和經驗，以及病人的價值和願望三者結合起來，為病人制訂治療方案。所以**實證醫學就是「證據＋經驗＋患者意願」**，其中最重要的是證據。

權威醫學雜誌《刺胳針》曾經刊登過這樣一句話：「實證醫學是醫學實踐中的人類基因組計畫。」《紐約時報》和《華盛頓郵報》分別對實證醫學發表過這樣的評論：「實證醫學是八十個震盪世界的偉大思想之一。」、「實證醫學將澈底改變二十一世紀的醫學實踐模式。」

醫生的個人經驗可信度最低

根據實證醫學的定義，我們知道了證據是實證醫學的核心。實證醫學把證據品質分成了五級，**第一級最可信**，第二、三、四、五級的可信程度依次遞減。

無論是不是專家，無論工作了多少年，**醫生的個人經驗都屬於第五級證據，也就是可信度最低的證據**。只有在缺乏其他證據的情況下，我們才選擇用醫生的個人經驗給病人看病。

第四級證據是治療前後的對比研究。

第三級證據叫做對照研究：要想看一個治療方法是否有效，一定要和原有的治療方法或者原有的藥物對照，還要和安慰劑對照。因為治療有效未必是藥物的治療作用，也可能是安慰劑效應[27]。透過和安慰劑做對照，我們才能知道一種藥或者治療方法是不是真的有效；透過和原有的治療方法、原有的藥物做對照，我們才知道這種新的治療方法或者藥物是否更具優勢。

下面這個例子可以幫助你理解第五級、第四級和第三級證據的區別。

根據北京大學口腔醫院的統計，超過六五％的人在做牙齒矯正手術之前需要先拔牙，再做矯正[28]。而是否需要拔牙，是醫生依據X光片或者CT結果，並結合病人的具體狀況進行判斷的。我們現在假設你的醫生在評估完你的情況後，勸說你先拔幾顆牙再矯正牙齒。你問醫生：「我只是做矯正，為什麼要拔牙？」

如果醫生告訴你，他的老師就是這麼教的，這是個人經驗。個人經驗是第五級證據，是實證醫學中最不可靠的證據。

如果醫生說，他曾看診過幾百例拔牙後再做矯正牙齒的病人，對比治療前，病人都滿意治療後的效果。這種把治療前和治療後做比對的研究是第四級證據，可信度只比個人經驗高一些。

如果醫生告訴你，他觀察了幾百例拔牙後矯正，和幾百例不拔牙矯正牙齒病人的指標，這些指標能夠證明拔牙後再矯正牙齒的效果更明顯、更好。比如，拔牙後矯正的病人從側面看更美觀，還可以矯正牙齒前突畸形（齙牙），矯正後也不容易復發。這麼說，你是不是覺得踏實多了呢？這就是第三級證據，也就是對照研究得到的結果，比第五級證據和第四級證據更可靠。

但是，醫生在用拔牙和不拔牙做對比的過程中，仍然摻雜了很多主觀因素。比如，病人的要求和醫生的主觀傾向都會影響研究結果。所以，第三級證據的問題在於，沒有隨機分配研究對象。

透過隨機對照試驗得到的證據就是第二級證據。將判斷為可拔可不拔的這部分病人，隨

27 安慰劑效應是指病人雖然獲得無效的治療，但實際上症狀卻得到緩解的現象，用於這種無效的治療或藥物，即為安慰劑。安慰劑本身沒有實質性生理或藥理作用。

28 謝以岳、屠嫩斐、田燕。減數矯治在正畸臨床的應用分析[J].中華口腔正畸學雜誌，1996, 3 (1): 6-8。

機分到拔牙組或者不拔牙組進行治療和觀察，就是隨機對照試驗了。隨機對照試驗得出來的結果更可靠。

第二級證據雖然可信度很高，但是它依然有可能受到地區、人種、衛生情況等因素的影響。比如，一個地區的人適合拔牙矯正牙齒，但是另一個地區的人就未必適合。怎麼辦呢？把各個地區甚至全世界發表的隨機對照研究結論都拿過來，用一套科學的方法進行客觀評價、綜合分析，得出的結論就更有參考價值、更可靠了。這就是一級證據，稱為Meta分析（統合分析），它是級別最高的證據。

名醫與人工智慧的對決

實證醫學最大的優勢是綜合評價當前能夠獲得的可靠的證據。這樣也就避免了醫生的個人經驗帶來的偏差。實證醫學得到的結論也可以進行標準化推廣，從而最大限度的避免由於醫生水準差異導致的治療水準差異。實證醫學是讓病人獲得最佳治療方案的辦法，也是目前醫生制訂治療方案所遵循的依據。

二〇一八年六月三十日，在北京國際會議中心，一群頂級醫生和人工智慧展開了一場比讀腦部核磁共振，或者CT片子速度和正確率的競賽。人工智慧的速度當然更快，而且比人快了三十倍以上。在準確率上，這些頂級醫生的準確率是六六%，而人工智慧的準確率達到了八七%，人工智慧「完勝」這些全國頂級醫院的頂級醫生。

大家都說，這是人工智慧戰勝了醫生。但是人工智慧演算法綜合利用了現階段醫學能夠得到的最好資料和證據，也就是說，人工智慧的基礎就是實證醫學。

看似是人工智慧戰勝了醫生，但其實，是實證醫學戰勝了個人經驗。

薄世寧的醫學通識

有的人把一個錯誤重複了幾十年，然後，把它叫做經驗。

12 避孕藥，把女人的身體還給女人

人是地球上唯一一種不以繁衍為主要目的而進行性交的物種，但是性交又很難和繁衍分割。所以，女性參與性活動的代價遠大於男性。這主要表現在過度生育和意外懷孕兩個方面。過度生育問題會讓女性無法工作，依附於男性，並承擔生產過程中的風險。同時它還會帶來疾病、死亡、貧窮，以及隨之而來的過重的社會負擔。而意外懷孕則帶來了墮胎問題和對身體的傷害問題。

在口服避孕藥（按：事前避孕藥）出現之前，這兩個問題給女性帶來了極大的困擾。避孕藥的出現，則實質性的解決了這兩個問題。口服避孕藥的主要目的不是治病，而是以藥的形式把女人的身體還給女人。權威期刊《英國醫學期刊》把口服避孕藥評為醫學界的里程碑之一，和抗生素、疫苗、DNA的發現並駕齊驅。《經濟學人》（*The Economist*）將避孕藥看作二十世紀最重要的科學進步之一。

讓生育和性愛分割

避孕是剛性需求。在沒有避孕藥具（按：藥品和醫療器具）的年代，人們用了各種

「神奇」的招數來避孕，比如，把檸檬切一半挖空塞到陰道裡、將羊的盲腸當避孕套使用、喝水銀……使用這些方法避孕，不僅效果不可靠，而且對女性的身體傷害很大。

一九六〇年以前，即便是在避孕藥研發的「娘家」美國，人們也不能談論避孕，因為談論避孕是違法的。當時的人們認為，有了避孕的東西會讓人變得淫蕩，會增加人們偷情的機率。而且有的信仰認為，避孕違背自然法則。

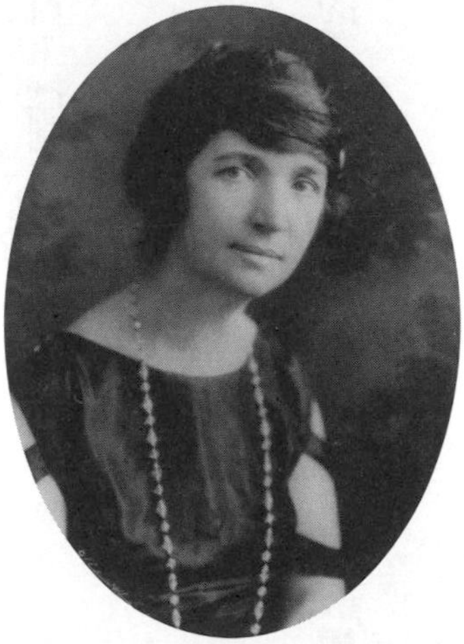
▲ 圖 5-20　推動口服避孕藥研發的瑪格麗特・桑格女士。

就是在這樣的環境下，一個由四人組成的團隊，冒天下之大不韙（按：韙音同偉，比喻不顧一切去做全天下人都認為不對的事）研發出了避孕藥[29]。團隊中負責宣傳的是堅決推廣女性避孕的社會改革家瑪格麗特・桑格（Margaret Sanger，見圖 5-20）。她的母親在第十八次懷孕時去世，她目睹了過度生育給女人帶來的痛苦。團隊中負責動物實驗的是格雷格里・平卡斯（Gregory Pincus），他原本是哈佛大學的教授，雖然他給兔子做體外受精的試驗成

29 喬納森・艾格．魔丸的誕生[M]．語冰譯．桂林：廣西師範大學出版社，二〇一八。

功了，但是學校卻以褻瀆生命為由開除了他。團隊中負責臨床試驗的是婦科醫生約翰・洛克（John Rock）。嚴格的臨床試驗，是藥品申報必不可少的環節。

這個團隊雖小，但是分工明確。最關鍵的是，一旦避孕藥研發成功，必將在未來產生巨大收益——把女人的身體還給女人。有痛點、有團隊，還有巨大的未來收益，這時，投資人凱薩琳・麥考米克（Kathryn McCormick）出現了——她是一家國際收割機公司的老闆娘。凱薩琳的丈夫患有思覺失調症，不適合生育，所以她也堅定不移的贊成科學避孕。

避孕藥的研發過程很曲折，但最終獲得了成功，一九五七年美國FDA批准了避孕藥的使用。但當時不能談論避孕，所以FDA批准這種藥物用於治療月經不順，但是在藥品說明書裡註明其副作用是阻止排卵（不排卵不就等於避孕嗎？）。口服避孕藥一上市，就有幾十萬女性以月經不順為理由來開藥。但顯然，她們是衝著這個藥的副作用，也就是避孕來的。

一九六〇年，美國FDA正式批准其可以作為一種口服的避孕藥使用。從此，這個充滿魔力的小藥丸把性愛和生育分割開來，讓女人可以自主控制是否生育。

對口服避孕藥的誤解

口服避孕藥可以透過抑制排卵、使子宮頸黏液的黏稠度增加而阻礙精子通過、改變子宮內膜形態阻礙受精卵著床等方式，達到避孕的目的。

如果正確使用口服避孕藥，避孕有效性大於九九％[30]。在西方，女性透過常規服用口服避孕藥來避孕的比例是三〇%至五〇%；而在中國，這個比例不足三%[31]，口服避孕藥是被誤解最深的藥。

人們對口服避孕藥的第一個誤解是，它只能用於避孕。其實，口服避孕藥對**痤瘡**（按：青春痘）、**功能性子宮出血**的治療效果都很好。

據報導，口服避孕藥治療原發性經痛，和與子宮內膜異位症相關的經痛的有效率達七五%以上。口服避孕藥甚至可以**輔助不孕症的病人懷孕**，比如，由於患有多囊卵巢症候群而不孕的女性（激素水平紊亂致使排卵功能紊亂或喪失，從而導致不孕）。口服避孕藥可以調理月經，等月經調理好後，需要懷孕時再用其他藥物誘發排卵。這樣，很多女性就可以成功懷孕了。在一些特殊時期（比如大學聯考時、比賽時、游泳時），女性還可以使用口服避孕藥人為的推遲月經到來的時間。

另外，現有研究證據顯示，口服避孕藥對降低某些婦科癌症的患病機率還有一定作用，如**長期服用口服避孕藥，可以降低患子宮內膜癌的風險**。研究人員發現，每口服五年避孕藥就與大約二五%的子宮內膜癌風險降低有關，而且停止服用口服避孕藥後，風險降低的效果

30 James Trussell. Understanding contraceptive failure [J]. Best Practice & Research Clinical Obstetrics & Gynaecology, 2009, 23 (2): 199-209.

31 中國人口宣傳教育中心·中國性與生殖健康網路調查[R]. 2016。

仍能持續三十餘年。即使停藥後，藥物的保護作用還會持續很久[32]。

對口服避孕藥的第二個誤解是，它會帶來肥胖和影響之後正常懷孕等副作用。其實，口服避孕藥是雌激素和孕激素的合劑，這和引發肥胖的糖皮質激素是兩碼事。少數病人在服用避孕藥早期，可能出現輕度水腫和體重增加的情況，但是症狀非常輕微。持續服用後，這種症狀也就會慢慢消失了。

至於避孕藥會影響以後懷孕的看法就更是誤會了。實際上，某個月停止服用避孕藥，下個月就可以正常懷孕了；服用短效避孕藥的女性在停藥後的一年內的懷孕率，和未服用短效避孕藥的女性相似[33]。

口服避孕藥確實也有一定的副作用，但是副作用出現的機率低且輕微，包括短暫而小量的陰道出血、乳房脹痛、月經量減少等。最大的副作用是**增加了患血栓的風險**。所以**三十五歲以上、吸菸或有心腦血管疾病的女性，不推薦用口服避孕藥**。

而對口服避孕藥的第三個誤解是，口服避孕藥和緊急避孕藥（按：事後避孕藥）是一回事。

口服避孕藥和緊急避孕藥是兩碼事。**口服避孕藥主要透過抑制排卵防止懷孕，副作用很小。而緊急避孕藥的作用是阻止受精卵著床，它的副作用遠大於口服避孕藥**。有的女性不敢吃口服避孕藥，卻不排拒緊急避孕藥。有藥局統計，每年情人節過後，緊急避孕藥的銷量都會增加五〇%。緊急避孕藥避孕的有效率為七四%至八五%[34]，遠低於口服短效避孕藥，而且是一種「事後補救」措施，頻繁服用還會帶來內分泌紊亂、月經紊亂等副作用[35]。

避孕藥讓性愛與生育分割，這是讓女人能為自己的身體做主的關鍵一步。但是，醫學所做的遠不只這些。

讓生育和死亡分割

以前，沒有科學的接生手段，只有一些沒有接受過任何醫學教育的老人充當接生婆，生孩子被看作一隻腳踏進了鬼門關，能否母子平安，全靠運氣。世界衛生組織統計資料顯示，全世界約八〇%的孕產婦死亡是由直接原因導致的，主要死因是嚴重的大出血、感染、

32 Wentzensen N, De Gonzalez A B. The Pill's gestation: from birth control to cancer prevention [J]. The Lancet Oncology, 2015, 16 (9): 1004-1006.

33 Cronin M, Schellschmidt I, Dinger J. Rate of pregnancy after using drospirenone and other progestin-containing oralcontraceptives [J]. Obstetrics and Gynecology, 2009, 114 (3): 616-622.

34 Ho, Chung P, Emergency contraception: methods and efficacy [J]. Current Opinion in Obstetrics and Gynecology, 2000, 12 (3): 175-179.

35 International Consortium for Emergency Contracepetion. Emergency contraceptive pills: medical and service delivery guidance [EB/OL]. https://www.cecinfo.org/icec-publications/emergency-contraception-pills-medical-service-delivery-guidelines-fourth-edition/.

妊娠高血壓，還有難產[36]。生育給女人的身體甚至生命帶來了巨大威脅。如果出現了產婦大出血、胎兒頭部太大很難通過產道、胎兒體位異常或者胎位不正的情況，多數時候產婦會死亡，甚至一屍兩命。

但是現在，產婦生孩子都在熟練的醫護人員的輔助下進行。具有專業技能的助產士、產科醫生、麻醉師，能夠讓女性生產更加安全。

手術可以處理大出血、縫合撕裂的產道。各種助產技術可以在產婦胎位不正的時候輔助生產，在危急時刻，產科醫生還可以進行剖腹產。抗生素的使用和無菌操作，又減少了圍產期[37]的感染。

一九四九年之前中國孕產婦死亡率是每十萬人死亡一千五百人，二〇一八年這個數字降低到了每十萬人死亡十八．三人，下降了九九％以上[38]。醫學把生育和死亡分開，讓女人想生的時候可以安全的生。

讓生育和年齡分割

醫學還能做到讓女性想什麼時候生就什麼時候生。

有些女性年輕時不想生孩子，而女性的生育力在三十五歲後會迅速下降。如果年輕時不生，萬一以後後悔了怎麼辦？凍卵技術就是一種「後悔藥」。這同樣是把女性對身體的自主權還給女性。

根據網路報導，蘋果、臉書等公司，都相繼提出了給女高階主管報銷凍卵手術費用的政策，目的就是鼓勵女性員工先為事業奮鬥。

凍卵技術就是把卵子取出來後放到保護液中，再立刻投入零下一百九十六度的液氮裡保存起來。

這個過程就像卵子瞬間被封存到了玻璃裡面，所以也叫玻璃化冷凍（Vitrification）。需要用卵子時，再將它取出來復原就可以了。

但是當前的醫療技術還沒辦法保證冷凍的卵子能一〇〇%復原、受孕。而且按照國際慣例，冷凍卵子的保存期不超過五年。

根據美國輔助生殖技術協會二〇一三年的統計資料顯示，美國凍卵受孕成功率最高的是，新澤西州的一家輔助生殖中心，凍卵復原後成功受孕的比例最高可以達到六一．三%，但它的前提是在三十五歲之前冷凍；如果超過四十歲再凍卵，成功比例就會大大降低到

36 世界衛生組織．孕產婦死亡率[EB/OL]. https://www.who.int/maternal_child_adolescent/topics/maternal/maternal_perinatal/zh/。

37 圍產期指懷孕二十八週到產後一週這一分娩前後的重要時期。

38 國家衛生健康委員會．中國婦幼健康事業發展報告[R]. 2019。

四四・六%[39]（見圖5-21）。

在未來，隨著醫學的進步，凍卵復原後受孕的成功率一定會越來越高，凍卵安全保存年限也會越來越長，從而能夠給更多女性提供更多選擇。

避孕藥的發明、專業助產術和凍卵技術的產生，都增加了女性對自己身體做主的權利，但真正把女人的身體還給女人，依然任重而道遠。

薄世寧的醫學通識

未來一定會來，讓它準備好了再來。

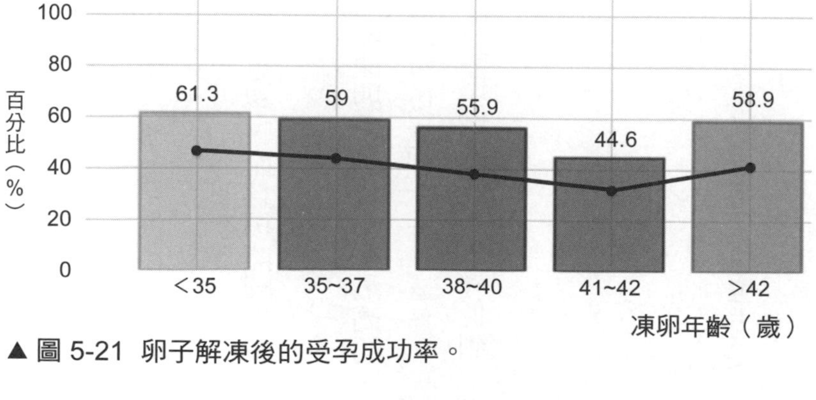

▲ 圖 5-21 卵子解凍後的受孕成功率。

13 諾貝爾獎，所有的科學獎都是醫學獎

諾貝爾生理學或醫學獎是醫學研究領域最為權威的獎項之一，它代表了世界範圍內醫學研究的風向指標。從一九〇一年第一次頒獎到二〇一八年，諾貝爾生理學或醫學獎一共頒發了一百零九次，中間因為戰爭暫停過九次。

在我看來，雖然諾貝爾生理學或醫學獎一直在為別的研究頒獎，但是它本身就是一座醫學的豐碑。**雖然諾貝爾科學獎分為物理、化學、醫學等多個獎項，但各學科之間的界限沒法明確區分，各學科交叉融合，所有前沿的研究成果都可以為醫學所用。從這個意義來說，所有的科學獎都是醫學獎。**

這一節，我就透過梳理這些獲獎項目，尤其是諾貝爾生理學或醫學獎的獲獎項目，來總結一下醫學發展的幾大特點。

---

39 IVF Success Rates For Fertility Clinics in the United States [EB/OL]. https://fertilitysuccessrates.com/#data。

借鑑所有科學的精華

先從一位名叫阿齊茲・桑賈爾（Aziz Sancar）的美國遺傳學科學家說起。桑賈爾是發現「基因修復機制」的關鍵人物之一。我們知道，在環境因素的作用下或者隨著時間的推移，基因會發生突變。但是，人體有一種基因修復機制，可以主動修復受損的基因片段。這個機制在研究衰老、癌症和遺傳病方面都有巨大的價值。

鑑於這麼突出的貢獻，所有人都認為桑賈爾肯定能獲得諾貝爾生理學或醫學獎。然而，二〇一五年十月五日，諾貝爾獎委員會隆重公布，把諾貝爾生理學或醫學獎頒發給中國科學家屠呦呦以及另外兩名外國的科學家，以表彰他們在寄生蟲治療領域做出的貢獻。桑賈爾甚至沒被提名，他無比失望。

但是到了十月七日凌晨五點，桑賈爾的妻子接了個電話，然後對桑賈爾說：「這個電話非常重要，你得親自接。」接到這個電話，桑賈爾激動無比，原來這是諾貝爾獎委員會打來的：「桑賈爾教授，祝賀你獲得了今年的諾貝爾化學獎。」

所有人都認為基因修復屬於醫學領域，桑賈爾教授怎麼會得諾貝爾化學獎？因為，科學發展到今天，這些頂級研究已經很難完全區分到底算化學、物理，還是醫學了。最初，人們為了提高研究效率，人為的把自然科學分成了不同學科。但隨著研究的深入，人們才發現這些研究都是在為生命服務。不論是什麼學科，只要是先進的技術、科學的理論，都被醫學借鑑了。

一百多年來，有近一半的諾貝爾生理學或醫學獎涉及多個學科。比如，二〇一八年的諾貝爾物理學獎頒給了發明光學鑷子和雷射刀的三位科學家。乍看之下，這兩個發明屬於物理學領域。光學鑷子是用雷射「捏住」病毒、細菌、細胞、分子、原子這樣的小東西，而且不損傷它們。這個技術為醫學研究甚至治療，打開了無限的空間。雷射刀則是透過改變雷射的脈衝和強度，讓雷射變成刀。這個技術已經被醫學廣泛利用，每年有無數臺精細而創傷小的眼科手術是由最鋒利的雷射刀完成的。那麼為什麼不可以給發明光學鑷子和雷射刀的兩位科學家頒發醫學獎呢？

再比如，二〇一八年的諾貝爾化學獎頒給了三位科學家，他們利用生物遺傳變異和選擇的原理，發明了讓微生物製造對人體有益蛋白質的技術。這一技術的成果也被用在醫學上。以這一化學技術作為原理研發出的抗體藥物，已經應用在對牛皮癬（銀屑病）、類風溼性關節炎，還有其他自體免疫性疾病等疾病的治療上。這個技術給無數在痛苦中掙扎的患者帶來了福音。它到底該算化學還是醫學呢？

這就是醫學發展的第一大特點——醫學借鑑了所有科學的精華，所有自然科學的進步都終將為醫學所用。

基礎研究推動臨床技術的飛躍

我統計了一百多年來的諾貝爾生理學或醫學獎，發現能夠獲獎的臨床專案越來越少，近幾十年來大多數獲獎的項目都是基礎研究。也就是說，以病因和機制研究為主的基礎醫學始終是醫學研究的熱點。

你可能會問：臨床技術能直接用在病人身上，讓病人獲益，為什麼不多給這些項目發獎呢？這麼理解就過於簡單了。基礎研究是人類智慧不斷累積和交換替代的結果，只要研究透徹，必將帶來臨床技術的飛躍。

比如，一九四六年諾貝爾生理學或醫學獎的獲獎專案，是「X光輻射可誘導細胞突變、死亡的發現」，這是基礎研究。在它的基礎上，癌症的放射線治療才會得到越來越深入的研究。放射線治療就是一項治療腫瘤的臨床項目。

比如，一九七一年諾貝爾生理學或醫學獎的獲獎專案，是「激素作用機制的發現」，這也是基礎研究。在它的基礎上不斷深入發展，才有了今天的乳癌內分泌治療、更年期荷爾蒙補充、前列腺癌的激素治療等臨床治療專案。

再比如，二〇〇八年諾貝爾生理學或醫學獎的獲獎項目，分別是「引起子宮頸癌的人乳頭狀瘤病毒的發現」、「愛滋病病毒的發現」，也是基礎研究。找到了病毒，人類才有了後來的反轉錄酶抑制劑（NRTI），以及高效反逆轉錄病毒治療的方法。今天的愛滋病病人在強效的抗病毒藥物的幫助下，預期壽命已經接近正常人。

臨床項目只是對基礎研究的運用，沒有一個臨床項目會永垂不朽——臨床項目可能經過很多年的推廣後，被證明是「錯」的。比如，前面幾章提到過，一九四九年的諾貝爾生理學或醫學獎，頒給了發明用前額葉切除手術治療重度精神病的醫生。後來人們發現這種手術效果並不理想，副作用很大，病人會承受極大的痛苦，這個獎就是典型的「發錯」了。

所以基礎研究越深入，人們對生命的認知就會越透澈，醫學的地基就能打得越牢固，醫學這座大廈也就能建得越高。這也是醫學發展的第二大特點——基礎研究始終是醫學研究的熱點。

醫學研究越微觀，越治本

縱觀諾貝爾獎一百餘年的獲獎專案，我認為一九六二年是個轉捩點。在這一年，諾貝爾生理學或醫學獎頒發給了發現DNA雙螺旋結構的科學家。DNA結構的發現，讓醫學研究從宏觀到微觀成為可能。

近二十年，七五％的諾貝爾生理學或醫學獎的獲獎項目，都是對微觀的基因和分子層面的研究。比如，諾貝爾獎的獲獎項目之一——人體生物鐘的分子機制研究，證實了只有順應生物節律，不熬夜，才能保持健康的體魄。再比如，對染色體和端粒的研究這一諾貝爾獎獲獎專案，證實了人類的壽命極限是「寫」在染色體上的。所有這些微觀的研究，都是宏觀的生命及疾病方面認知的基礎。微觀研究的不斷深入必將帶來臨床治療的突破和進展。

急性淋巴細胞性白血病是兒童白血病的一種常見類型，以前治療這種疾病主要靠化療。化療很痛苦，而且無法給每個人帶來理想的治療效果，仍然有一五％至二〇％的病人病情會復發。美國女孩艾米麗・懷特海德（Emily Whitehead），就是一個反覆化療失敗的例子。

到了疾病後期，她已經走投無路了。

這時，一種叫做CAR-T（嵌合抗原受體T細胞免疫療法）的免疫療法出現了。CAR-T的原理就是把殺腫瘤的T細胞從病人體內提取出來，在體外對其進行修飾，並給其加上一個專門尋找癌細胞的GPS；然後人工增加這些加了GPS的細胞的數量，將其回輸到病人體內，讓它們攻擊癌症細胞。

生命垂危的艾米麗，就在賓夕法尼亞大學醫院（Hospital of the University of Pennsylvania）接受了試驗性CAR-T治療。這是全球第一例接受試驗性CAR-T療法的兒童患者。治療一週後，艾米麗從昏迷中醒來。奇蹟出現了，她的白血病細胞消失了，至今沒有復發。

宏觀上可以救命的CAR-T療法，正是百年來無數微觀研究促成的。這些微觀研究包括癌症基因的研究、免疫細胞的研究、細胞表面受體的研究，以及免疫細胞如何識別癌細胞的機制研究……。

這就是醫學發展的第三個特點——微觀醫學研究是宏觀研究的基礎，醫學研究越深入、越微觀，也就為認知和治癒疾病帶來了越多的可能。

薄世寧的醫學通識

醫學借鑑了人類科學的精華，所有的科學獎都是醫學獎。

第六章

改變醫學發展的大醫生

在醫學發展史上，具有突出貢獻、名滿天下的醫學大家有很多。這一章，我將從貢獻、精神和帶來的理念轉變這三個角度，選取具有代表性的六位醫生，告訴你他們是如何推動醫學發展的。

01 希波克拉底，確立醫生的職業道德準則

每個醫生都知道希波克拉底和《希波克拉底誓言》（*The Oath of Hippocrates*）。在很多西方國家，醫學院學生在入學，或者畢業後即將開始醫生的職業生涯時，都要宣讀《希波克拉底誓言》或以它為藍本的從醫誓言，《希波克拉底誓言》的提出者——古希臘醫生希波克拉底，幫助人們樹立了正確的疾病觀，開發了相應的醫療技術，確立了行業規則和職業道德規範，希波克拉底也因此被視為西方醫學奠基人，被尊稱為「西方醫學之父」。

接下來，我就帶你從疾病觀的形成、醫療技術的出現、行業規則和職業道德的確立這三方面，重新見證西方醫學的誕生。

正確疾病觀的形成

思想體系是所有學科的立足之本，疾病觀就是醫學的思想體系。在希波克拉底之前，巫醫不分的神鬼疾病觀認為病都是由神鬼引起的。巫師也充當醫生，醫生也用一些巫術治

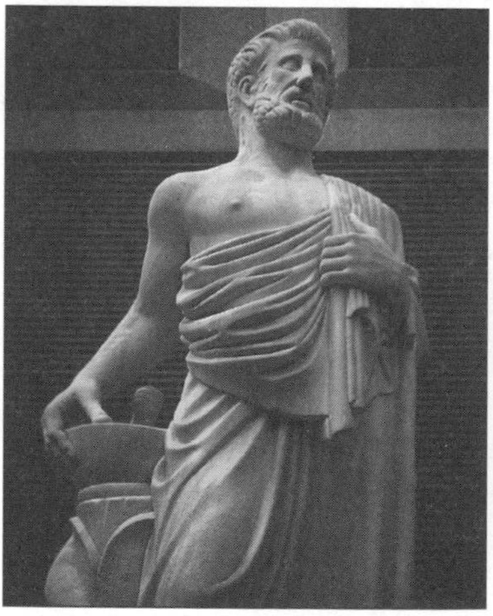

▲ 圖 6-1 伊利諾伊大學醫學中心的希波克拉底雕像。

病。這種狀況一直持續到希波克拉底生活的西元前四六〇年至西元前三七〇年，距離現在大約兩千五百年，相當於中國的春秋戰國時期。

希波克拉底出生於古希臘愛琴海東南部的科斯島。科斯島是一個富庶的海島，位於海灣入口處，地理位置優越，利於航海，當地貿易繁榮、經濟發達。生產力的發展帶來了體力勞動和腦力勞動的分工。這種氛圍為西方醫學的誕生提供了基礎和條件。

有這樣一個關於希波克拉底的傳說。

有一天，在科斯島的貿易市場上，突然有人倒地，意識不清、手腳抽動、口吐白沫。這時，一個巫醫擠出人群：「這個人中邪了，他一定是冒犯了神鬼。大家快把他抬到神廟去，祈求神靈饒恕就好了。」

大家剛要照做，就聽到一個年輕人的喊聲：「這樣不對，這個人是大腦出了問題，根本不是什麼神鬼懲罰。當務之急是給他嘴裡塞上布，免得他咬傷了自己的舌頭。」

這個年輕人就是希波克拉底。他剛給病人嘴裡塞好布，沒過一會兒病人就恢復了意識。圍觀的百姓歡呼起來，巫醫倉皇而逃。從此，希波克拉底聲名大震，他的行醫足跡遍及科斯島以及島外很多地區。

這個傳說是否真實並不重要，重要的是它讓我們理解了醫學和巫術的區別。從故事中倒地的人的症狀可以看出，他患有癲癇，也就是俗稱的「羊癲瘋」。現代醫學認為癲癇的病理基礎是病人的大腦神經元突然異常放電，導致大腦功能出現短暫異常。所以病人會出現抽搐、意識喪失的症狀，等到神經元恢復正常，病人也就好了。

但當時大家無法解釋這個病。面對多數病人抽搐一會兒自然就好了的情況，巫醫會說：「你們看，這是神鬼附體，念咒語能治好他。」過段時間病人再犯病，巫醫又說：「你們看，這個人又得罪神靈了。」一切解釋不清的症狀，都被巫師當作神鬼的懲罰。所以對癲癇這個病的態度可以看作是一種「試金石」，來檢驗人們的疾病觀屬於「巫」還是「醫」。

希波克拉底認為，所有的病都是人自身出了問題，是一種自然過程，而非由超自然因素或者神鬼所致。他創立了「體液學說」，該學說認為有四種體液（血液、黏液、黃膽汁、黑膽汁）決定著人的健康狀況。

如果體液平衡，人就健康；如果不平衡，人就生病。儘管這個學說缺乏科學基礎，之後也被以科學為基礎的現代醫學理論取代。但是「體液學說」偉大之處在於，這種對疾病的認識，把人從神鬼致病的桎梏中解救了出來，從此以後，人們開始理性的從自身找病因。

希波克拉底幫助人們樹立了正確的疾病觀，這是醫學誕生的第一個標誌。

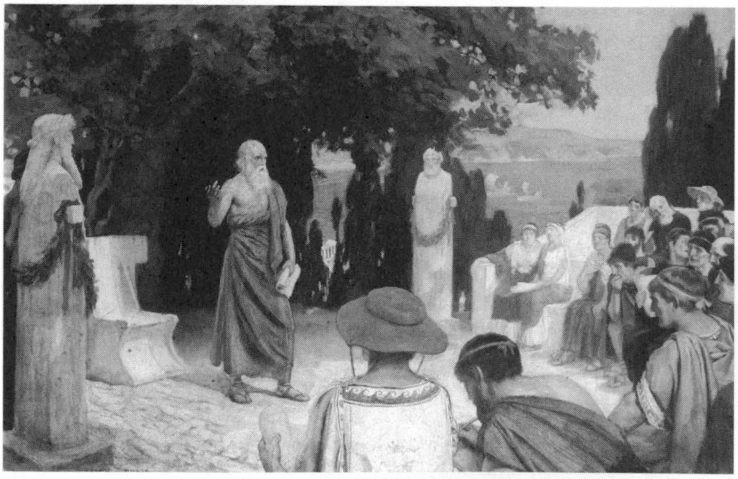

▲ 圖 6-2 希波克拉底在科斯島的懸鈴木樹下傳授醫學。

醫療技術的出現

有什麼樣的疾病觀就會帶來什麼樣的治療方法。在神鬼疾病觀的指導下，疾病的治療方法是驅鬼、祈福、祈禱、祭祀等。希波克拉底的「體液學說」帶來了食療、促瀉、催吐、放血，用植物、動物毛骨以及礦物質治病的方法。因為在他看來，這些方法可以調節體液的平衡。

希波克拉底想出來的方法大多缺乏科學依據，所以多數都被我們摒棄了，但是很多現代醫療技術的原型在那個年代已經開始出現。比如，針對肩關節脫臼的病人，希波克拉底設計出了一種用於治療的牽引固定床，這種讓脫臼復位的原理沿用至今。

再比如，希波克拉底時代的醫生已經開始進行傷口縫合、感染組織切除、骨折固定、膿胸引流（用一根引流管，插入感染的胸腔，將胸腔裡的膿液引流出來以控制感染）等一些簡單的外科操作。這些技術毫無疑問都是現代外科技術的雛形和基礎。

這些都是希波克拉底對醫學的貢獻，也是醫學誕生的第二個標誌——醫療技術的出現。

行業規則和職業道德的確立

其實，只要有了正確的疾病觀，醫療技術的出現只是早晚問題。但是我認為，空有技術只能培養出手藝人（按：以手工技能或其他技藝為業的人），卻很難誕生一門獨立的職業。因為一個職業如果缺乏行業規則和職業道德規範，那麼這個行業一定不會得到規範、理性的發展。

希波克拉底更偉大的地方在於，他確立了醫學的行業規則和職業道德。希波克拉底預見了醫生這個職業可能面臨的道德風險——在資訊不對稱的情況下，掌握資訊的人很可能利用資訊優勢牟取私利。

這種道德風險在今天快速發展的醫學領域尤為明顯。醫學科學高度專業化，一個人要經過幾年，甚至十幾年的專業學習與臨床實踐，才能成為一名合格的醫生，工作後依然每天都要學習。大量的資訊構成了醫生服務病人的基礎，醫學分科也越來越細，不同學科的醫生未必能確切的掌握其他科的資訊。獲取這種資訊對於外行人來說就更是一道極高的門檻，所以醫生和病人處於一種資訊高度不對稱的狀態。如果沒有一個能約束醫生行為的規範，那麼醫生很可能會利用知識不當獲利，就會有道德風險。

在大約兩千五百年前，希波克拉底以誓言的形式確立了行業規則和職業道德，即《希波克拉底誓言》。誓言的第一版原文比較長，以下為節選的關鍵部分：

我要遵守誓約，矢忠不渝。對傳授我醫術的老師，我要像父母一樣敬重。對我的兒子、老師的兒子以及我的門徒，我要悉心傳授醫學知識。我要竭盡全力，採取我認為有利於病人的醫療措施，不能給病人帶來痛苦與危害。我不把毒藥給任何人，也決不授意別人使用它。我要清清白白的行醫和生活。無論進入誰家，只是為了治病，不為所欲為，不接受賄賂，不勾引異性。對看到或聽到不應外傳的私生活，我決不洩露[1]。

這個誓言可以概括為四個方面：尊重老師、不傷害病人、不以職謀私、保護隱私。這不正是很多職業必須堅守的職業規範嗎？比如教師、律師、法官、會計師、審計師……這些以技術為主要服務形式的職業，都可以參照這個誓言中所說的道德準則。

所以希波克拉底的偉大之處不只在於把「醫」與「巫」分離，為西方醫學奠定了基礎，還在於他意識到了職業的危險，並且提出了偉大的職業規範——自律。自律不是醫生個人的道德品質，而是這個行業的職業要求。

這就是醫學誕生的第三個標誌——行業規則和職業道德。

但是客觀的說，這個誓言具有一定的時代局限性。一九四八年，世界醫學會在這個誓言的基礎上修改制定了醫生行業正式的道德規範——《日內瓦宣言》（*Declaration of Geneva*），並在此之後每隔十年重新評估、修改，以符合時代進步的要求。到今天，《希波克拉底誓言》已經經過了八次修改[2]。

---

1 希波克拉底著.《希波克拉底誓言》[M].北京：世界圖書出版公司，二〇〇四。

2 Parsaparsi R W. The Revised Declaration of Geneva: a modern-day physician's pledge [J]. Jama, 2017, 318 (20): 1971-1972.

除了行業自律的誓言之外，各個國家也制定出各種法律、規範、指南，讓醫療這一行為越來越有規範。一個掌握資訊優勢的技術群體，只有嚴格自律、不傷害他人、不謀私，才能真正的履行職責。這也是《希波克拉底誓言》帶給我們的啟示。

歷經兩千五百年，這個誓言依舊有著巨大的價值和意義，無論醫學如何發展，不論時空如何轉換，醫學的精神永遠不會變。

薄世寧的醫學通識

歷史是什麼？是過去傳到將來的回聲，是將來對過去的回饋。

——雨果

02 威廉·奧斯勒，將醫學教育從書本搬到病床邊

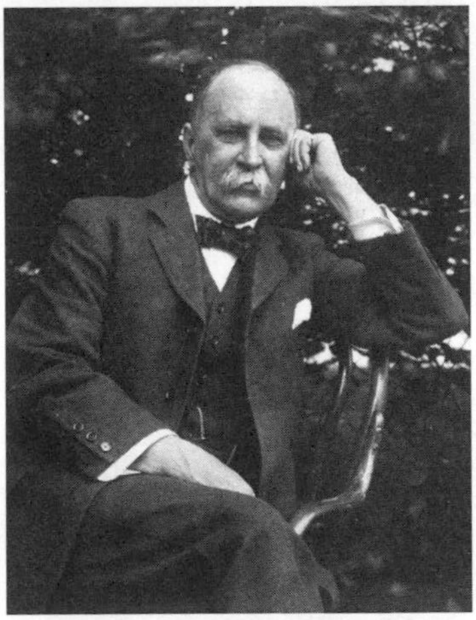

▲ 圖 6-3 「現代醫學之父」威廉·奧斯勒醫生。

每一個醫學院的學生都有讀不完的大部頭書：《生理學》、《生物化學》、《人體解剖學》、《組織胚胎學》、《微生物學》、《內科學》、《外科學》……把這些書疊在一起，肯定比幾個人的身高加起來還高。但是學了這麼多理論，就會看病了嗎？

理論與現實之間永遠存在差距。實踐則是理論和現實之間的橋梁，它是臨床醫學的核心理念。奠定現代醫學教育基礎，用實踐理念去培養年輕醫生的人，就是這一節的主人公——醫學教育家威廉·奧斯勒醫生，他被尊為「現代醫學之父」（見圖 6-3）。

奧斯勒對現代醫學的貢獻，不只在於他在醫學上的重要發現，以及他崇高的職業精神和人格特質，更在於他以實踐培養年輕醫生的教育理念。有人說，美國能成為醫學強國，奧斯勒開創的醫學教育模式功不可沒。

約翰·霍普金斯大學醫學院（The Johns Hopkins University School of Medicine）為美國

醫學教育的典範。《美國新聞與世界報導》（*U.S. News & World Report*）二〇一三年的評選結果顯示，約翰・霍普金斯大學在全美研究型醫學院中排名第二[3]，其主要教學醫院——約翰・霍普金斯醫院從一九九一年到二〇一一年每年都被《美國新聞與世界報導》評為美國排名第一的醫院。

奧斯勒就是約翰・霍普金斯大學醫學院的奠基人之一，他是該校的第一位醫學教授，也是該院的第一位首席醫師。約翰・霍普金斯大學的醫學教育模式，就源於奧斯勒的設想。

用實踐理念培養醫生

一八四九年，奧斯勒出生於加拿大。後來，他來到美國，先後在賓夕法尼亞大學醫學院和約翰・霍普金斯大學醫學院從事醫學教育管理工作。他意識到，北美當時的醫學教育體系存在很大弊端——醫學生在醫學院學的理論知識，不能直接運用在醫院的實踐中。

醫學面對的是活生生的人，每個病人都不同，而且即便是同一種病，不同的病人用同一種治療方法、同一種藥，治療的效果也不一樣。所以醫學充滿著不確定性，如果醫學院的學生畢業以後，直接憑一套生硬的理論去行醫，是不可能服務好病人的。

學校和醫院之間存在著一條巨大的鴻溝，這顯然不利於年輕醫生的成長。於是，奧斯勒潛心研究了適合醫學這個特殊行業的教學模式，提出了以下解決問題的方案。

首先，他建立了「臨床教學」制度，就是醫學生在醫學院上學時，就開始到病房進行臨床實習，邊學習理論邊實踐。天天和病人在一起，認真觀察病情變化，想不成長都難。奧斯勒說：「學習醫學，如果沒有書本的學習，就像沒有航海圖來導引海上航行；如果沒有病人，就像你根本沒有出航[4]。」、「多跟病人說說話，病人的語言就揭示了診斷[5]。」只有反覆實踐，見多識廣，醫生才可以在不確定的臨床醫學面前，給病人最好的治療效果。

其次，如果醫學院的學生畢業之後，直接被分配到不同水準的醫院，那麼他們今後技術進步和能力發展的程度也勢必不同。如果不幸被分配到水準較差的醫院，年輕醫生的職業和技能發展很可能會受到影響。所以，奧斯勒建立了住院醫師規範化培訓制度。這個制度規定醫學院的學生從醫學院畢業後，須繼續進行規範化培訓，不僅要培訓醫學知識、病人管理能力、溝通技巧、實踐技能、多學科協作能力，還要培訓科研能力、教學能力和職業精神。年輕醫生具備了標準化能力之後，再開始服務病人，是對自己負責，也是對病人負責。

這一制度在全世界很多國家施行。在美國，內科系統的醫生要經過三至五年的規範化培訓，外科系統的醫生要經過五至七年規範化培訓。培訓期間，這些醫生的吃住幾乎都在醫

3 Best Graduate Schools | Top Graduate Programs | US News Education [EB/OL]. [2013-06-24]. Grad-schools.usnews.rankingsandreviews.com.

4 威廉·奧斯勒·生活之道[M].桂林：廣西師範大學出版社，二〇一二。

5 Amy Tuteur. Doctor, listen to your patient [EB/OL]. http://www.skepticalob.com/2009/06/doctor-listen-to-your-patient.html, 2009-6-4.

院。在中國醫學院的學生從醫學院畢業後，要先在國家規定的、具有培訓資格的大醫院進行為期三年的住院醫師規範化培訓，培訓合格後才能繼續從醫（按：臺灣醫學教育為六年在校教育外加兩年不分科訓練〔PGY〕）。

奧斯勒終生都在推行用實踐培養醫生的理念、「臨床教學」制度和規範化培訓。實踐是臨床醫學的核心理念，他在理論和診斷之間，理論和臨床治療之間，搭起了一座橋梁。如今，全世界各個領域的醫生都在體系化的醫學教育模式中，在實踐的理念下不斷成長。

實踐——理論和診斷之間的橋梁

有一天，一位中年男性患者，因為體重快速下降、虛弱、疲憊無力到美國哥倫比亞大學（Columbia University）的悉達多．穆克吉（Siddhartha Mukherjee）醫生那裡就診。一般情況下，如果同時出現這幾個症狀，醫生首先會考慮癌症的可能。所以，穆克吉醫生給病人做了全面、詳細的檢查：抽血、CT、超音波、胃鏡、大腸鏡……但是沒有發現癌症的跡象，也沒有診斷出這個病人到底是什麼病。

有一天，穆克吉路過咖啡店時，不經意看到這個病人正在和一位癮君子親密交談。回到醫院後，他馬上建議病人做愛滋病的相關檢查。結果證實，這位病人是位愛滋病患者。

那他為什麼這麼做呢？

多年的醫學實踐經驗告訴穆克吉：這個病人和癮君子走得這麼近，很可能也吸毒。很多吸毒的人有共用注射器的習慣，這樣很容易互相傳播愛滋病。愛滋病早期的病人有疲乏、食欲下降、消瘦的表現，與這名患者的所有症狀都符合[6]。

這個病例說明，在診斷階段，實際情況遠比理論複雜得多。理論上只要符合疾病相應的診斷依據，就可以診斷了。但是現實中用於診斷的證據與線索不會自己跳出來，這需要醫生去挖掘、梳理。除此之外，人是社會中的人，人性的因素也遠比我們想的複雜。有些病人會故意隱瞞病情、隱瞞性傾向、隱瞞心理問題、隱瞞家族病史、接觸史、隱瞞致病的真正原因等。醫生在診斷過程中搜集到的資訊和指標甚至會相互衝突、相互矛盾，客觀檢查的資料和指標也可能並不是完全一致的。

比如，理論上細菌感染的病人由於炎症反應，白血球計數應該增高，但是經常會遇到嚴重感染但白血球計數正常甚至降低的病人。比如，理論上急性心肌梗塞的病人會表現為心前區疼痛，但是經常有老年人因上腹疼痛、胳膊或者咽部不適等症狀來就診，卻最終確診為心肌梗塞。再比如，一個異位妊娠（子宮外孕）、大出血的女性，可能會因為隱私，而隱瞞她的性生活史和月經史。

所有這些問題，都會給臨床醫學增加更多的不確定因素。沒有任何一個公式可以套用在

6 悉達多·穆克吉·醫學的真相：醫生如何在不確定資訊下做出正確決策[M]·潘斕兮譯·北京：中信出版社，二〇一六。

任何一個病人身上。醫生診斷需要抽絲剝繭，挖掘現象背後的本質，找到關鍵證據。沒有豐富的實踐經驗，不可能做到這一點。

實踐，搭起了理論和診斷之間的橋梁。

治療——理論與實踐的結合

相較於治療，實踐就更重要了。舉例來說，肺內的小結節[7]有的時候需要進行穿刺活檢，明確它的病理性質，從而提高診斷正確率。但是人是一個活體，結節的生長部位不同，穿刺難度也不同。肺裡的結節還會隨著呼吸和心跳移動，這些因素都會給穿刺帶來一定難度，醫生能看得到，卻未必能夠穿刺到。

如果結節長在肺的邊緣，很多醫生都可以穿刺成功，但是下面這個病例的結節長在肺內非常深的位置，而且最難的是，它不僅會隨著呼吸移動，而且緊鄰主動脈、靜脈、食道和心臟（見左頁圖6-4）。在穿刺時，如果病人劇烈咳嗽或者醫生的手稍微一抖，後果將不堪設想。

這個時候，任何理論都只是基礎，必須尋找一位實踐經驗豐富的醫生。這個肺的主人前往北京大學腫瘤醫院找到了柳晨醫生。

柳晨醫生在手術前認真的叮囑病人：「千萬別咳嗽，你堅持一下，我一定幫你穿刺成功。」在CT引導下，柳晨醫生慢慢進針，針尖逐步深入，就像帶了導航一樣，準確無誤的刺進了這個幾乎沒人敢穿刺的小結節裡（見圖 6-5）。

在醫學界，有人稱呼柳晨醫生為「中國穿刺第一針」、「針尖上的戰神」。只要是影像上能看到的結節，他就能成功穿刺到。柳晨醫生之所以擁有這麼高的技術，靠的就是豐富的實踐。他讀過幾萬張影像學片子，每天都在不斷的實踐。在每一個結節穿刺之前，他都能立刻在大腦中構建出這個結節的三維空間位置、結構，以及穿刺路徑。他沒有一天離開過臨床實踐。豐富的實踐經驗讓他的治療技術得以不斷提高。柳晨醫生經常對其他醫生說：「穿刺靠的是實踐，靠的是在大腦中本能的形成三維立體影像，靠的是「空間感」和「針感」，也就是穿刺過程中穿刺針穿過不同組織傳遞給手心的感覺。」

今天的每一項治療技術，都建立在理論和實踐相

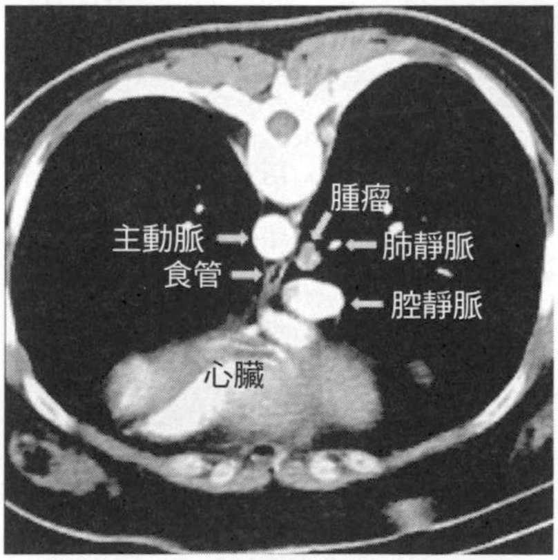

▲ 圖 6-4 肺部結節緊挨主動脈。

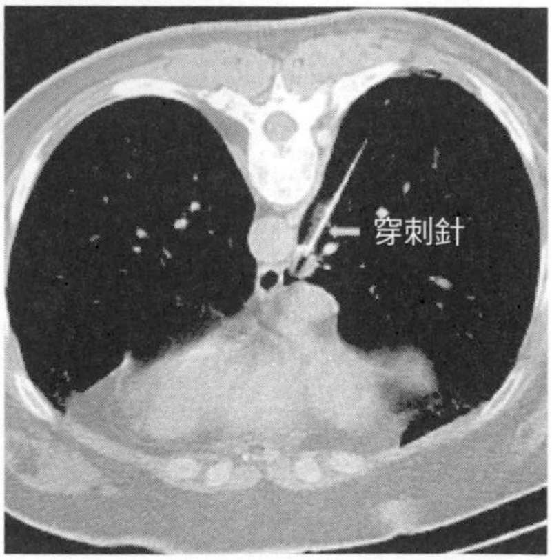

▲ 圖 6-5 穿刺針準確刺入結節。

7 小的局灶性、類圓形、在肺部影像學上表現為直徑小於三公分，位於肺部不透明而密度增高的陰影稱為結節。

結合的基礎上。比如，斷肢再植的手術要在顯微鏡下精細的縫合血管、神經、組織，還要保證縫合後的血液供應，避免斷肢缺血時間過久造成壞死。冠狀動脈搭橋手術要取一段其他位置的血管，在盡可能短的時間內，精確跨過病變血管，搭建另一條「確切吻合」的通道。若沒有豐富的實踐經驗，任何治療技術都不可能做到精益求精。

現代醫學以理論為基礎，以奧斯勒醫生宣導的實踐作為核心理念。醫生只有經過不斷實踐，才能成為病人的忠實服務者。

為醫學做出如此重大貢獻的奧斯勒醫生七十歲時死於肺炎，按照他的遺願，他的遺體被捐贈出來，供年輕醫生解剖研究。這是他為培養年輕醫生做出的最後努力。他說：「就我個人而言，我這輩子最驕傲的，就是把臨床體系與學院的實習教學結合起來。我的墓誌銘不要別的，只說我在病房中教導學生即可。因為到目前為止，在我的心目中，這是我做過最有用、最重要的事[8]。」

薄世寧的醫學通識

醫生為什麼不斷實踐？因為必須用他的確定，盡量對沖醫學的不確定。

03 沃納．福斯曼，拿自己做實驗的瘋狂醫生

人類在探索禁區的過程中，有兩個領域最特殊，一個是太空探索，另外一個就是醫學探索。它們具備三個共性：

第一，對研究對象知之甚少，過程充滿風險。

第二，無論前期做過多少實驗，得出多少資料，最終都要在真人身上驗證。

第三，凱旋與悲劇同行，一旦成功，會給人類帶來巨大福利。一旦失敗，受試者就可能粉身碎骨。

在一九六一年四月十二日，前蘇聯太空人尤里．阿列克謝耶維奇．加加林（Yuri Alekseyevich Gagarin）乘「東方一號」太空船進入太空。人類向著太空這個曾經的禁區，邁出了關鍵一步。但是探索太空禁區的過程並不總是這麼幸運。一九六七年，加加林的同事弗拉迪米爾．科馬洛夫（Vladimir Komarov）乘坐的飛船墜毀。當營救人員找到飛船殘骸時，

8 威廉．奧斯勒．生活之道[M]．桂林：廣西師範大學出版社，二〇一二。

只找到了科馬洛夫腳上的一根骨頭，他身體的其他部分都被燒成了臉盆大小的一團焦炭。在探索太空的過程中，有無數的成功，也有無數的失敗。

那麼在探索醫學禁區的過程中，人們又遇到過哪些困難？醫學上的禁區又是怎樣被打破的呢？

打破心臟禁區的醫生

沃納．福斯曼是探索醫學禁區的代表人物，他曾把導管親手插到了自己的心臟裡，打破了醫療上的一個禁區。

在過去，心臟就是醫療禁區，人們雖然透過解剖動物或者人的屍體，在一定程度上了解了心臟的結構，但是用這樣粗淺的認知給病人診斷或者治療，是起不到太大作用的。因為醫生只有在人活著時測量心臟的內部資料，了解心臟的功能，才有可能更好的了解心臟，從而為病人提供更可靠的診斷和治療。

一九二九年，二十五歲的福斯曼在德國一家醫院當外科醫生。他想，能不能透過血管把導管插到人的心臟裡呢？此前確實有人在動物身上成功的實施過這項實驗，但是在人身上沒有先例。福斯曼和同事商量：「你們說，我把這根管子插到我自己的心臟裡行不行？」大家都不同意，說：「你瘋了？管子進心臟很可能導致嚴重的心律失常，會要你命的。」但福斯曼並沒有放棄這個想法。

後來他成功的說服了一位負責看管手術室的護士作為他的「實驗對象」。於是，兩人悄悄的溜進了手術室。護士躺在手術臺上閉著眼睛，等待福斯曼切開她的血管。但當她睜開眼睛時，卻發現福斯曼躺在另一個手術臺上，他已經用刀切開了自己胳膊上的血管。原來福斯曼說用護士做實驗是假，借用她看管的手術室才是真。之後，福斯曼逆著自己胳膊上的靜脈血管小心翼翼的插入了一根管子。當他插到六十五公分時，護士幫他拍了一張X光片[9]（見圖6-6）。這是人類歷史上第一次把導管插到活人的心臟裡。

完成這次實驗後，福斯曼發表了許多關於向心臟內部插入導管開展研究的論文，但是他遭到了集體攻擊，甚至有人對他說：「你是個瘋子，這是馬

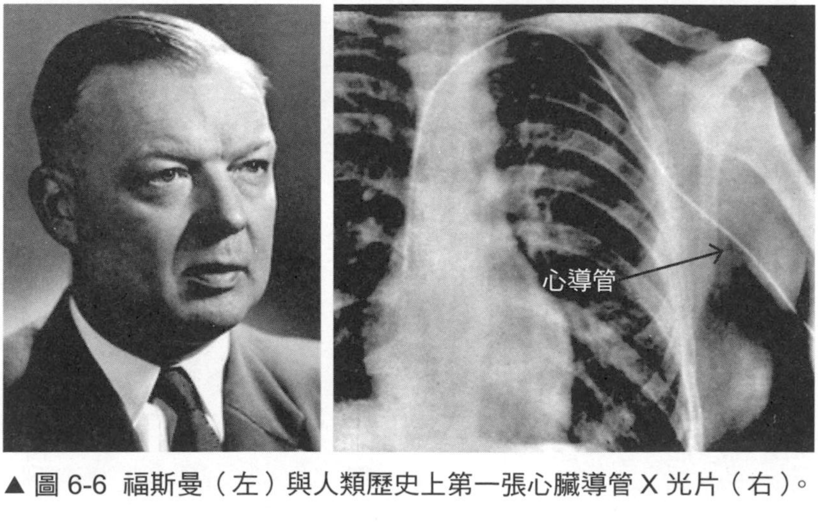

▲ 圖 6-6 福斯曼（左）與人類歷史上第一張心臟導管 X 光片（右）。

9 Forssmann W G, Hirsch J R. 50 years Nobel Prize: Werner Forssmann and the issue of commemorative stamps [J]. European Journal of Medical Research, 2006, 11 (10): 406-408.

戲團的小丑才玩的把戲。」不久之後，醫院把福斯曼開除了。但是他對心臟禁區的探索，讓人們不用切開心臟就可以研究心臟內部的結構和功能，從而得出更精確的診斷。

幾十年後，美國的兩位醫生在福斯曼的研究基礎上，開發出了心臟導管技術。一九五六年，福斯曼和這兩位美國科學家一起獲得了諾貝爾生理學或醫學獎。福斯曼的探索終於得到了認可，並給醫學的發展帶來了巨大的價值。

醫學探索的三個困境及解辦法

醫學研究的是活體，這就決定了對醫學禁區的探索面臨著很大的困境。

第一個困境：技術規範困境。雖然福斯曼的研究成果經過幾十年才得到認可和應用，但他的冒險仍然是幸運的。因為大多數的實驗結果可能根本沒有價值，而且這種自體試驗一旦失敗，很可能帶來受試者死亡的結局。

在以前，醫學研究缺乏技術規範。為了減少對病人的傷害，很多醫生會先做自體試驗，就像福斯曼醫生那樣。因為這樣做大不了是賠上自己的一條命，不會傷害病人或者志願者的利益。

今天，醫學領域不再提倡這種自體試驗了，而是制定了嚴格的技術流程和規範，保證受試者的安全。比如，新藥要通過審核必須經過嚴格的臨床試驗。藥監部門（按：國家藥品監督管理局，臺灣新藥審核單位為衛福部食品藥物管理署）相應的制定出了一整套適用於臨床試驗的流程：先說清楚毒理，並進行過足夠多的動物實驗證明安全後，才能讓健康的志願者試用，最後才會在足夠樣本量的病人身上，開展安全性和有效性的進一步驗證。

嚴格的技術規範，既保證了受試者的安全，又讓醫學研究獲得最大的收益，也就逐步解決了禁區探索的第一個困境。

第二個困境：倫理困境。在醫學上，只要是真正的科學問題一定會有人進行探索。而在探索過程中人們會遇到各式各樣的困境，福斯曼的困境來自技術，有些探索的困境則來自倫理。比如，對性醫學這個禁區的探索就面臨著巨大的倫理和道德困境。實驗者和實驗對象都可能遭到道德上的抨擊。怎麼平息這種道德和倫理壓力？這是擺在研究者面前的問題。研究方法越科學，也就越有可能克服這種困境。

二十世紀中期，美國一名男性婦產科醫生威廉・霍華・麥斯特（William Howell Masters）研究了性高潮。麥斯特認為，如果連人類怎麼繁衍都毫不了解，還談什麼更好的治療呢？只有從醫學領域探尋性活動的本質，用科學方法找到性活動及性高潮的生理基礎和資料，才能得到關於性活動真正的、客觀的醫學解釋。這才能為研究人類繁衍以及治療性功能障礙提供科學資料。

麥斯特在打破性醫學這個禁區時，就用了科學的實驗手段。他先研究了自己和女朋友的身體，後來他在志願者身上貼電極片，綁上血壓袖帶，連上監測儀器，記錄性愛過程中心率、呼吸、血壓等資料的變化。為了觀察女性性器官的變化，他還在女性自慰器上裝上微型攝影鏡頭，記錄自慰過程中陰道壁的變化。在長達十多年的研究中，他對三百八十二名女性和三百一十二名男性的性行為進行了觀察，記錄了上萬次的性高潮資料。

麥斯特利用科學的生理資料，從心率、呼吸、血壓等角度，驗證了什麼是性高潮。比如，他認為陰道高潮和陰蒂高潮產生的生理反應是一致的，也就是說兩種高潮按照生理指標是無法區分的。

儘管麥斯特在實驗過程中，背負了大量的罵名和巨大的社會壓力，但是他用科學的資料第一次探索了性醫學的禁區，並得到了關鍵性的突破。他先後完成了《人類的性反應》（*Human Sexual Response*）及《人類性功能障礙》（*Human Sexual Inadequacy*）兩本著作。他的研究資料直到今天都被看作性醫學研究中的重要進展，對治療性功能障礙性疾病以及研究人類性行為都有巨大價值。

今天，為了解決倫理問題，世界醫學會已經制定了嚴謹的醫學研究倫理規範，各大醫院也都有各自的醫學研究倫理委員會，以規範醫學倫理問題。比如，規定只有符合醫學目的的人體試驗才是正當的，受試者需知情、同意，需對人體受試者進行保護，要為特殊受試者制定特殊的倫理規則。

醫學用技術規範和倫理規範解決了醫學禁區探索的兩大困境——技術規範困境和倫理困境。但是，醫學研究的複雜性遠遠不只這些，在探索禁區的過程裡，時刻都會有新情況出現。比如前文提到，為了保證病人的用藥安全，新藥審核要求必須完成足夠的人體試驗，充分驗證藥物的安全性和有效性後才能上市。那麼，患有罕見疾病的病人怎麼辦？也許等到湊夠了人體試驗的人數，患病的人可能已經錯過了最佳治療時機。

再比如，對於嚴重危及生命且尚無有效治療手段的疾病，病人等著新藥救命，如果按照嚴格的新藥研發、審核流程，可能要經過十幾年的時間，這些病人可能就會在等待過程中喪失生命。這就是醫學探索面臨的第三個困境。

第三個困境：特殊的現實困境。針對特殊的情況，監管部門制定了特殊規範，鼓勵醫學探索的開展。中國國家藥品食品監督管理局（CFDA）於二〇一七年五月發布了《關於鼓勵藥品醫療器械創新，加快新藥醫療器械上市審評審批的相關政策》。該文件指出：

一、加快臨床急需藥品醫療器械審評審核。對於治療嚴重危及生命且尚無有效治療手段疾病的藥品醫療器械，以及其他解決臨床需求具有重大意義的藥品醫療器械，臨床試驗早期、中期指標顯示療效並可預測其臨床價值的，可有條件批准上市。申請人要制訂風險管控計畫，按要求開展確證性臨床試驗，並完成批件中規定的研究內容。鼓勵創新藥物和醫療器械的研發，對列入國家科技重大專項，和國家重點研發計畫支援的創新藥物和醫療器械，給予優先審評審核。

二、支援罕見病治療藥物和醫療器械研發。由衛生計生部門公布罕見病清單，建立罕見病患者註冊登記制度。罕見病治療藥物和醫療器械申請人，可提出減免臨床試驗申請，加快罕見病用藥醫療器械審評審核。對於國外已批准上市的罕見病治療藥物和醫療器械，可有條件批准上市，上市後在規定時間內補做相關研究。

這麼做的目的，是在保證安全的基礎上，盡一切可能為罕見病患者，尤其是那些可能因為缺乏藥物而危及生命的病人帶來生的希望。

未來必然會有更多的禁區需要被打破，我們也仍然會遇到特殊的困境。但是毫無疑問，凡是符合整個人類的利益的探索，都是值得被鼓勵和支持的。

薄世寧的醫學通識

光明和陰影從來都是相伴而行的，當太陽升得越高，陰影的面積也就越小。

04 塞麥爾維斯，宣導洗手竟成醫界公敵

美國醫生阿圖・葛文德（Atul Gawande）在他的著作《清單革命》（*The Checklist Manifesto*）中表示，人類的錯誤分成兩類：無知之錯和無能之錯。無知之錯是指因沒有掌握正確知識而犯的錯。無能之錯是指有了知識而沒有正確運用所犯的錯。很多時候，人們發現無知之錯比無能之錯要付出更多的代價。

一九五四年一月十日，英國海外航空七八一號航班在地中海上空發生解體，機上三十五人無一倖存。事故原因是什麼？

調查發現，該空難的罪魁禍首竟然和壓力艙頂部的窗戶設計相關。這架飛機窗戶為方形，使用的是不透明玻璃纖維板，且採用了衝壓鉚合。這些主要的設計缺陷，導致了飛機在飛行過程中，應力（按：物體受到外力作用時所產生的對抗力，或單位面積上所受之力）讓尖銳的角部首先出現破裂，最終導致機身解體[10]。

---

10 Ministry of Transport and Civil Aviation. Civil aircraft accident: report of the court of inquiry into the accidents to Comet G-ALYP on 10th January, 1954 and Comet G-ALYY on 8th April, 1954 [R]. 1955.

這一設計上的錯誤是認知局限帶來的，屬於無知之錯。無知之錯會給人類帶來災難，但是一旦糾正錯誤，帶來的價值也是不可估量的。我們今天乘坐的所有飛機，艙門和窗戶都改成了橢圓形，玻璃材質和鉚合技術都重新設計，安全係數也就大大提高了。

同樣的，醫學的發展也經歷過很多無知之錯，很多醫生透過發現和糾正無知之錯推動了醫學的發展。其中一位，就是接下來要講到的被譽為「母親們的救星」的匈牙利婦產科醫生——伊格納茲·塞麥爾維斯（見圖6-7）。

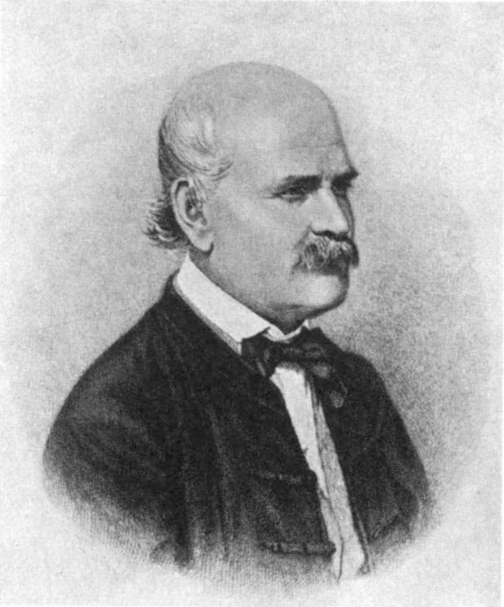

▲圖 6-7「母親們的救星」塞麥爾維斯醫生。

產婦死亡之謎

十九世紀中葉，塞麥爾維斯是奧地利維也納總醫院的一名婦產科醫生。維也納總醫院是當地最大、最好的醫院，每年有六千至七千個孩子在這家醫院出生。

有一天早上，塞麥爾維斯在病房門口被一個孕婦攔住了。這個孕婦跪在地上號啕大哭：「醫生，我求求你，千萬別讓我住在一病區[11]。」

這是怎麼回事呢？

原來，當時維也納總醫院有兩個婦產科病區，兩個病區的規模差不多，每年出生的孩子數量也差不多。但是，一病區產婦的死亡率非常高。根據當時的統計，一八四〇年至一八四六年，一病區和二病區各自收治了大約兩萬名產婦。但是，一病區有將近四千名產婦死亡，而二病區只有七百名左右的產婦死亡。

這些產婦都曾出現畏寒、發燒、呼吸困難等症狀，幾天就去世了。這種病就是產褥熱。現代醫學已經知道產褥熱是由細菌感染引起的——細菌經過產道進入人體，引起嚴重的感染、休克、器官衰竭，導致死亡。

但是，當時醫學界根本不知道細菌的存在，更不知道感染是怎麼回事。塞麥爾維斯在他的書中寫道：「數個世紀以來的研究告訴我們，產婦是死於一種看不見的傳染病，原因可能是空氣的變化或外太空的影響，或地球本身的移動，如地震。」塞麥爾維斯記錄的是當時醫學界的普遍看法。

在整個理論體系都出現錯誤的情況下，很難有人能跳出桎梏，從一個更高的層面去審視和發現這種無知之錯。但塞麥爾維斯其實並不認可醫學界的這種說法，可他也找不到發病的原因。他調查了產房的通風情況、床位之間的距離、產婦攝取的營養，觀察了一病區負責接生的醫生和二病區負責接生的助產士的接生手法、姿勢，甚至連兩個病區產婦的宗教信仰都

11 Ignaz Semmelweis. Etiology, Concept and Prophylaxis of Childbed Fever [M]. Madison: University of Wisconsin Press, 1983.

調查了，依然沒有任何發現。

塞麥爾維斯寫道：「這使我如此痛苦，生活似乎毫無價值。」

醫院的洗手革命

這時，一件看似偶然的事情為塞麥爾維斯提供了新的思路。一個醫生在給死亡的產婦做屍體解剖時不小心劃破了手指，之後這個醫生也出現了與產褥熱一樣的症狀，很快就死了。

塞麥爾維斯想：會不會是屍體上的什麼「毒」透過傷口進入這個醫生的身體，導致他的死亡？因為一病區接生的醫生會在解剖屍體後，檢查剛生產完的產婦，而二病區接生的助產士從來不參與屍體解剖。一定是醫生在做完屍體解剖後不洗手，把這種毒傳給了產婦。所以一病區產婦的死亡率才會比二病區高這麼多。

於是，塞麥爾維斯要求每個醫生和護士，必須用含有漂白粉的水洗手之後再去接生。這一措施的效果可以用奇蹟來形容。一八四七年四月，維也納總醫院的產婦死亡率為一八・三%，五月中旬開始洗手後，六月的死亡率下降到二・二%，死亡率下降了約九〇%（見左頁圖6-8）。

到此，塞麥爾維斯以不可辯駁的事實，驗證了引起產褥熱的原因——屍體上的「毒」。只要經過嚴格洗手這項簡單的操作，就可以在一定程度上有效的預防產褥熱，他發現並且親自糾正了體系的無知之錯。一八六一年，塞麥爾維斯將他的發現整理後，發表了醫學著作《產褥熱的死因及其防治》（*Etiology, Concept and Prophylaxis of Childbed Fever*）。一百七十多年前，在醫學還不是很發達的情況下，能有這樣一種醫學突破是非常難能可貴的。

拯救千萬產婦的醫學界叛徒

那麼如今在醫學體系內部，有沒有一種發現和糾正無知之錯的科學方法呢？有的。

其實我們注意到了，這個案例中，塞麥爾維斯能意識到體系內部出了問題，有一個關鍵原因，就是醫院分了兩個病區，而且兩個病區之間的死亡率有顯著差異。假設維也納總醫院只有一個病區，或者兩個病區死亡率接近，那麼恐怕再天才的醫生，也很難懷疑產婦的高病死率是體系內

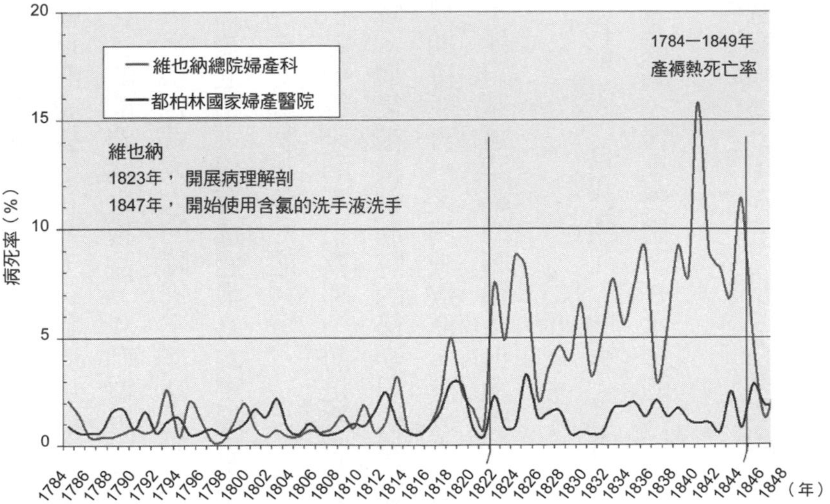

▲ 圖 6-8 1823 年維也納總醫院進行病理解剖後，開始出現產婦病死率上升趨勢，1847 年 5 月實行洗手制度之後，產婦病死率直線下降。

部問題導致的，只能繼續被無知之錯支配。

兩個病區之間病死率的對比，就類似我們在前面提到過的實證醫學中的對照研究。對照研究得出的結論只是實證醫學五級證據裡，級別較低的證據。在今天，我們可以透過大樣本隨機對照研究來判斷，某項治療或者某項措施是否真的能讓病人獲益。我們還可以綜合評價世界上可靠的研究結論，制定措施或者治療方法，這樣也就大大的降低了無知之錯。

沿襲已久的做法或者經驗中，很可能存在著無知之錯，只有透過嚴格的實證醫學研究，才可以發現並且避免它們。但是有了科學的方法也未必能糾正無知之錯。

一八五〇年，塞麥爾維斯宣布了他的發現。但是他等來的不是歡呼，而是集體攻擊。後來他丟了工作，還因為精神失常被送進了精神病院，最後被精神病院的保安用棍棒打死，享年四十七歲。塞麥爾維斯曾說：「驀然回首，我只期待能有一天消滅這種產褥感染，用這樣的快樂來驅散我的悲哀。然而事與願違，我雖然不能目睹這幸福的時刻，但我堅信這一天遲早會到來的！」

很多人可能會認為，塞麥爾維斯的行為是自我糾錯、自我揭短，顛覆了當時的權威認知，才受到了保守勢力的攻擊，但是我們也應該意識到，醫學整體認知水準的提高是糾正無知之錯的根本。

在塞麥爾維斯那個時代，關於傳染病，整個醫學體系內部所有的人要麼認為是「瘴氣」，或者是外太空出問題了，要麼認為是體液不平衡，是人體內部出問題了。這些理論帶來的認知，顯然無助於認識和糾正無知之錯。

後來，人類在顯微鏡下清晰的看到了細菌——這也就是塞麥爾維斯所說的屍體的毒；再後來，路易・巴斯德（Louis Pasteur）和約瑟夫・李斯特（Joseph Lister）奠定了微生物理論的基礎，證明了細菌可以傳染疾病，嚴格的消毒和防護，可以有效避免交叉感染。這才提高了人們對於感染性疾病的整體認知。只有醫學整體認知水準提高了，才是消除無知之錯的根本。一旦無知之錯被發現，隨之帶來的就是巨大的突破。

在今天，洗手已成為各醫院的基本要求，並且有一套標準方法。醫院規定**在接觸病人前**、**無菌操作前**、**接觸病人後**、**接觸病人環境後**、**接觸病人血液或體液後**這五個重要時刻，醫務人員必須嚴格按照標準方法洗手。這樣不僅可以保護病人，還能保護醫務人員自己，也減少了交叉感染的機會。在特殊場所，比如手術室、產房，醫務人員正確洗手率必須達到一〇〇％。除此之外，還有嚴格的消毒制度、醫院感染防控制度、標準化防護措施、抗生素預防與合理使用原則、外科手術中的無菌原則等嚴格的制度來規範醫療行為，避免和降低醫院內感染的發生。

醫學的路，永遠在糾錯中前行。不懂得吸取教訓的人會重複過去的錯誤，只有直接面對錯誤，改正錯誤，並將其內化為屬於自己系統內的原則，才能保持進步和成長。

薄世寧的醫學通識

我們習慣於為進步歡呼，卻時常忽略了它背後有過多少錯誤。

05 伍連德，研發口罩對抗鼠疫的防疫鬥士[12]

你可能聽過中華醫學會、哈爾濱醫科大學、解放軍二〇二醫院、北京大學人民醫院，這些醫院或者機構的前身，都是由一位曾經為近代中國醫學的發展做過巨大貢獻的醫生——伍連德（見圖6-9）創建的[13]。

伍連德字星聯，他是一九三五年諾貝爾生理學或醫學獎候選人之一，是第一個有望獲得諾貝爾獎的華人。梁啟超曾說：「科學輸入垂五十年，國中能以學者資格與世界相見者，伍星聯博士一人而已[14]！」

不過這一節，我們不講伍連德的學術貢獻，也不說他和諾貝爾獎擦肩而過的遺憾，更不說他主持籌建的醫院和組織。我們要看的是，伍連德如何使用科學的公共衛生手段，戰勝一百多年前發生在中國東北大地上那場慘絕人寰的鼠疫。

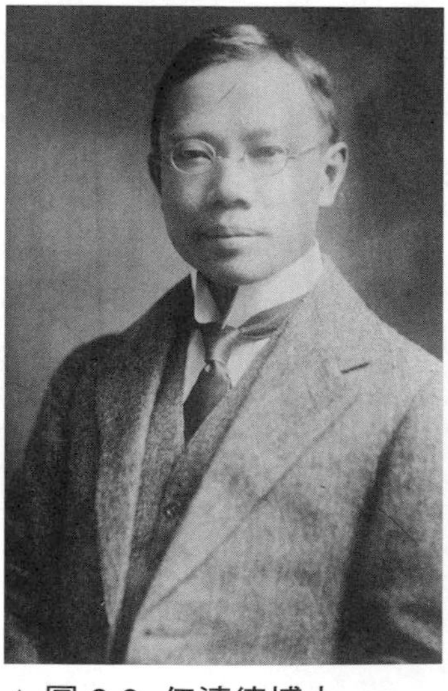

▲圖 6-9 伍連德博士。

一場觸之即死的急性瘟疫

一九一〇年十月二十五日，兩個皮毛販子從俄國來到滿洲里，投宿在一家叫做「魁生元」的小旅館裡。當天晚上，這兩個人開始發高燒、劇烈的咳嗽，並大口大口的咳血，第二天人就死了，身上還布滿了瘀斑。又過了兩天，和他們同住一家客棧的另外兩位旅客也病了，旅店老闆不久後在客房裡發現了他們的屍體。他們渾身青紫，地面上有大量的血痰。

你或許已經意識到了，這是一場觸之即死的急性瘟疫，但是這種情況並沒有引起當時搖搖欲墜的晚清政府的關注。不到兩個月，這場瘟疫沿著中東鐵路，經過海拉爾、齊齊哈爾，到大慶、到哈爾濱、到長春，再到奉天（今天的瀋陽），朝著北京如野火燎原般的迅速蔓延開來。這個時候，再腐敗無能的清政府也必須傾全國之力遏制瘟疫。

從英國劍橋大學畢業，曾經在西方做過傳染病研究的伍連德醫生臨危受命，被清政府任命為東三省防疫全權總醫官。來到疫情最嚴重的哈爾濱的第三天，伍連德在地下室祕密解剖

12 王哲．國士無雙伍連德[M]．福州：福建教育出版社，二〇一一。伍連德．鼠疫鬥士：伍連德自述（下）[M]．程光勝、馬學博，譯．長沙：湖南教育出版社，二〇一二。

13 孫彥．伍連德對中華醫學會創建和近代醫學的貢獻[J]．國際耳鼻咽喉頭頸外科雜誌，2015, 39 (2)122-124。劉遠明．伍連德與中華醫學會的創立[J]．醫學與哲學，2011, 32 (23): 73-75。

14 禮露．發現伍連德：諾貝爾獎候選人華人第一人[M]．北京：中國科學技術出版社，二〇一〇。

研究因為瘟疫死亡的屍體，顯微鏡下的發現讓他大驚失色。他清楚的看到了一種橢圓形的細菌——鼠疫桿菌（Yersinia pestis）。但是鼠疫主要是透過老鼠傳染給人的，而這個時候的東北大地已經天寒地凍，很少有老鼠活動，疫情怎麼會傳播得這麼快？

伍連德推測，這是一種新型鼠疫，在人和人之間透過呼吸道傳播，所以傳播速度如此之快。他給這個病取了一個名字——肺鼠疫。在東北，一到冬天家家戶戶都是門窗緊閉，因此，只要家裡有人感染，全家都在劫難逃。當時的哈爾濱是全國疫情最嚴重的地方，正面臨滅城之災。

確立防疫措施：消毒、封城、口罩、防疫醫院

在人類歷史上，很多瘟疫在早期根本沒有辦法治療。比如天花、霍亂；二〇〇三年發生在中國的SARS；近些年非洲的伊波拉病毒（Ebola virus）；再比如這場鼠疫。治療鼠疫的特效藥——鏈黴素（streptomycin）是在一九四三年才有的，也就是說，伍連德當時根本無藥可用。

當時，無論是百姓還是行政長官，對傳染病可謂一無所知。老百姓只知道發生了瘟疫，能逃走的都逃走了。不能逃走的，家裡有了病人，一般都隱瞞不報，或者到了晚上偷偷的把病危的病人扔在街上。地方長官對於疫情防控也根本沒有經驗，在瘟疫突然到來時根本無力防控。當時的防疫之難可想而知。

伍連德採用了以下三個原則控制鼠疫：

第一，**管理傳染源**。肺鼠疫的傳染源是感染了鼠疫的病人或者屍體，所以伍連德要士兵挨家挨戶搜查，一旦發現病人，就立刻送到防疫醫院，還要用生硫黃和石炭酸（按：又名苯酚）將病人待過的房屋消毒。他克服重重阻力對屍體進行處理，先是用炸藥炸出一個掩埋屍體的坑，然後每一百個屍體堆成一堆，澆上煤油，對屍體進行焚燒、掩埋。

第二，**切斷傳播途徑**。肺鼠疫主要是透過飛沫在人和人之間傳播的。為了切斷肺鼠疫的傳播途徑，伍連德採取了減少人員流動和隔離的方法。他從長春抽調了一千一百六十名士兵進行交通管制，不讓任何人穿越封鎖線。日本控制的南滿鐵路、俄國控制的東清鐵路相繼停駛。他在山海關設立了檢疫所，凡經此南下的旅客都要停留五天，接受隔離觀察。

伍連德還設計了一種成本極低、易推廣使用的簡易雙層紗布囊口罩——在兩層紗布中間放置一塊吸水藥棉，戴上它就可以在一定程度上阻斷病毒傳播。同時他又將防疫醫院分為疫症院、輕病院、疑似病院幾種，按照病情的輕重程度收治病人。這樣一來，在為不同病情的病人進行治療的同時，還阻斷了交叉感染。

第三，**保護易感染人群**。由於接觸到病人就容易被感染，所以當時所有的中國人都是易感染人群。

伍連德發明口罩，對感染人群以及疑似感染人群居住的房屋和環境進行消毒，隔離感染者和疑似感染者，焚燒和掩埋處理因肺鼠疫死亡的屍體，同時進行交通管制，這些措施都是為了防止易感染人群和傳染源接觸，直接或者間接的保護了易感染人群。

在伍連德推行的這種科學、規範的防控措施下，不到四個月的時間——一九一一年三月一日，肺鼠疫死亡人數零報告，防疫總部內的人們人聲鼎沸，相擁而泣。這是中國第一次以科學手段有效遏制疫情蔓延的成功案例，也是人類歷史上第一次依靠科學手段，在人口密集的大城市成功控制傳染病的典範。有六萬人在這次鼠疫中喪生，但是在當時的中國，這已經是個奇蹟了。

一個月後，「萬國鼠疫研究會」在奉天召開，十一個國家的代表出席大會，伍連德任大會主席。這是歷史上第一次真正意義上在中國本土舉辦的世界學術會議。兩年後，伍連德在世界頂級醫學雜誌《刺胳針》上發表論文《旱獺與鼠疫關係的調查》，以發現肺鼠疫、戰勝肺鼠疫揚名天下[15]。

防疫以判斷疾病的傳播途徑為優先

這個案例也在防控不明原因、急性、極速擴散的傳染病方面給了我們一些啟示。

治療普通疾病，首先要準確了解病因、病原體、發病機制。機制研究得越透澈，治療效果也就越好。但是突如其來的急性傳染病不同。在突如其來的急性傳染病面前，如果能迅速找到病原體，無疑對整個疫情的控制非常有利。伍連德第一時間找到了鼠疫桿菌，這是不幸中的萬幸。但是如果在疫情早期無法明確病原體，或者遇到了一種前所未有的傳染病怎麼辦？比如二〇〇三年爆發的SARS。

在危急的時候，現實可能不允許我們在完全了解病原體之後再採取行動。所以在面對病原體不明的急性傳染病時，我們需要**迅速判斷疾病的傳播途徑**——是透過飛沫等造成的呼吸道傳染，還是透過食物、飲水系統造成的消化道傳染病。了解傳播途徑後，我們才可能制定針對性的措施。

如果是透過飛沫傳播，那麼我們應該借鑑伍連德的案例，按照切斷呼吸道傳染病傳播途徑的方法進行管理。如果是水系汙染導致的消化道傳染病（比如霍亂），那麼防控重點就應該是處理飲用水、垃圾、糞便、管理食品安全與河道排放等。傳播途徑不同，群體防控的重點也不同。

掌握了傳播途徑，還要了解疾病給人類和社會帶來的危害。危害程度也決定了防控的級別和程度。如果是大規模、致死性、急性傳染病，應該啟動全地區乃至整個國家，甚至世界範圍內的防控。所以防控大規模、原因不明的急性傳染病，不能以確切了解病原體為必要前提，而是應該迅速判斷疾病的傳播途徑和可能導致的危害。這也是防控的第一個層面。

一旦明確了傳染病的傳播途徑，就到了防控的第二個層面：**迅速實施科學的防控措施**——管理傳染源、切斷傳播途徑、保護易感人群。將病人按照感染者、可疑感染者和病

15 雲南疾控資訊網．哈爾濱一九一〇年鼠疫事件回顧：每日數百人死亡[EB/OL].[2011-01-15].httpp://www.yncdc.cn/newsView.aspx?id=91490。

情嚴重進行分類隔離，既減少了相互傳染，避免了疫情擴大，同時也可以對感染者悉心照護，這也體現了在重大疫情面前醫學的關愛。

伍連德用肉身之軀，阻遏了中國肺鼠疫的進一步蔓延，他當時採用的防控措施，在今天依然適用於各種急性傳染病的控制，他是中國檢疫、防疫的先驅者之一。

伍連德是我最敬重的醫生，他是馬來西亞華僑，他深愛著中國這片他曾經為之奮鬥的土地，直到離世前他一直都在說：「我是個中國人。」

薄世寧的醫學通識

如果找不到無序的理由，那就先用規則去恢復有序。

06 林巧稚，一生未婚，卻是萬嬰之母[16]

每一所醫院都有女醫生，這在今天看來是一件再正常不過的事。但是在一百七十年前，現代醫學體系下是沒有女醫生的，當時很多專業領域都對女性存有偏見。

資料顯示，西方現代醫學體系建立後的第一位女醫生——伊莉莎白．布萊克威爾（Elizabeth Blackwell）當初在報考醫學院時，被絕大多數醫學院以「醫生是一門艱難的職業，不適合女性」為由拒絕。成績優異的她不得不上了一個在當時不是很有名的醫學院。一八四九年她獲得醫學學位，在找工作時，她又遇到了同樣的困難，各個醫院拒絕她的理由與報考醫學院時幾乎一致[17]。

在近百年前的中國，女性從醫同樣也面臨著困難。這一節的主人公——北京協和醫院第一任中國籍婦產科主任林巧稚女士，不僅跨越重重阻礙成為一名醫生，更向人們證明了女性在醫療崗位上同樣可以做出優秀的成績。林巧稚是中國女醫生的表率，是中國醫生的表率。

16 謳歌．協和醫事[M]. 上海：生活．讀書．新知三聯書店，二〇〇七。
17 Stevenson, Kiera. Elizabeth Blackwell [M]. New York: Great Neck Publishing, 2017.

為醫學事業奮鬥終生的女醫生

一九〇一年，林巧稚出生於廈門鼓浪嶼。五歲時，因目睹母親因婦科癌症離開人世的悲劇後，她立志用醫學拯救病痛中的人。一九二一年，林巧稚考取了北京協和醫學院——在當時乃至今天，它都是中國最好的醫學教育機構之一。那時，協和醫學院一屆只招收二十五人，能被錄取的人鳳毛麟角。在這些出類拔萃的學生中，林巧稚的成績遙遙領先，而且拿到了協和醫學院的最高獎學金「文海獎」。一九二九年，林巧稚獲得醫學博士學位，留在協和醫院婦產科工作。

培養醫生的過程需要大量的資源，被培養者也要付出超乎尋常的努力。在那個以男醫生為絕對主力的時代，女性從醫要破除社會偏見、克服家庭壓力，要擺脫觀念的束縛。

那時人們普遍認為，女性不可能同時扮演賢妻良母和職業女性兩種角色，只能選其一。所以林巧稚畢業留院時，醫院給她的聘書是這樣寫的：「茲聘請林巧稚女士，任協和醫院婦產科助理住院醫師……聘任期間凡因結婚、懷孕、生育者，作自動解除聘約論。」

當時，包括林巧稚在內的幾位從北京協和醫學院畢業的女醫生都終身未嫁。雖然後來這項規定取消了，但是為了事業，很多人還是選擇了單身。

留院後的住院醫師培訓相當嚴格和辛苦，林巧稚吃住都在醫院。半年後，她被破格提升為北京協和醫院住院總醫師。按照常規，一般的醫生要工作五年才可能得到這個提升。後來，林巧稚又先後遠赴歐洲和美國進修學習。

一九四〇年，三十九歲的林巧稚成為北京協和醫院婦產科主任。她是該醫院建院以來，第一位擔任婦產科主任的中國醫生。北京協和醫院最初是由美國人建立的，醫院的專家、主任等大多以外國人為主。一九五五年，她成為新中國第一位女學部委員，也就是女院士。

中國婦產科學的開創者

林巧稚是中國婦產科學的主要開創者和奠基人之一，不僅如此，她還具備了大醫生的全部特質。

首先，學術貢獻。為了得到中國婦女骨盆尺寸的正確數值，她檢索和查閱了上萬份病例，以期讓女人生孩子更安全。她在治療胎兒子宮內呼吸窘迫、女性骨盆腔疾病、新生兒溶血症等方面也做出了巨大貢獻。在她的主持和宣導下，中國開展了第一次大規模的子宮頸癌篩檢。這項行動措施讓子宮頸癌早期發現率提升了大約八倍。她還對其他常見的婦科腫瘤進行了探索研究，從而降低了這些疾病的病死率。她在將近八十歲時，仍然在病床上完成了五十萬字的著作《婦科腫瘤學》。

其次，職業精神。一九六二年，林巧稚醫生收到一封來信，信中是這樣說的：

「我是懷了五胎的人了，前四胎都沒活成，其中的後三胎都是出生後發黃夭折的。求求妳伸出熱情的手，千方百計的救救我這腹中的孩子。——內蒙古包頭焦海棠。」

林巧稚醫生立刻想到，前面幾個孩子夭折的原因一定是嚴重的新生兒溶血症[18]，在當時的中國，新生兒溶血症的嚴重病例還沒有一個存活的先例，全世界也只有少數病例能得到治癒。

林巧稚要焦海棠來北京，她親自為焦海棠接生。生產過程非常順利，焦海棠生下了一個約三千三百公克的男嬰。但幾個小時後，最令人擔心的事還是發生了，孩子出現了致命性的新生兒溶血症，皮膚迅速變黃。

林巧稚在此之前已經檢索了大量文獻，研究了世界上新生兒溶血症的治療進展。她知道要想治癒這個孩子就必須對其進行換血，但是應該怎麼換？換多少？用什麼速度換？換血過程中應該注意什麼？這些都沒有先例可循。

林巧稚和內科、外科、兒科、病理科的專家一起討論後決定，為了救嬰兒的命，她親自冒險給孩子換血。林巧稚守在孩子床邊，小心翼翼的每分鐘給孩子抽出十五毫升病血，然後再輸回八毫升健康的血，就這麼一管一管的換，最後她給孩子換了四百毫升血。透過換血，孩子的皮膚也越來越紅潤了。按照這個做法，在接下來的幾天裡，林巧稚又給孩子換了兩次血，每次四百毫升。最終她救活了這個孩子。直到今天，換血療法仍然是嚴重新生兒溶血症的一個有效的救治方法。

孩子的媽媽焦海棠後來回憶：「特別辛苦。整整七天，林巧稚醫生沒離開孩子，什麼都是她管。」為了感謝北京協和醫院，感謝林巧稚醫生，焦海棠給孩子取名王協和[19]。

最後，職業道德。她看病不看人，不論病人身分高低，林巧稚都用同樣的態度對待每一位病人。有時候，護士會提醒她待診室裡有正在等候的特殊病人。護士說的特殊，是指病人的地位顯赫。這時，林巧稚總會回答：「病情重才是真正的特殊。」林巧稚雖然一生未婚，沒有自己的孩子，但是她親自接生了五萬多名嬰兒，被稱為「萬嬰之母」。水稻之父袁隆平是林巧稚接生的，作家冰心的孩子和林徽因的孩子都是林巧稚接生的，但是她接生的更多的還是千千萬萬普通百姓的孩子。

無論時光如何變遷，在中國的醫學界，林巧稚醫生永遠是醫生學習的榜樣。

女醫生的獨特優勢

林巧稚的事蹟告訴我們：女醫生不僅不遜色於男醫生，還擁有自身的獨特優勢。

第一，女性從醫，支持了患者的選擇權。病人看病時會有各種考慮，比如隱私、文化習俗等方面的顧忌；有的人認為女醫生溫和細緻，會優先考慮讓女醫生看病。所以女醫生多了，支持了患者對醫生性別的選擇權。

18 患兒的紅血球大量破壞、崩解，細胞內的物質經過代謝轉化為黃疸。血液中黃疸過多會導致皮膚發黃、倦怠、食欲下降，甚至引起中樞神經系統不可逆的損害。

19 檔案·林巧稚：一生只做一件事[E]. 北京電視臺，二〇一〇。

來自英國的一項研究指出，在選擇婦產科醫生時，五一．七%的女性沒有性別選擇傾向，四四．六%的女性傾向於選擇女婦產科醫生，三．七%的女性更希望選擇男婦科醫生[20]。傾向於選擇女醫生的病人可能會認為，女醫生更能體會自己的痛苦（比如生孩子時的疼痛），也就容易做到共情。傾向於選擇男醫生的病人，則可能認為男醫生體力更好，做手術時可能更有優勢，還可能會突破常規。

第二，女醫生更善於溝通，捕捉細節。在醫患溝通中，女醫生接診的患者的就醫體驗會更好。

約翰．霍普金斯大學彭博公共衛生學院的一項研究指出，女醫生每次的問診時間會比男醫生高出一〇%左右[21]。男醫生一旦找到關鍵資訊之後，往往會馬上做出診斷，給出治療方案。女醫生則更願意從其他方面多聊幾句，所以病人的體驗會相對更好。

第三，女性一般更謹慎，不盲目自信。這一點在女醫生身上的突出表現就是，女醫生更遵從臨床治療指南。

這個風格在治療老年內科疾病方面顯示出了優勢。哈佛大學公共衛生學院針對在二〇一一年一月至二〇一四年十二月入院的一百五十多萬名，六十五歲及以上的內科住院患者做了一項研究，結果發現，女醫生治療的病人入院三十天的死亡率，和再入院率都是低於男醫生的[22]。

在今天，越來越多的女性進入醫療行業，女醫生的比例越來越高。二〇一四年的資料顯示，中國女醫生人數和男醫生人數接近。二〇一六年，上海的註冊女醫師的數量占到了五

○・一六%，超過了男醫師（按：根據統計，和其他先進國家相比，臺灣的女醫生比例相當低，二○一八年大約只有一九・四%）。女醫生在中國的醫療行業中的地位和作用越來越突出了，這些都離不開近百年前以林巧稚為代表的女醫生們的努力，是她們出色的表現漸漸的改變了人們對女性的偏見，她們的精神也將一直激勵女醫生的成長。

林巧稚為中國的醫學事業奉獻了終生。一九八三年四月二十二日，病重的林巧稚在昏睡中發出急促的喊聲：「產鉗，產鉗，快拿產鉗來！」過了一會兒，她臉上露出一絲微笑：「又是一個胖娃娃，一晚上接生了三個，真好！」這是她留給這個世界最後的話。

在林巧稚的追悼會上，她遺像兩旁懸掛著兩幅四・五公尺高的挽聯。

---

20 Makam A, Mallappa Saroja C S, Edwards G. Do women seeking care from obstetrician-gynaecologists prefer to see a female or a male doctor? [J]. Archives of Gynecology and Obstertrics 2010, 281 (3): 443-447.

21 Roter D L, Hall J A. Physician gender and patient-centered communication: a critical review of empirical research [J]. Annual Review of Public Health, 2004, 25: 497-519.

22 Tsugawa Y, Jena A B, Figueroa J F, et al. Comparison of hospital mortality and readmission rates for medicare patients treated by male vs female physicians [J]. JAMA Internal Medicine, 2017, 177 (2): 206-213.

上聯曰：創婦產事業，拓道、奠基、宏圖、奮鬥，奉獻九竅丹心，春蠶絲吐盡，靜悄悄長眠去。

下聯曰：謀母兒健康，救死、扶傷、黨業、民生，笑染千萬白髮，蠟炬淚成灰，光熠熠照人間。

薄世寧的醫學通識

世界上真正的韌性，就是明知道犧牲，還依然向前。

第七章

醫生的精進與病人的修煉

不是每個醫生在開始從業時就是一位高手，也不是每位病人都知道如何面對疾病。這一章，將帶你看看醫生在養成過程中需要闖過哪些關卡，病人又該如何聰明的管理健康、在疾病面前如何科學決策、如何理性面對生命終點。

01 多治療不等於澈底治療

一八七〇年九月六日，英國皇家海軍鐵甲艦「船長」號（見圖7-1），在第一次航行中就遇到颱風沉沒了，船上四百七十三人喪命。

這艘軍艦為什麼這麼弱不禁風呢？

事故調查發現：首先，「船長」號以蒸汽機作為動力，又畫蛇添足的安裝了風帆桅杆；其次，工人們在造艦時唯恐用料不足，太多零件的重量超出設計標準，導致完工的軍艦的整體重量比設計重量多出了七百七十四噸；最後，兩門旋轉炮塔導致軍艦上部過重，重心上移，穩定性欠佳。遇到颱風，這艘號稱當時最先進的鐵甲艦就這麼沉了。

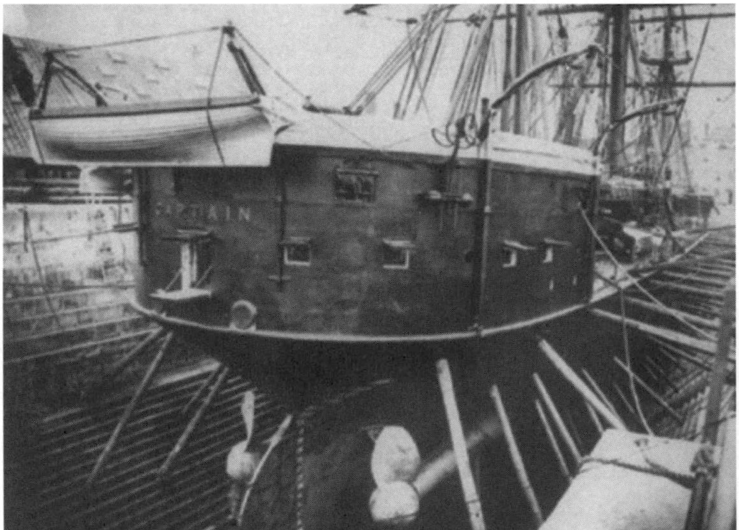

▲ 圖 7-1 「船長」號鐵甲艦。

從此以後，炮塔鐵甲艦都取消了風帆設備，只保留一根軍用桅杆用來發信號、打旗語。每一個零件的重量都必須符合設計要求，安裝的每一步都必須符合圖紙的規定。因為血的教訓告訴我們：複雜和多並不能帶來完美，反而是隱患[1]。

有一句話說得好：「如無必要，勿增實體。」這個原則在醫學上就是醫生醫術精進要過的第一關：少即是多。

對症治療「做減法」

現代醫學之父威廉·奧斯勒說過：「年輕醫生在職業生涯剛開始時，治一種病用二十種藥。年長醫生在職業生涯要結束時，則用一種藥治二十種病。」這句話本意是要告訴醫生，要想精進，更多時候需要做減法。

高端、複雜的治療未必是好的治療，也不等同於澈底治療。所謂面面俱到的醫生，未必是負責任和關心人的好醫生，他可能只是為了滿足病人的心理需求——很多病人認為治療的環節越多，用的藥越多，病就好得更快、更澈底，或者這個醫生本身就存在著思維誤區。

其實不僅醫生、病人，所有的人都存在著思維誤區。尤其在涉及生命時，這些誤區就表

1 Christopher, Martyn. 醫療過度：緣何而起？[J].英國醫學雜誌（中文版），2010 (5): 275-276。

現得更清晰。

第一個誤區是，認為越多越安全。比如，你會不會覺得做完手術，最好多用幾天抗生素，這樣就能預防感染？對於癌症，你會不會覺得切掉的部分越多，就治得越澈底？

其實對於乾淨的、沒有汙染的傷口，在多數情況下並不需要用抗生素，如果確實需要使用抗生素，短期使用即可。因為過多、過長時間使用抗生素反而會引起細菌耐藥，以及繼發的二重感染。

對於可以透過手術切除的癌症組織，醫生會嚴格按照指引要求和患者的具體情況，設計手術方案和需要切除的區域，而不是切得越多越好。盡可能多的保留健康組織，不僅對疾病恢復有利，還有利於減少病人的痛苦。

第二個誤區是，把所有異常都當成病，必須糾正到正常值。比如，父母年紀大了經常腿疼，不能爬山，你會不會認為這就應該用藥或者手術？冠心病病人血管變窄了，你會不會覺得放個支架撐起來，就能正常了？

隨著年齡的增長，每個人的每個器官都在不斷的發生老化，出現異常的指標或症狀未必是病，而是老。所以應該區別對待，不能一味用藥和手術，有的時候調整生活方式也是一種治療。

冠狀動脈變得狹窄，在沒有超過一定程度、沒有發生不穩定型心絞痛，以及發生急性心肌梗塞的情況下，未必需要做手術、放支架。這個時候的治療重點應該是全身治療，包括改變飲食結構、運動治療、藥物治療等。放支架解決了局部狹窄，卻解決不了全身問題。

第三個誤區是，把高消費當成好醫療。治療時花的錢越多，是不是治療的效果就越好呢？其實未必。很多人認為，小病大治、大病豪治、願意多花錢治病，就能帶來好的醫療效果。其實不然，這些做法說不定會帶來不好的效果。

做到「少即是多」的三個方法

只有突破思維誤區，醫生才能成長。同樣，對於病人來說，能明白少即是多才是一名理性的好病人。

美國的一項研究顯示，大約二〇・六%的檢查和治療並非必須[2]。在能解決問題的最少藥物和檢查的基礎上，每增加一種藥物或者檢查，不僅不會帶來效益，反而會因為副作用給病人帶來損害。

那麼怎樣才能做到少即是多，怎樣才能找到干預最小、效益最大的節點呢？對於這個難題，我總結了三種解決方案：

第一，尋找槓桿解。槓桿解的意思就是挖掘問題的癥結所在，找到一個關鍵節點，用最

2 Heather L, Tim X, Daniel B, et al. Overtreatment in the United States [J]. PLOS ONE, 2017,12 (9): e0181970.

小的干預獲得最大的效益。這就好比對於一塊本來搬不動的大石頭，使用一根槓桿，你就能撬動它了。

一九九〇年，紐約地鐵曾經是犯罪高發場所。盜竊、搶劫、謀殺、性騷擾案件時有發生。一九九四年，威廉·布拉頓（William Bratton）被任命為紐約市警察局長。他沒有增加警力，也沒有安裝無數的監視器，更沒有在車廂裡安排便衣員警，他主要做了一件事——在地鐵出口抓逃票的人。不到兩年，他就在沒有增加預算和人力的情況下，把紐約市變成了全美最安全的大城市。

為什麼抓住逃票的人就可以打擊犯罪？因為布拉頓發現，每七名逃票者當中就有一個在逃犯，每二十名逃票者當中就有一個人攜帶了武器。遵守法律的人是不會逃票的，逃票這一行為或多或少暗藏著不安全因素。布拉頓就這樣找到了打擊地鐵犯罪的槓桿解，他自己也在一九九六年被選為《時代》週刊的封面人物。

在醫學上，面面俱到、給每個症狀都開藥的做法是簡單的疊加治療，這叫做症狀解。比如，很多人會有多種健康問題，包括高血壓、高血糖、高血脂、高尿酸、血管上出現斑塊，有些人甚至已經患有心絞痛，經常覺得倦怠、睡眠品質差。這些人可能同時吃著降血壓藥、降血糖藥、降尿酸的藥、治療冠心病的藥、改善睡眠的藥，有的人還因為冠心病而做了冠狀動脈搭橋手術。

其實，對於這些問題，用藥物治療是沒錯的，但如果只吃藥，就是症狀解。若能發現所有問題背後的節點，就等於找到槓桿解了。有上述健康問題的人在多數情況下可能都有不運動、肥胖的問題。如果醫生可以在藥物治療的基礎上，對病人進行解釋和開導，讓他們改變生活方式，那麼控制飲食＋減肥＋運動＋吃藥就是槓桿解。

這是少即是多原則的第一種解決方案——尋找槓桿解，用最關鍵的干預獲取最大效益。

第二，在效益相似的情況下，尋求代價最小的解決方案。病人付出的代價越小，整體而言獲得的效益也就越大。代價不僅指花費，還包括病人為了治療付出的其他代價，比如，器官功能的損害程度、治療給病人未來生活帶來的影響等。

舉例來說，在肢體因為嚴重感染、壞死或者有腫瘤而必須截肢的情況下，應該從哪裡截？截多少？這時就應該遵守以下幾個關鍵性原則：首先，盡可能保留肢體長度；其次，要有利於安裝義肢；最後，手指截肢時要盡可能保留拇指（因為拇指的重要性比其他四個指頭加起來還大），腳趾截肢時則盡可能保留第一個和第五個腳趾（這有利於病人站立和行走）。這些原則都是在保證生命安全這個效益的基礎上，尋找有利於恢復肢體功能的方案，也就是代價最小的方案。

用最小代價獲得最大效益，是少即是多原則的第二種解決方案。

第三，終局思維。終局思維是指從終點出發考慮問題，並決定當下的選擇，也就是「倒著思考」，根據結果決定治療方案。比如，近年來甲狀腺癌患者越來越多，其中甲狀腺微小癌（直徑小於一公分的甲狀腺癌）很常見。那怎麼對待甲狀腺微小癌呢？

運用終局思維，就要首先了解這種疾病會是什麼結局，這個病到底會不會影響患者的健康和生命。

據美國、日本、加拿大、波蘭、芬蘭和哥倫比亞等國家的屍檢資料顯示，生前未發現的甲狀腺癌的患病率高達五．六%至三五．六%，其中甲狀腺微小癌占到六七%[3]。這個結果顯示，在這些國家，甲狀腺微小癌雖然很常見，但是多數並沒有影響到病人的健康和壽命。

知道了這一結局，我們就知道該如何治療了。對於患有甲狀腺微小癌的多數病人，嚴密回診和觀察即可；如果確實需要手術，也並不是所有人都需要做甲狀腺全切手術，對於癌症早期的患者僅切除單側甲狀腺葉就可以了。這也打破了只要是癌症就要立刻手術，且切得越大越好的傳統思路。這就是一種終局思維。

在中國，甲狀腺癌發生淋巴結轉移較早，所以針對這一類型的甲狀腺癌治療，並沒有照搬歐美國家的指南，而是更加積極的對待這種癌症。這同樣也是一種終局思維。

用終局思維思考問題，是少即是多原則的第三種解決方案。

少即是多，帶給醫生的是不斷精進和提高，帶給病人的是更安全和更高效。

薄世寧的醫學通識

少即是多。

02 在資訊不完備下，如何快速決策？

我們在做決策時，經常會遇到一些問題：首先，需要的輔助決策的資訊極其不完備；其次，留給決策的時間十分有限；最後，決策帶來的後果性命攸關。在醫院裡，這種問題尤為常見。

在醫學的複雜性面前，醫生永遠都不可能等掌握了疾病的全部資訊後，再開始診斷和治療，而必須在短時間內快速決策。所以，只有具備了在資訊不完備的情況下快速決策的能力，才可以成為合格的醫生，這也是醫生精進的第二關。這種能力是建立在長期養成的思維邏輯，和大量臨床經驗的基礎上的。我無法傳授給你臨床經驗，但是醫生決策的思維邏輯是可以總結複製的，並能為你所用。

在思維邏輯方面，醫生在資訊不完備的情況下做決策，會遵循下面四條法則。

3 H. Rubén Harach, Franssila K O, Veli-Matti Wasenius. Occult papillary carcinoma of the thyroid. A "normal" finding in Finland. A systematic autopsy study [J]. Cancer, 1985, 56 (3):531-538.

第一條：唐僧法則

《西遊記》中的沙悟淨有兩句經典臺詞——「大師兄，師父被妖怪抓走了」和「二師兄，師父又被妖怪抓走了」。在西天取經的路上，唐僧經常會被妖怪抓走。在大多數情況下，他的幾個徒弟都不知道這個妖怪有什麼法力，是什麼來頭。但是只要唐僧不死，孫悟空就總有辦法把他救回來。就算孫悟空救不了，還可以求助觀世音，觀世音不行，還有如來。所以只要唐僧活著，就有辦法。

同樣的道理，在醫學上，只要先保證病人活著，就有希望。這就是唐僧法則。比如，在ICU，我經常會遇到心搏驟停的病人。導致病人突然心跳停止的原因可能有無數個：被一口痰堵住了、肺部出現大面積栓塞、心肌梗塞、腦出血、腦梗死……。

但是，在病人生死攸關的那幾分鐘裡，尋找心跳停止的原因不是最重要的，最重要的是先保命。所以，我最先關注的一定是病人的三個指標：**心律**、**呼吸和血壓**。心律不穩，就用藥物把心律維持在一個穩定的水準，處理致命性的心律失常；血壓低，就用升血壓藥物把血壓升起來，從而保證身體每個器官都有血流；呼吸出現問題，就立刻對病人進行氣管插管，用呼吸器幫助病人通氣，給病人提供人體必需的氧氣。這樣，病人的命就保住了。

唐僧法則是醫生做決策時的第一法則，也可以把它稱為生命第一法則。這條法則的核心就是**先把緊急事件轉化為常規事件，從而給病人爭取更多的時間，然後再做進一步的判斷和處理**。

第二條：第一張骨牌法則

唐僧活下來了，接著我們就該找找致病原因了。因為妖怪尚存，不解決，唐僧還是會遇到重重危機。這就要用到醫生決策時的第二個法則：第一張骨牌法則。

你或許玩過多米諾骨牌（按：Dominoes，又稱西洋骨牌）——只要推倒第一張骨牌，其他所有的骨牌都會相繼倒下，它是一個相互聯繫的系統。相對的，在醫學中，病人身上的各種不同症狀就像是擺在醫生面前的一個個倒下的骨牌，一定有一個最關鍵的原發病因導致了這些症狀相繼出現。醫生如果沒有方法找到第一張骨牌——原發病因，面對不同的症狀，也無從下手。

第一張骨牌法則就是，在診斷中，無論病人的病情有多麼複雜，**能用一種疾病解釋病人出現的所有症狀**，**就不考慮太多其他疾病**。能用一種治療方法給病人醫治，就盡量避免所謂的面面俱到。這一法則通常也被稱為簡約法則。

我曾到烏魯木齊給一位八十多歲的老太太會診。她一年之前被診斷為肺癌、甲狀腺癌。此外，她患有肺炎，呼吸困難，還伴有骨頭疼、骨質疏鬆、骨刺、腰椎間盤突出等問題。她經常情緒低落，會不停的掉眼淚，整晚睡不著覺。

這個病例聽起來錯綜複雜，這麼多的疾病和症狀就像擺在我面前的一張張骨牌。該怎麼辦呢？哪個病才是最關鍵的第一張骨牌？

我的判斷是肺癌，因為它可以解釋病人的所有症狀。肺癌若阻塞氣管就會引起肺炎，肺炎會引起病人呼吸困難；若肺癌骨轉移，就會引起劇烈的骨頭疼痛，病人也會因為疼痛而失眠、憂鬱。至於其他症狀，都是合併存在的基礎疾病。所以，我讓這位老人進行了血液循環腫瘤DNA（ctDNA）的檢測，終於在血液裡找到了特異性的肺癌基因。根據這個結果，我對這位病人使用了針對這一基因變異的標靶藥物治療肺癌。兩週後，她所有的症狀都得到了緩解。

在這個案例中，第一張骨牌找到了，這不僅第一時間緩解了老太太的痛苦，也為她的後續治療爭取了更多的時間。

第一張骨牌法則聽起來似乎並不難，但是想從一堆倒下的骨牌中找到第一張骨牌就不太容易了。想要找到第一張骨牌，就需要用到第三個法則：馬蹄聲法則。

第三條：馬蹄聲法則

醫學院的老師經常會告訴學生們一句話：「如果你聽到馬蹄聲，先想馬，不要猜斑馬。」因為馬常見，而斑馬並不常見。馬蹄聲法則說的其實就是**機率問題**。醫生在決策時，要優先考慮大機率的常見病、常發生的病，根據機率大小，逐一核實，最後再考慮罕見病。

強調這個法則是因為人有慣性思維，而且對罕見的東西會有比較深的印象。一旦一個醫生近期診斷或者接觸過患有罕見病的病人，他就很容易產生思維定式。一旦出現思維定式，在以後的工作中遇到類似症狀時，他就容易過於高估罕見病的可能性，從而忽略了常見病。

比如，咳嗽是一個常見的症狀，引起咳嗽的原因有很多，其中一種罕見情況是血管炎所引起的咳嗽。如果有的醫生在近期見到過血管炎引起咳嗽的病例，那麼下次再遇到咳嗽的病人來看病，他就很容易先考慮是血管炎引起的咳嗽，而忘記了這是罕見情況，應該放到最後考慮。

在正常情況下，醫生應該優先考慮的病因是呼吸道感染、肺炎、氣管炎；如果對方是老年病人，還要留意是不是腫瘤引起的咳嗽；如果病人服用高血壓藥物，還要考慮是不是藥物的副作用引起的咳嗽。

所以馬蹄聲法則是為了**避免常見的主觀偏差**。

你可能會問：按照這個思維邏輯，會不會耽誤時間？為什麼不一次性檢查所有可能的病因呢，這樣不就能迅速的做出判斷和決策了嗎？其實，馬蹄聲法則是在絕大多數情況下對複雜情況進行梳理的一個基本法則。它不僅考慮到了機率問題，還考慮到了效率問題和性價比問題。

如果你因為咳嗽到醫院看病，醫生把所有可能導致咳嗽的檢查一次性都做了，那麼你肯定不願意。但是有兩個例外：一個是當病人病情嚴重危及生命時，就要一次性考慮到所有疾病的機率，包括罕見情況，因為這個時候，時間就是生命；另一個是在考慮大機率情況時，必須想到惡性病的可能性（比如癌症），因為惡性病帶來的後果太嚴重了，必須首先排除。

那麼，是不是按照上述法則，就可以完全避免醫學的不確定性而快速做出正確決策呢？不是。上述三個法則只能降低發生錯誤的機率，醫學的不確定性還是經常會發生的。根據統計，即使是在醫學高度發達的西方國家，急診誤診率仍然高達一〇%至二〇%[4]，漏診率高達二五%[5]。

你也許會問：既然已經有這麼嚴謹的思維模式，為什麼還會出現這麼高比例的偏差？因為即使是遵守了法則，面對巨大的不確定性和時間的緊迫性，在快速決策的過程中，主觀經驗還是會帶來偏差。

第四條：高爾夫法則

高爾夫法則就是**用於糾正醫生的主觀偏差**。

打高爾夫的人為了讓球最終進洞，會不斷調整自己站立的位置和揮桿的角度。醫生也一樣，從最開始決策時，就需要有一個不斷校正的過程。

在醫院，病人入院時有入院診斷，入院診斷就是醫生最初給出的決策。在病人住院之後，經過進一步檢查、會診、治療，醫生會根據這些補充資訊，不斷的對最初的決策進行校正。最後，等到病人痊癒出院了，醫生還會給出出院診斷。在大多數情況下，入院診斷和出院診斷並不完全一致。

醫生在校正決策的過程中會用到很多方法，比如，運用實證醫學的方法尋找決策的最可靠的證據、組織多科室會診避免個人經驗帶來的錯誤、邀請國內某個領域的著名專家會診……這些都是為了避免醫生個人主觀經驗帶來的偏差。

以上就是醫生在資訊不完備的情況下，做決策應該遵循的四條法則，掌握了它們，就會為你在日常生活中的決策提供幫助。

薄世寧的醫學通識

在醫學的複雜性面前，靈活帶來的優勢越來越小，原則帶來的優勢越來越大。

---

4 Shojania K G, Burton E C, Mcdonald K M, et al. Changes in rates of autopsy-detected diagnostic errors over time: a systemic review [J]. JAMA, 2003, 289(21): 2849-2856.

5 Aalten C M, Samson M M, Jansen P A F. Diagnostic errors; the need to have autopsies [J].The Netherlands Journal of Medicine, 2006, 64 (6): 186-190.

03 醫生的最大挑戰，理性感性並存

不理性是人類固有的思維之一，醫生同樣也有不理性的時候。醫生在服務病人時需要正確轉換自己的理性思維和不理性思維。這是醫生精進之路中的第三關，也是最難的一關。

不理性狀態下的窄化效應

三年前，一位三十歲的青年男性來到我們醫院就診。他在高燒後出現全身器官衰竭，腎臟衰竭[6]尤其嚴重，一滴尿都沒有。我們立刻給他做床旁的血液淨化，給他消毒、鋪巾、注射麻藥，準備淨化之前的穿刺——在腹股溝部位的大血管裡放一根導管，這樣才能把血引出來進行體外血液淨化。

但是卻出現了一個反常現象。當注射麻醉藥的針頭刺入病人的皮膚後，鮮血立刻從小針眼裡快速的湧了出來，滴落在無菌單上，就像斷了線的珠子。一般來說，注射器針頭很細，不會對病人造成太大傷害。當時病人的血小板[7]數量也在正常範圍內，針頭損傷的也只是皮膚內的小血管，為什麼出血速度這麼快呢？根據這些反常現象，我心裡有了一個大概判斷。

在之後的全院專家會診中，專家們給出了各種詳細、中肯的建議，並提出了進一步檢查的意見。輪到我發言時，我說：「這個病人多半患的是流行性出血熱。」流行性出血熱是一種由病毒感染引發的疾病，主要透過鼠類傳染。現在的衛生條件越來越好，這種病在大城市已經非常少見了，所以大家都不同意我的觀點。但我還是堅持給病人抽血，檢查他有沒有產生相應的抗體，如果抗體增高，就可以輔助診斷。

第二天，科主任打電話給我，聽得出她特別高興。她說：「薄大夫你太神了，化驗結果出來了，這個病人得的就是流行性出血熱。」其實，真的不是我神，而是因為出血速度非常快的那個反常點我以前見過。二十年前，我遇到過一個同樣的病例。不同的是，那一次我誤診了。那個病人差點因為我的錯誤而遭到嚴重的傷害。

那時，我在另一家醫院當住院醫生。有一天，我接診一個二十歲的男性病人，他高燒三天後出現浮腫，肌酸酐[8]數值每百毫升超過一一．三毫克，是正常值的十幾倍。這說明他已

6 腎臟衰竭是腎功能部分或者全部喪失的一種病理狀態。病情最危重階段，患者會出現少尿（一天少於四百毫升）或無尿（一天少於一百毫升）、尿素氮與肌酐酸顯著升高超過一定數值，並伴隨有電解質和酸鹼平衡紊亂的現象。

7 血小板對生命個體的止血功能極為重要。

8 肌酸酐是肌肉在人體內的代謝產物，主要由腎小球濾過排出體外。肌酸酐男性的正常值是每百毫升〇．七至一．二毫克，而女性則是每百毫升〇．五至一毫克，當腎臟功能受損時，數值會上升，當數值超過正常上限時，意味著腎臟功能可能出現損傷，嚴重者將發展為腎衰竭。

經到了嚴重的腎功能衰竭期，我立刻診斷他是急進性腎炎，並給他下了病危通知。

急進性腎炎和急性腎炎不同：急性腎炎多數是兒童發病，可以自癒；而急進性腎炎是青年和中年發病，如果治療不及時，九〇％以上的急進性腎炎病人會在六個月內死亡，或今後只能依賴透析生存。我告知他這個診斷結果時，他嚇哭了。他說：「你救救我。」我太想把他治好了——儘管別的醫生建議再多觀察一下，我還是纏著上級醫生，堅持給他注射三天激素。

注射激素後的第二天，他的肌酸酐從每百毫升超過一一．三毫克下降到每百毫升六．七八毫克。我覺得我的診斷和治療是正確的，但是事實並非如此。不到一天的時間，他的肌酸酐值又快速反彈，升高到了每百毫升超過一一．三毫克。我幾乎絕望了。

第三天，我們緊急請了國內著名的腎臟內科教授會診。我彙報病例，教授認真看完了病例又去查看病人的情況。然後他沉思了一會說：「薄醫生，你的診斷和治療都是錯的。你只想到了急進性腎炎這一個診斷，但是有兩個細節你忽略了：第一，病人的出血速度明顯加快；第二，我去看病人的時候，看到他的尿裡面有一層漂浮物[9]。所以，我認為這個病人應該是罹患流行性出血熱（epidemic hemorrhagic fever）。馬上停止你的治療，如果再用大劑量激素，這個病人很可能會出現消化道大出血的併發症。抓緊時間透析，加上抗病毒藥，這個病人可以治癒。」

後來的化驗結果證實了教授的判斷。根據他的治療方案，這個病人很快就痊癒出院了，萬幸的是沒有留下任何後遺症。

教授說的兩個細節我確實都看過：我幫這個病人刮鬍子時，不小心刮破了他臉上的一點皮，瞬間就流血不止；我也看過病人留尿的瓶子，他的尿裡面確實有一層像海草一樣的漂浮物。但是我只是一味的關注了急進性腎炎這一個診斷，忽略了這兩個關鍵點。

我相信在平時，以我的知識儲備和能力，遺漏這麼關鍵的細節的可能性很低。那為什麼這個病人讓我這麼不理性呢？因為，他是我的親弟弟。情感過於強烈時，不理性就會控制我的判斷。所以，我眼睜睜的看著這些關鍵證據而置若罔聞。我差點就給我的弟弟造成了不可挽回的傷害。直到今天，這個病例都在反覆提醒我：第一，不理性會帶來窄化效應，窄化效應會讓醫生過度關注某一診斷，從而忽略其他的線索；第二，不理性會讓醫生過度關注疾病最壞的結局，變得激進和冒險，從而忽視了疾病的發展規律。

在臨床工作中，會有很多因素干擾醫生的思維。比如朋友住院，不想按照常規流程做必要的檢查，想立刻手術；比如主管放話，必須達到某個治療效果；比如前來治療的是社會焦點人物，社會輿論會放大宣傳；比如前來就診的是曾經危害過社會的罪犯，或者他無理取鬧……無論遇到什麼樣的情況，一個醫生必須克服這些干擾因素而理性行事。

美劇《怪醫豪斯》中就有這樣的劇情：一個病人在進行治療時精神失常了，他一把抓住

9 流行性出血熱的病人多數會出現血尿、蛋白尿。長時間靜置後，尿液中會出現紅血球和蛋白類物質聚集現象，並出現深褐色漂浮物。

了手術刀，插進了怪醫豪斯同事的下腹部，恰好刺穿了某個動脈血管，影響了下肢的血液供應；這個醫生面臨下肢癱瘓的危險，其他醫生都痛恨這個病人。在這種情況下，不理性引起的偏見同樣會造成對病情的誤判。但是怪醫豪斯克服了偏見，最終為病人找到了正確的診斷和治療方案。

理性與感性

毫無疑問，非理性和理性是人類思維中固有的兩個方面。

美國自由撰稿人朱莉亞·蓋勒伏（Julia Galef）在她的ＴＥＤ（美國的一家非營利性機構組織的環球會議）演講中提到：在決策時，人的思維會有兩種模式，第一種叫做「士兵思維」，第二種叫做「偵察兵思維」。士兵和偵察兵的角色不同，思維邏輯也就不同：士兵主要負責攻擊，他的任務是在盡可能保證生存的前提下出擊，所以他所做的就是保護戰友及快速殲滅敵人；偵察兵主要負責觀察形勢，他的任務是盡可能看清楚地形地貌，了解敵人的兵力部署，以及將了解到的敵方的全部情況彙報給司令部，再做下一步計畫。

醫生做決策時的思維，同樣符合這兩個模式。醫生的「士兵思維」就是把所有符合他直覺的診斷資訊當成自己的戰友保護起來，把不符合他判斷的資訊當成敵人過濾掉、消滅掉。而醫生的「偵察兵思維」就是摒除內心的歧視、偏見和強烈的傾向，盡可能客觀的找出所有有價值的證據。

在一個具有戰鬥力的團隊中，士兵和偵察兵都是不可缺少的，人的理性思維和非理性思維也是共存的。理性和非理性不是是與非的關係，而是相互轉換、配合應用的關係，這就是一流智慧的標誌。

你可能認為醫生最好拋棄不理性，只留下理性思維，但是沒有情感的醫學是黑白冰冷的世界。理性讓醫生在關鍵時刻正確判斷、正確行事，而情感讓醫學有了色彩和溫度。一個醫生同時具備理性思維和不理性思維，還能正確轉換（這是醫生精進之路中最難的一關），才能更好的服務病人。

我們科室曾經搶救過一個因大面積軟組織感染而引起感染性休克的病人。雖然我們用了各式各樣的治療手段，但是病人最終還是離開了。當我拖著疲憊的身子沮喪的往辦公室走時，聽到了樓梯間嗚嗚的哭聲。我走過去，看到剛畢業的一個身材高大的男博士在哭。我問：「你為什麼哭？」他說：「我照顧她七天，但還是沒成功。我覺得對不起病人。」

我拍了拍他，心想：哭吧，又一個醫生的精進之路開始了。

薄世寧的醫學通識

一個醫生同時具有理性思維和不理性思維，還能正確決策，這是一流醫生智慧的標誌。

04 變得更健康的最好時間：現在

前文講過，疾病不是突然發生的，而是被突然發現的。生活中的一些細枝末節，可能就決定了我們何時去醫院。只要干預這些細節，就一定可以在某種程度上把自己擋在去醫院的路上。這就好比前文中提到的，儘管我們還沒有完全了解很多病確切的發病機制，但是只要打斷疾病因果關係鏈條中的某個環節，同樣可以預防疾病。

多數慢性病出現症狀前的因果關係鏈條可以概括為：高危險因素——人體修復、代償能力下降——疾病隱性期。接下來，我就從這三個關鍵環節出發，分三個層面講講如何科學管理健康。

避免高危險因素

高危險因素是目前已知的，與疾病的發生和發展具有明確相關性的危險因素。與常見的慢性病相關的危險因素主要包括以下幾個方面。

第一，**基因**。很多疾病都與某種或者某幾種風險基因具有一定的相關性。比如美國著名影星安潔莉娜．裘莉（Angelina Jolie）帶有一種叫做BRCA1突變基因，使她罹患乳癌、卵巢癌的機率大大增加。

第二，**慢性病毒或者細菌感染**。某些病毒和細菌會引起慢性感染，當慢性感染長期不癒、持續存在並超過一定時間後，可能會帶來嚴重的後果。比如感染B型肝炎病毒可以引起B型肝炎，之後還可能引起肝硬化、肝癌。再比如持續的高危型HPV感染可能引起子宮頸癌，長期的幽門螺旋桿菌感染有進展為胃癌的風險。

第三，**不健康的飲食習慣**。醫學權威期刊《刺胳針》指出，不健康的飲食習慣是導致死亡的首要危險因素。在中國，由飲食結構問題造成的心血管疾病和癌症的死亡率居高不下，在世界人口前二十的大國中排名第一[10]。

不健康的飲食習慣包括：鈣、膳食纖維、水果和蔬菜攝入不足，紅肉、加工肉類攝入過多，高鈉飲食、含糖飲料過度飲用等。

除了飲食結構不合理之外，飲食過燙也是常見的高危險因素。在正常情況下，人的口腔和食道的溫度多為三十六．五至三十七．二度，而適宜的進食溫度範圍為十至四十度，能耐受的高溫範圍為五十至六十度。如果食物溫度超過六十五度，那麼食道上皮會受損，從而會導致上皮細胞加速分裂並長期處於修復狀態，這將使得食道癌的發病風險大大增加。

10 GBD 2017 Diet Collaborators. Health effects of dietary risks in 195 countries, 1990-2017: a systematic analysis for the Global Burden of Disease Study 2017 [J]. The Lancet, 2019, 393 (10184):1958-1972.

第四，**肥胖**。肥胖增加了糖尿病、心血管疾病、哮喘和多種癌症的發病率。肥胖可能與大腦萎縮有關。華盛頓大學醫學院的一項研究指出：導致中青年女性直腸癌、結腸癌發病率上升的一個重要危險因素就是肥胖；只要ＢＭＩ[11]超過三十，患結腸癌和直腸癌的風險會增加近一倍[12]。

現在，在這些已知的高危險因素中，除了沒有改變基因的好辦法，其他因素都是可以避免的。避免高危險因素，就減少了這些因素對人體日積月累的損傷，減少了人體修復和代償的壓力，也就從源頭上降低了疾病發生的機率。

所以針對第一個環節——高危險因素，我提出以下三點建議。

第一，**預防或者治療慢性感染**。比如，透過注射Ｂ型肝炎疫苗、阻斷傳染途徑來預防Ｂ型肝炎病毒，透過應用藥物抑制Ｂ型肝炎病毒複製，從而減少病毒對肝臟細胞的損傷，這些都可以在很大程度上避免肝硬化和肝癌的發生。

再比如注射ＨＰＶ疫苗預防ＨＰＶ感染，對於已經感染的病人進行積極治療，也可以有效預防子宮頸癌的發生。而提倡分餐、避免給嬰幼兒餵養咀嚼後的食物、對幽門螺旋桿菌感染人群，尤其是高危人群進行藥物治療等，都是預防胃癌的有效措施。

第二，**避免高危險行為**。高危險行為包括吸菸、過度飲酒、熬夜、飲食過燙、霧霾天不戴口罩、食用可能含有亞硝酸鹽或者黃麴黴素的食物等。

第三，**健康飲食**。少吃糖、紅肉和加工肉類、少吃鹽；多吃膳食纖維豐富的食物，比如全麥麵包、燕麥片等全穀物、雜糧（有學者建議每天應攝入至少二十五克的膳食纖維）；多吃水果蔬菜，多攝入高 Omega–3 脂肪酸[13]的食物，比如某些海鮮產品。

一項研究指出，增加膳食纖維不僅有助於降低體重、血糖、血壓、血脂，而且會使罹患冠心病、糖尿病和腸癌等多種疾病的風險下降。研究者甚至認為，這是關於膳食纖維五十年研究史上里程碑式的事件，多吃含膳食纖維的食物能挽救生命的結論應該被載入史冊[14]。

保持健康的生活方式能遠離疾病，是依據目前研究大數據得出的可靠的結論。

保護人體自我修復和代償能力

前文提到過：只要生命存在，我們人體的細胞和基因就會不斷受到損傷；我們從出生開始，就邁進了一條永遠不可能逆轉的生命之河。我們可以生存的一個關鍵機制就是**修復**和

---

11 BMI是指身體質量指數（Body Mass Index），為體重（公斤）除以身高（公尺）的平方。

12 Po-Hong L, Kana W, Kimmie N, et al. Association of obesity with risk of early-onset colorectal cancer among women [J]. JAMA Oncology, 2019, 5 (1): 37-44.

13 Omega-3脂肪酸是一組多元不飽和脂肪酸，常見於深海魚類、海豹油和某些植物中。已有研究顯示，Omega-3脂肪酸對人體健康可能有益。

14 Reynolds A, Mann J, Cummings J, et al. Carbohydrate quality and human health: a series of systematic reviews and meta-analyses [J]. The Lancet, 2019, 393 (10170): 434-445.

代償。基因損傷可以自我修復、細胞靠加速分裂補充受損或者死亡的細胞、免疫細胞會清除「異己」，這些都是修復。當損傷持續存在、人體無法澈底修復時，細胞和器官靠加快工作以替代受損的細胞或者器官執行功能，這便是代償。

修復和代償是人體面對損傷時的一種智慧，是天然形成的。但是我們的很多行為會降低人體的修復和代償能力，比如熱量攝入過多、肥胖、熬夜等。所以針對第二個環節——人體的修復和代償能力，我有以下建議：

第一，**適度節食**。適度節食可以清除身體裡的衰老細胞和衰老物質，有助於延緩皮膚成纖維細胞[15]老化，並能產生更多的膠原蛋白和彈性蛋白以保持皮膚彈性[16]。適度節食還可以延緩心血管老化。第二型糖尿病[17]的病人透過適度節食和運動減肥，降低體重，在早期甚至可以達到近乎「治癒」的效果。

有研究指出，透過飲食道理，在一年減掉十五公斤、因肥胖引起的第二型糖尿病早期患者中，有八六％甚至可以達到停藥效果[18]。動物實驗顯示，如果小老鼠只攝入正常飲食的七〇％，而且以一天一次的頻率進食，不僅可以減肥和預防第二型糖尿病，平均壽命還會延長二八％左右[19]。

第二，**盡量確保每天的睡眠時間為七至八小時**。睡眠過少和過多，都會影響健康[20]。德國圖賓根大學（University of Tuebingen）有一項研究指出，熬夜會破壞腎上腺素等物質分泌的晝夜節律，從而抑制免疫細胞中的T細胞對侵入人體的病原體，或者腫瘤細胞黏附能力的發揮。T細胞殺傷「敵人」的能力下降，會影響免疫細胞的功能[21]。睡得時間過長同樣有害。《歐洲心臟雜誌》（*European Heart Journal*）上發表的一項涉及多國的十一萬受試者的大規模佇列研究結果顯示：**每天睡眠時間超過九小時，普通人的死亡風險和嚴重心血管疾病發病風險顯著增加**[22]。

---

15 成纖維細胞對於皮膚的膠原蛋白和其他組成真皮的蛋白的產生非常關鍵，對於保護皮膚屏障的功能以及修復皮膚損傷也很重要。

16 Salzer M C, Lafzi A, Berenguer-Llergo A, et al. Identity Noise and Adipogenic Traits Characterize Dermal Fibroblast Aging [J]. Cell, 2018, 175 (6): 1575-1590.

17 第二型糖尿病患者體內產生胰島素的能力並非完全喪失，有的患者體內胰島素甚至產生過多，只是胰島素的作用效果較差，因此患者體內的胰島素是一種相對缺乏的狀態。

18 Lean M E, Leslie W S, Barnes A C, et al. Primary care-led weight management for remission of type 2 diabetes (DiRECT): an open-label, cluster-randomised trial [J]. The Lancet, 2018, 391 (10120): 541-551.

19 Mitchell S J, Bernier M, Mattison J A, et al. Daily fasting Improves health and survival in male mice independent of diet composition and calories [J]. Cell Metabolism, 2019, 29 (1): 221-228.

20 Domínguez F, Fuster V, Fernández-Alvira J M, et al. Association of sleep duration and quality with subclinical atherosclerosis [J]. Journal of the American College of Cardiology, 2019, 73 (2): 134-144.

21 Dimitrov S, Lange T, Gouttefangeas C, et al. Gas-coupled receptor signaling and sleep regulate integrin activation of human antigen-specific T cells [J]. Journal of Experimental Medicine, 2019, 216 (3): 517-526.

22 Wang C, Bangdiwala S I, Rangarajan S, et al. Association of estimated sleep duration and naps with mortality and cardiovascular events: a study of 116632 people from 21 countries [J]. European Heart Journal, 2019, 40 (20): 1620-1629.

第三，**適量運動**。首先，運動不僅可以增加人體能量消耗、還可以減輕慢性炎症反應。其次，運動有利於清除衰老物質，預防多種癌症。最後，運動還可以降低冠心病、高血壓、腦卒中（俗稱中風）、第二型糖尿病、代謝症候群和憂鬱症的患病風險。與不運動和肥胖的人群相比，持續運動（相當於每週超過一百五十分鐘快走）和體重正常的人群，平均壽命會增加七・二年[23]。

以上針對因果關係鏈第二個環節提出的建議，都是可以保護並能改善人體自我修復和代償能力的有效方式。

進行疾病早期篩檢

健康飲食、適度節食、適量運動和調整生活方式的本質，都是為了避免高危險因素、改善人體修復和代償能力，從而降低患病風險。但是即便按照上述所有建議去做，細胞也依然在分裂，分裂就會帶來基因損傷，基因損傷就會帶來衰老和疾病。很多病我們難以完全預防，而且多數慢性病，尤其是癌症，在早期沒有症狀。

那麼針對因果關係鏈條的第三個環節——疾病隱性期，我們應該進行疾病的早期篩檢，尤其是癌症篩檢。進行癌症篩檢，早發現早治療不僅效果好、花費小，而且病人痛苦少、存活率高。例如，在沒有肺癌篩檢之前，中國有將近八〇％的患者在肺癌確診時已是中晚期，失去了進行根治性手術[24]的機會，術後五年存活率很低，只有大約一六・一％[25]。但是如果在早期發現，術後五年存活率就可以提高到至少七〇%[26]。

美國癌症協會統計，乳癌如果I期確診，經過積極治療後，五年存活率幾乎能達到一〇〇%，但是如果ＩＶ期確診，這一數字僅為二六%。I期發現的結腸癌、直腸癌，五年存活率約為九一%，但是如果到了晚期（ＩＶ期），這一數字僅為一二%[27]。

科學篩檢的意義毋庸置疑。以下四種癌症建議優先篩檢：

- 肺癌：用低劑量肺部ＣＴ進行篩檢。
- 乳癌：用乳房攝影檢查或加上超音波、核磁共振篩檢。

---

23 Moore S C, Patel A V, Matthews C E, et al. Leisure time physical activity of moderate to vigorous intensity and mortality: a large pooled cohort analysis [J]. PLoS Med, 2012, 9 (11).

24 根治性手術指的是對原發灶的廣泛切除，連同切除其周圍淋巴結轉移區域的整塊組織，盡可能的達到根治的目的。

25 Zeng H, Zheng R, Guo Y, et al. Cancer survival in China, 2003-2005: a population-based study [J]. Int J Cancer, 2015, 136 (8): 1921-1930.

26 國際肺癌聯盟·第十一屆世界肺癌大會公布資料[E].2005。

27 Miller K D, Nogueira L, Mariotto A B, et al. Cancer treatment and survivorship statistics, 2019[J/OL]. CA: A Cancer Journal for Clinicians, 2019. [2019-06-11]. https://www.ncbi.nlm.nih.gov/pubmed/31184787.

■ 子宮頸癌：用子宮頸抹片檢查或者加上HPV檢測篩檢。
■ 大腸癌和直腸癌：用大腸鏡篩檢。

篩檢的年齡以及頻率，可以參考第四一一頁的篩檢指南。但是我認為，因為指南具有普適性（考慮到了效益、成本、風險等綜合因素），所以個人還需要結合自身情況，最好和醫生商量後再決定。

薄世寧的醫學通識

讓你健康最好的時間是十年前，其次是現在。

05 你應該和醫生交流的五個問題[28]

如果有一天你或者你的家人生病了，你會怎樣進行與醫療相關的決策？

在過去，很多人認為讓醫生全權決定診斷和治療就可以了。在今天，很多人認為自己要對治病的每個細節都瞭若指掌，每個環節都應由自己決定。在我看來，這兩種態度都不科學。這一節我以下面的病例為例，來說明在疾病面前我們該如何正確決策。

誠實告知病情，尊重病人自主

《英國醫學期刊（中文版）》刊登過一篇北京大學腫瘤醫院衛燕教授發表，題目為《我和老爸的術前討論》的文章[29]。她不僅是一名有著豐富臨床經驗的腫瘤科醫生，同時還是患者家屬。有一年，衛教授的父親因為血尿、懷疑膀胱癌住院，面臨著是否做手術的選擇。衛

28 感謝北京大學腫瘤醫院衛燕教授在病例提供方面給予的無私幫助。

29 衛燕.我和老爸的術前討論[J].英國醫學雜誌（中文版），2017, 20 (10): 602-602。

教授雖然很清楚手術的必要性，但同時她也了解這個手術對於一個八十歲老人的風險。她認為，必須明確又委婉的和作為患者的父親溝通，讓他知情，並讓他做出自己的選擇。

她對父親說：「以目前的檢查結果來看，不排除膀胱癌的可能。但目前僅是可能。你也知道，癌症的確診是需要組織病理學的證據的。」她繼續說：「雖然醫生說這只是小手術，但是我依然認為，任何手術和麻醉對於任何人都是有風險的。所以，我其實很猶豫要不要讓你做這個手術。做的好處是，能確認究竟是不是癌症，以及解決今後因為類似的情形而發生的一些棘手問題。而不做的好處是，反正目前已經不出血了，安穩一天是一天。」

過了幾天，她的父親對她說：「我想好了。手術還是應該做的。」手術前夕，她的父親又說：「做不做這個手術由我來決定，怎麼做這個手術由醫生來決定，至於我是否下得了這個手術臺則由老天爺來決定。」

這個病例毫無疑問是一個家屬協助病人做決策的典範。衛教授的話既專業又充滿溫情，那作為一名不具備醫學知識的病人或病人家屬，該怎麼進行與醫療相關的決策呢？我接下來要介紹的這個決策體系，將告訴你答案。

這個決策體系分為三個環節——**知情**、**選擇**、**尋求支持**。在現代醫療制度中，知情是一項重要制度，是指患者明瞭自己的病情，認可醫生據此做出的診斷與治療方案。它要求醫生向病人提供做出診斷和治療方案的根據，並說明這種治療方案的益處、不良反應、危險性及可能發生的其他意外情況，使病人能自主的做出接受或不接受這種診療的決定。也就是說，知情就是在盡可能短的時間內，讓病人了解目前疾病的狀態和治療的利弊，支持病人做出理性決策。

其實，每個醫生在治療前和病人進行的溝通都是在嘗試讓病人知情。比如手術之前進行的術前談話，簽署知情同意書，查房時向病人和家屬進一步解釋病情等。但是醫患溝通的時間畢竟有限，醫學專業知識也不是每個人在短時間內可以快速掌握的，不同的病人有不同的文化水準、健康素養，不同的醫生又有不同的溝通技巧和能力，所以要想真正達到知情的最佳效果並不容易。如何突破這一困境呢？我認為，用五個核心問題就可以梳理出知情所需要溝通的基本內容：

- 我真的需要做這個檢查、治療或者手術嗎？
- 有什麼風險或者不足之處？
- 可能會有什麼副作用？
- 還有其他更簡單、更安全的選擇嗎？
- 如果我什麼都不做，會怎麼樣？

這也是《英國醫學期刊（中文版）》一篇論文提到的五個問題[30]，這五個問題也是在病

30 Ingrid Torjesen.患者應該問的五個關鍵問題[J].英國醫學雜誌（中文版）,2017, 20 (10):558-559。

人決策之前，醫生向病人交付的關鍵點。如果我們能夠了解這五個問題，並將問題的答案梳理出來，那麼也就可以在最短的時間內最大限度的做到知情了。

比如衛教授的這個病例中就談到了這五個問題。對於第一個問題，衛教授委婉的講出了做手術可以對疾病做出確切的診斷，也就是說，手術是有必要做的。針對第二個問題和第三個問題，衛教授明確的告訴父親，雖然是個小手術，但對任何人都有風險，意外情況也可能發生。關於第四個問題，衛教授提出，如果不做手術，可以選擇觀察，但還是應優選手術。雖然衛教授沒有談及第五個問題，但是透過她對之前那些問題的說明，衛教授父親心裡也已知曉這個問題的答案了。

在這個病例中，衛教授不僅是個醫生，她還擔任了家屬的角色。她說，家屬也是醫生和病人溝通過程中的一個重要組成部分。一方面，家屬需要在醫生的指導下，幫助受打擊最大的患者慢慢釐清思路，接受殘酷的現實；另一方面，家屬需要並且只需要和患者溝通治療的框架，做出原則性的選擇，至於複雜細緻的專業問題就交給值得信任的專業人員去處理。

知情的目的不是把病人都培養成醫生，「久病成醫」此一說法是完全不科學的。知情的目的是讓病人在短時間內了解所有的現實情況，從而為決策的第二個環節——選擇做準備。

醫患共同決策減少選擇失誤

試想一下，如果你得了大病，你會自己決定治療的方案嗎？美國醫生葛文德（Atul

Gawande）在他的《一位外科醫師的修煉》（*Complications: A Surgeon's Notes on an Imperfect Science*）一書中提到的一項調查顯示，有六四%的人表示，如果自己得了癌症，他們希望自己決定治療方式；但是在真正得了癌症的人中，只有一二%的人希望自己做決定，大多數癌症患者更傾向於在醫生的指導下進行選擇，也就是說共同決策。

這是因為越是在疾病狀態下，個人選擇就越容易受到人性弱點的干擾，越容易出錯。比如，在腎結石疼痛難忍時，有些病人甚至想切掉腎來止痛。越是親近的人得病，家屬越容易選擇激進的治療方案，而忽視了冒險可能帶來的不良後果。再比如，越是在時間緊迫、生死攸關的決策面前，病人和家屬就越難以選擇。

近三十年來，醫學界一直推廣醫患共同決策，就是為了幫助病人做出最佳選擇，減少盲目決策帶來的失誤。在疾病面前，醫生是診斷和治療的專家，患者是對自己的身體、人生價值、經濟狀況、治療預期和治療效果最了解的人，雙方各具優勢。所以醫患共同決策，保持理性思維、互相信任彼此的優勢，可以最大限度的減少由於決策失誤帶來的問題。

但是很多時候，決策並沒有絕對的對與錯，也沒有通用原則。因為在醫學的不確定性面前，治療的過程是不確定的，結局也是不確定的，同時醫療過程中遇到的情況也是瞬息萬變的。所以選擇的核心是，根據當下的資訊、機率和病人意願，做出最理性和最客觀的判斷。最終結果如何，並不能完全作為評判決策是否正確的依據。

比如，一個高齡的肺炎患者，經過治療病情已經得到了控制，這時要不要拔出氣管插管？拔了氣管插管，病人可能會因為不會咳痰而重新插管，這樣肺炎就可能加重，重新插管的過程也存在風險。如果不拔，病人很痛苦，而且氣管插管久了，很可能再次引發肺炎，怎麼辦？

再如，一個高齡老人股骨頸骨折了，這個部位的骨折很容易造成股骨頭缺血、壞死，他應不應該做關節置換手術？不做這個手術，病人會很痛苦，還可能產生各種臥床的併發症；如果做這個手術，就面臨著更大的手術風險。這個時候該如何選擇？

說實話，面對這些問題，即便是醫生也很難做出最佳的選擇。所以，我們無法根據不確定的結局反推選擇，我們能夠做到的就是在疾病面前和自己的愛人、親人、信任的醫生一起決策，共擔風險、共用利益，這才是最佳選擇。

主治醫生是尋求支持的第一人選

在治療的過程中，醫生、親人、朋友都是我們尋求支援的對象，那麼誰才是尋求支持的第一人選呢？經常會有朋友打電話給我說：「我現在有個親人住在ＩＣＵ，你能不能電話指導一下？你在大醫院，天天搶救，你有經驗。」我通常都會以「即便我有經驗，我也不如病人的主治醫生」為理由拒絕。

因為主治醫生是最了解病人病情的人，他最了解病人用藥後的反應，他最能把病人的每一個症狀和資料結合起來，他是對病人病情最關心的醫生。所以**在決策時，尋求支持的第一人選不是你的醫生朋友，而是你的主治醫生**。

醫生朋友可以給出某些具體的建議，但這些建議在時間充裕、病情穩定、面臨很多選擇的時候才能起到支持作用。醫生朋友只能是我們尋求支持的第二人選。

有些需要長期治療的疾病，比如癌症，病人不僅在患病期間要承受疾病帶來的痛苦和壓抑，還要不斷的選擇下一步的治療方案。在這種情況下，一些可以為病人帶來正能量，並能在一定程度上緩解病人心理痛苦的社會團體，或者志願者機構是我們尋求支持的第三人選。人與人之間相互的鼓勵和支持、正向的安慰，能幫助病人更好的康復。

在疾病面前，掌握醫患溝通交流的五個核心問題，做到最大程度的知情，學會彼此信任，與醫生共同決策，了解尋求支持的優先順序，能做到這些，我們就可以成為一名聰明的患者。

薄世寧的醫學通識

如果沒有我的參與，一切與我無關。

06 預約自己的美好告別

我們當中的很多人都經歷過親人的離世，曾經看過他們在死亡面前的痛苦和掙扎。我們當時可能一直都在堅持要醫生對他們實施搶救，不放棄，直到最後一刻。你有沒有想過，如果有一天，你是躺在病床上的人，你會怎樣想？你希望家人怎麼做？醫生怎麼做？

中國人忌諱談死亡，我們的教育中缺乏死亡教育。所以一旦死亡真的來臨，絕大多數的人都會感到猝不及防、混亂、恐懼、迷茫、痛苦。《經濟學人》公布的〈二〇一五年度死亡質量指數〉（*Quality of Death Index*）[31]顯示，在被調查的全球八十個國家和地區中，英國的死亡品質指數位居第一，臺灣排第六，中國排第七十一。要如何才能做到「善終」？我認為，要想做到善終，需要從三個層面做起：自己的成長、醫學的溫情、社會的支持。

「善終」的六個要求[32]

所謂自己的成長，就是你要了解什麼是「善終」。歐美國家對「善終」提出了六個要求，這和我們理解的「善終」是非常接近的。

■ **無痛苦的死亡**。當死亡來臨的時候，人體的電解質、酸鹼平衡都會發生紊亂，癌細胞侵襲和轉移、肌肉僵硬等各種因素，都會引起病人劇烈難忍的疼痛。因此「善終」的第一個要求也是最重要的一個要求就是無痛。在痛苦中等待死亡，不僅加速了死亡，還非常不人道。

■ **承認死亡即將到來**。我們不要迴避死亡，而要清醒的認知到死亡是生命的一部分。只有認可了死亡是不可避免的，是每個人都要經歷的，才可能真正的讓死亡有品質。

■ **在家中去世，有家屬和朋友陪伴**。在即將離世時，人們都會有對親情、友情的渴望，會戀戀不捨。死亡的過程也是一個告別的過程，這同樣是「善終」重要的部分。

■ **「明明白白」的死，內心衝突和未盡事宜都得到了解決**。現代醫學可以解決死亡之前多數肉體上的痛苦，但是，如果病人內心還有一些糾結的事情，或者有一些未完成的心願，這就是另一種形式的痛苦了。人在去世前實現了這些未了的心願，才會沒有遺憾。

■ **認定死亡是個體的成長過程**。正確認識死亡，也是個人的一種成長。

---

31 死亡品質指數是評價死亡品質最重要的指標，它涵蓋了五個維度的評價，分別是姑息治療與醫療環境、人力資源、醫療護理的可負擔程度、護理品質以及公眾參與水準。

32 席修明，王一方．對話ICU：生死兩茫茫——技術時代的生命終結與死亡意義[E]．讀書，二〇一一，第三期。

■ **用與個人愛好和與個人特徵相符合的方式死亡**。根據個人的宗教信仰，對病人進行心理的和靈性的關懷，比如說，有的學者用「蝴蝶意象」，將死亡比喻成破繭成蝶，用宗教、用信仰去安撫即將逝去的人。這些都是醫療技術無法完全替代的。

只要你理解了這六點，也就理解了「善終」的真正含義。

讓死亡更有尊嚴

在正確理解「善終」後，我們如何讓死亡這個過程沒痛苦、有尊嚴呢？這就要依靠「善終」的第二個層面——醫學的溫情。

無論是過度搶救還是治療不足，都會給病人帶來痛苦。過度搶救會用各種先進的儀器和設備，這樣做雖然延長了生命，但同時也延長了痛苦。治療不足是指，沒能及時有效的干預死亡過程中身體的疼痛和各種不適，同樣也讓這個過程充滿痛苦。

有學者認為，英國、美國、日本以及臺灣死亡品質指數排名靠前的一個主要原因，就是率先推行了緩和醫療（Palliative Care）。緩和醫療還有其他名字，比如姑息治療、安寧療護、舒緩醫療等。它最早是在一九六〇年由英國的一位護理學家提出並開展的，後來逐步在其他很多國家得到了大力的推廣。世界衛生組織給緩和醫療的定義是：緩和醫療是一種提供給患有危及生命疾病的患者和家庭的，旨在提高他們的生活品質及面對危機的能力的系統方法；透過對痛苦和疼痛的早期識別，以嚴謹的評估和有效管理，滿足患者及家庭的所有（包括心理和精神）需求[33]。**緩和醫療有三個原則**：首先，**重視生命並承認死亡是一種正常過程**；其次，**不加速也不延後死亡**；最後，**提供解除臨終痛苦和不適的辦法**。

緩和醫療既不是讓晚期病人等死，也不是給他們虛假的希望，它是在最小傷害、最大尊重的原則上，讓病人舒適和有尊嚴的死亡[34]。了解緩和醫療，還必須避免一些誤解。

首先，**緩和醫療不是安樂死**。緩和醫療不加速死亡，也不拖延死亡，它和安樂死是不同的。為了減輕病人的痛苦，安樂死是用一種相對激進的加速死亡的方法。在大多數國家，安樂死可能一時半會還很難被大眾接受，而緩和醫療相對於安樂死，就更容易被接受了。

其次，**緩和醫療不是「順其自然」**。多數自然死亡的過程是充滿痛苦的，順其自然就是漠視痛苦。緩和醫療是用積極的醫學手段去減輕病人的痛苦，讓病人有尊嚴的離世。比如，給病人補水，不讓病人脫水而死；使用嗎啡等鎮痛藥物，不讓病人遭受疼痛的折磨；幫助病人翻身、活動肢體，減少肢體僵硬的痛苦；處理噁心嘔吐，幫病人緩解焦慮、躁動、譫妄；使用利尿劑減輕病人的水腫；給氧、使用藥物減少呼吸道分泌物，改善病人呼吸困難的情

33 WHO. WHO Definition of Palliative Care [EB/OL]. https://www.who.int/cancer/palliative/definition/en/.

34 李虹霖.世界臨終關懷和緩和醫療日談生命本質與死亡尊嚴[EB/OL]. [2016-01-09].http://www.china.com/cn/newphoto/news/2016-10/09/content_39451371.htm。

況。這些醫療措施都是緩和醫療的重要手段，可以大大改善死亡品質。毫無疑問，緩和醫療是最人道的做法，它是在用醫學幫病人有尊嚴的走完生命的最後一程。

最後，**緩和醫療不僅是純粹的醫學干預，也是身體、心理、精神三個層面的全方位干預**。緩和醫療的概念和原則，體現了醫學的溫情。

生前預立遺囑是更好的選擇

儘管對生命的決定權歸病人自己，但是現實中每個人又都是社會和家庭中的人，病人是否真的能掌握自己的生命權還真不一定。比如病人昏迷，或者失去選擇的能力，這時該如何保持生命的尊嚴呢？家人之間在治療方案或者是否繼續治療的意見上可能是相悖的，無法協調，甚至會互相譴責，鬧到法院。這就要依靠「善終」的第三個層面——社會的支持。

二〇一七年三月十二日，著名作家瓊瑤在臉書上公布了她的公開信，這封信是寫給長子陳中維和兒媳何秀瓊的。原文太長，以下為節選：

雖然中維一再說，完全了解我的心願，同意我的看法，會全部遵照我的願望去做，我卻生怕到了時候，你們對我的愛，成為我「自然死亡」最大的阻力。我的叮囑如下：

一、不論我生了什麼重病，不動大手術，讓我死得快最重要！在我能做主時讓我做主，萬一我不能做主時，照我的叮囑去做！

二、不把我送進加護病房。

三、不論什麼情況下，絕對不能插鼻胃管[35]！因為如果我失去吞嚥的能力，等於也失去吃的快樂，我不要那樣活著！

四、同上一條，不論什麼情況，不能在我身上插入各種維生的管子。尿管、呼吸管，各種我不知道名字的管子都不行！

五、我已註記過最後的急救措施，氣切、電擊、葉克膜，這些全部不要！幫助我沒有痛苦的死去，比千方百計讓我痛苦的活著，意義重大！千萬不要被生死的迷思給困惑住！

瓊瑤的這封信本質上就是一種生前預囑（living wills）——在人有清晰思維的情況下，對自己生病或者死亡過程提前囑託。作為一位知名作家和公眾人物，瓊瑤用生前預囑這種形式，提倡科學看待生命和死亡。

為了防止家人的意見不一，或者因為親情不捨割離，生前預囑就是一種更好的解決辦法。在中國，凡是年滿十八歲、具有完全民事行為能力的人，都可以透過這種方式對自己的生命做出安排（按：在臺灣，依據安寧緩和醫療條例第五條規定，二十歲以上具有完全行為能力之人，得簽立「預立選擇安寧緩和醫療」，加註於本人的健保ＩＣ卡）。

35　鼻胃管是經過鼻子放到胃裡的營養管。

生前預囑的內容可以透過「我的五個願望」的形式來實現，包括：

- 我要或者不要什麼醫療服務。
- 我希望使用或者不使用生命支持治療。
- 我希望別人怎樣對待我。
- 我想讓我的家人和朋友知道什麼。
- 我希望誰幫助我。

有些國家已經通過立法支持了生前預囑的實現。比如一九七六年，美國加州通過了《自然死亡法案》（*Natural Death Act*），允許患者依照自己的意願自然死亡，尊重不使用能延長不可治癒患者臨終過程的生命支援系統的決定。雖然生前預囑不像遺囑那樣有法案的保護，在實踐層面會有不被遵守的法律風險，但是毫無疑問，它是推動有尊嚴死亡的一個有益探索。最後的告別，可以有更好的選擇。

薄世寧的醫學通識

生的愉悅與死的坦然，都將成為生命圓滿的標誌。

——阿圖・葛文德醫生

結語
醫學的未來：繼承與叛逆

在本書的最後，我們應該展望未來。但是，根據歷史經驗，預測具體的理論發展和技術進步是不明智的。因為根據人類科技的發展規律，沒人可以精確的預測未來。就像歷史學家哈拉瑞（Yuval Noah Harari）在《人類大歷史：從野獸到扮演上帝》（*Sapiens: A Brief History of Humankind*）這本書裡說的：

我們無法真正預測未來，因為科技並不會帶來確定的結果。我們的思想和行動通常會受限於當今的意識形態和社會制度，要以新的方式來思考或行動並非易事。讓我們從中鬆綁，以更豐富的想像力思考我們的未來。

醫學發展得太快了，無論是理論、技術還是醫學的功能，都在發生著和即將發生巨大的變化。但是我還是鼓起勇氣，大膽的給思想鬆個綁，談一下我個人對未來醫學的一些展望。

「萬物基因互助」的暢想

二〇七〇年，薄醫生九十六歲了。你可能會說二〇七〇年一定是預防性治療、遠端醫療、精準醫療、個體化醫療、基因編輯、人工智慧、手術機器人、3D列印等技術的天下。但我認為，五十年後這些技術都已過時，將被淘汰。

醫學在那時已經進入了一個被稱為「萬物基因互助」的時代。也就是說，世界上每個人的健康資料（尤其是基因資料）都連網了，醫生會用演算法對這些資料進行調配和管理，將不同病人突變的基因進行互換來治癒疾病。這就是「萬物基因互助」。

薄醫生站在醫院的花園裡，回憶起五十年前的二〇二〇年。這個地方在那時是就診大廳，曾經熙熙攘攘，人貼著人。後來，這裡被改成了花園，只有行色匆匆的醫生和技術人員路過，一個病人都沒有了。因為到了二〇七〇年，病人再也不用頻繁的往醫院跑了，所有的問題在家就能處理。醫院更像是一個基因資料調配和運算的中心，醫生做的工作更像今天的資料工程師。

正在回想的時候，薄醫生的呼叫器響了。自從一九八三年第一臺呼叫器進入中國，醫生的裝備不斷升級，但是別在腰間的呼叫器卻一直沒變，這成了醫生的標誌。呼叫器上顯示：請回資料中心，有信號接入。

薄醫生回到資料中心，站在螢幕前。螢幕上顯示的是一位一百零五歲病人的基因圖譜。薄醫生每天的工作就是研究這些圖譜，然後用演算法匹配資料。也就是說，也許你身上的基因突變對你來說是致病基因，但是，如果將這段基因放到別人身上，就可能成為能夠治病的基因。

薄醫生一直在說，任何一項基因突變都有價值，都不是憑空產生的，一定可以找到適合的人群。所以，他的主要工作就是基因互換，十五G通信技術和萬物互聯給基因互換提供了可能。二〇七〇年，醫生就是可以利用全球人群基因資料和演算法的人。

薄醫生看到這個病人的基因圖譜上顯示了一種叫作ATSNT2068的基因突變片段，他立刻推測這個人最近一定剛從火星旅遊回來。因為火星上特殊的礦物質輻射出的射線，可以讓正常人的基因發生突變，變成這段ATSNT2068基因。這個基因正是薄醫生在去年（也就是二〇六九年）的一項研究中發現的。薄醫生憑藉這項名為《星際旅行人群新發基因突變在萬物互聯背景下的意義》的研究，順利的通過了「博士後後後」的答辯。

在這個研究中，薄醫生團隊第一次在三千兩百六十六名火星星際旅行的人群中發現了突變基因——ATSNT2068基因。這種基因可以引起病人思維奔逸和失眠，對病人造成了很大的困擾。但是，如果把這段突變的基因移植給患有阿茲海默症的病人，就可以治癒阿茲海默症。這就是基因互換帶來的巨大收益。

薄醫生馬上聯繫了一位患阿茲海默症的病人。他對病人說：「現在已經為你找到了一個合適的基因突變片段，如果能夠將這段基因移植到你的大腦細胞裡，那麼就可以治癒你的阿茲海默症了。而如果把你的阿茲海默症基因移植給這位剛從火星旅行回來的失眠的人，那麼他的失眠也可以治好。同時，告訴你們一個好消息，你們身上的基因感測器會把數據傳給保險中心。更新了這段基因，明年保費就可以下調二〇%了。」兩位病人，同時發出了愜意的笑聲。

醫學在繼承與叛逆中成長

這聽起來是不是很科幻呢？

但也許不用等五十年，這個場景就可以實現。因為這個場景是我大膽猜想的未來醫學的三個發展方向：

- 資料和演算法在醫學中得到普及。醫生必須不斷積累資料，掌握演算法才可以掌握未來的醫學發展。
- 醫學資料實現互聯互助。世界上每一個人都構成了網路中的節點，世界上每個人的健康資料都聯繫在一起。
- 基因互換技術廣泛用於疾病治療。充分利用自然界帶來的基因突變的優勢，將突變基因用於疾病治療。

當然了，還有個更大的可能——我的這些猜測全部都是錯的，因為這些暢想依然來源於今天醫學發展的現狀和今天對於疾病的理解。醫學是一個不斷繼承與叛逆的過程，它不會完全按著咱們的思維和邏輯發展。正如陳方正先生的著作《繼承與叛逆》中的一段話，我第一次讀的時候，就被震撼到了：

> 在今日，牛頓理所當然的被視為十七世紀科學革命主將和現代科學開創者，科學與宗教之分道揚鑣，上帝之被擯除於自然哲學以外，都是從《原理》開始的。

《原理》是指牛頓一六八七年完成的著作《自然哲學的數學原理》（*Mathematical Principle of Natural Philosophy*）。他在書中提出了萬有引力定律，創立了力學三大定律，為天體力學研究奠定了基礎，讓數學成為研究宇宙運動中的基礎學科。但《原理》的出版，也讓牛頓成了自己信仰的叛逆者。牛頓篤信宗教，以古代偉大傳統的繼承者、復興者自居，但是恐怕連他自己都沒有意料到，也最不願意見到，他對信仰的繼承和復興，他對「上帝」的思考和求證，反而帶來了叛逆和科學的發展。

陳方正先生的《繼承與叛逆》說的是科學的發展規律。繼承是在原有理論基礎上的發展，叛逆是帶來終極理念的顛覆。這個深刻的道理同樣適用於醫學。

醫學永遠在繼承與叛逆中成長。

比如，希波克拉底把醫學從神鬼的桎梏中解救出來，創立了「體液學說」。之後的醫生們就秉信這一理論，並且在這一理論的指導下驗證、實踐。之後，人們發現了這一理論體系的巨大漏洞和錯誤。最後，隨著人體解剖學、生理學、病理學的出現，現代醫學徹底摒棄了

「體液學說」，這是醫學歷史上的繼承與叛逆。

今天我們所有能夠看到的理論或者技術，在未來，隨著繼承也必將發生叛逆。只是，我猜不到未來會是怎樣。

你可能會說，未來率先發生叛逆的領域一定是人工智慧。

今天的人工智慧和手術機器人都是給醫生賦能的，無論這種機器人多麼高級，可以把手術視野放大多少倍，可以做到多麼精細，可以抓起比醫生的手小多少的器械，它們本質上都是充當了外科醫生的手和眼睛。這是繼承。

實際上在很多方面，人工智慧和機器人的能力甚至超越了醫生。比如華生機器人（IBM Watson Health）可以在十七秒內閱讀三千四百六十九本醫學專著、二十五萬篇論文。二〇一二年，華生機器人通過了美國執業醫師資格考試（USMLE）。二〇一七年，中國研發的一款機器人，以高分通過了中國執業醫師資格考試。但是，這還是對醫學資料的學習，這還是繼承。

因為，人工智慧和機器人只知道怎麼做，卻永遠不知道為什麼這麼做。而人類卻在不斷的研究為什麼。所以，未來發生叛逆的領域一定不是人工智慧。人工智慧和機器人可以成為醫生並肩作戰的戰友，但是永遠不可能取代醫生。因為，只有人才能掌握演算法。

未來，醫學領域的叛逆會來自哪裡？會來自人工器官嗎？會來自3D列印嗎？會來自免疫療法嗎？無論是你想到的，還是你想不到的，在未來的未來也必將被顛覆。但是，以下三點永遠不會變：

- 醫學永遠是為人服務的，這一終極目標永存。
- 醫學研究的方法永遠建立在科學的基礎上，科學方法永存。
- 醫學帶給我們的希望永存。

我非常喜歡《流浪地球》這部電影中的一句話：當地球將要突破木星的剛體洛希極限[1]而進入無法逆轉的解體過程中，無論最終結果會將人類歷史導向何處，我們決定選擇希望，因為希望是像鑽石一樣珍貴的東西，希望是我們回家的唯一方向。

回首往昔，展望未來，醫學永遠在繼承和叛逆中發展，永遠帶給我們希望。

薄世寧的醫學通識

人類是一個命運共同體，醫學永遠釋放著光，這道光照亮我們前行的路，讓我們在攙扶和彼此的鼓舞中成長。

1 洛希極限是一個天體對自身重力與第二個天體對它造成的潮汐力相等時，兩個天體所相距的距離。當星體與重力源小於洛希極限時，星體就會被潮汐力撕裂成行星環。

致謝

感謝我的恩師張淑文教授，作為中國最早期的危重醫學專家，妳手把手的教我調節呼吸器的每個參數，教我如何用外敷的方法減輕重症胰腺炎患者的炎症和腹痛，教我如何仔細的觀察病情和用嚴謹的科學態度從事科研。妳改變了我的人生，教我學著做一個像妳一樣的好醫生。

感謝我的父母，你們反覆的對我說：「病人是在最無助的時候找到你，所以一定要對他們好，要細心。」

我還要感謝我的患者們，你們毫無保留的以性命相托，成為我不斷進取的動力。

感謝得到App的羅振宇、脫不花，你們嚴謹、求實的科學精神令我欽佩不已，你們是我的楷模；感謝宣明棟、筱穎、鹿宇明、孫小碗老師，在每一次課題討論會上，你們提供的解決複雜問題的方案，用思維模型去詮釋複雜原理的工作方法讓我醍醐灌頂。感謝顧問團任添華教授、馮雪教授、張明徽教授，你們在不同的醫學領域所具備的豐厚的專業知識和造詣，讓這本書的內容更全面更權威。感謝得到圖書團隊的白麗麗、盧薈羽、劉曉蕊老師和中信出版社二十四小時工作室的各位編輯老師，你們嚴謹的工作作風，讓這本書的文字更為科學，論據更為堅實。

感謝我的妻子和兒子，每天當我拖著疲憊的身子深夜回到家，你們總是對我說：「沒問題，你行。」

最後，感謝作為讀者的你，選擇了將這本書作為你開啟醫學神祕大門的鑰匙。

篩檢指南

關於篩檢的年齡以及頻率，可以參考本章的所提供的篩檢指南。但是由於指南具有普適性（考慮到了效益、成本、風險等綜合因素），所以個人還需要結合自身情況，最好和醫生商量後再決定。

一、乳癌篩檢指南

以下是中國抗癌協會乳癌專業委員會提出的建議。

▣ 篩檢年齡及措施[1]

■ 二十至三十九歲。

不推薦對該年齡段人群進行乳腺篩檢。

1 在臺灣，因四十五歲至六十九歲婦女為我國婦女罹患乳癌的高峰，因此，國民健康署提供四十五歲至六十九歲，及四十歲至四十四歲具乳癌家族史（指祖母、外婆、母親、女兒、姊妹曾有人罹患乳癌）婦女每兩年一次乳房X光攝影檢查。

■ 四十歲至四十五歲。
- 適合隨機性篩檢。
- 每年一次乳房X光攝影檢查。
- 對緻密型乳房（乳腺比例大於七五％）推薦與超音波檢查聯合。

■ 四十五歲至六十九歲。
- 適合隨機性篩檢和人群普查。
- 每一至兩年一次乳房X光攝影檢查。
- 對緻密型乳房推薦與超音波檢查聯合。

■ 七十歲或以上。
- 適合隨機性篩檢。
- 每兩年一次乳房X光攝影檢查。

▣ 乳癌高危險群篩檢意見

建議對乳癌高危人群[2]提前進行篩檢（小於四十歲），篩檢期間建議每年一次，篩檢手段除了應用一般人群乳房X光攝影之外，還可以應用MRI（核磁共振造影）等新的影像學手段。以下是乳癌高危人群的定義：

■ 有明顯的乳癌遺傳傾向者。

■既往有乳腺管或非典型乳小葉細胞增生（Atypical Lobular Heperplasia，簡稱ＡＬＨ）或小葉原位癌（Lobular carcinoma in situ，簡稱ＬＣＩＳ）的患者。

■既往行胸部放射線治療。

二、肺癌篩檢指南

▣篩檢年齡及頻率

■具體建議：篩檢建議一年一次。

■建議篩檢人群：年齡為五十歲至七十四歲的吸菸者，至少有二十包／年吸菸史，如已經戒菸則戒菸時間未超過五年[3]。如果某些高發地區有其他重要的肺癌危險因素，也

---

2 臺灣對於乳癌高危人群的定義為：家族有乳癌病史、一側乳房得過乳癌、得過卵巢癌或子宮內膜癌、未生過孩子或在三十歲後才生第一胎、未餵過母奶、初經早、停經晚、長期使用賀爾蒙補充劑。

3 根據臺灣肺癌學會、臺灣胸腔暨重症加護醫學會，及中華民國放射醫學會聯合訂出「低劑量電腦斷層肺癌篩檢共識宣言」建議：年齡介於五十五歲至七十四歲，抽菸史超過三十包／年（即每天抽一包菸，超過三十年；或每天兩包，超過十五年；或每天三包，超過十年等），目前仍在抽菸或戒菸尚未超過十五年者，證據顯示可接受低劑量電腦斷層以篩檢肺癌。

可作為篩選高危人群的條件，如宣威市，無通風或通風較差，室內燃煤年數大於等於十五年；又如箇舊市，項目點有十年或更長的坑下作業或冶煉史。

近五年有癌症病史（非黑色素性皮膚癌、子宮頸原位癌、局限性攝護腺癌除外）、不能耐受可能的肺癌切除手術，或有嚴重影響生命疾病的個體，則不建議進行低劑量電腦斷層掃描。

■ 篩檢措施：低劑量電腦斷層掃描。

三、肝癌篩檢指南

▣ 篩檢對象

■ 肝癌的高危人群：具有B型肝炎病毒（HBV）或C型肝炎病毒（HCV）感染、長期酗酒、非酒精脂肪性肝炎、食用被黃麴黴毒素汙染的食物、各種原因引起的肝硬化，以及有肝癌家族史等的人群，尤其是年齡四十歲以上的男性風險更大。

■ 檢查措施：甲型胎兒蛋白（AFP）和肝臟超音波檢查。

■ 具體建議：建議上述高危人群每隔六個月至少進行一次檢查[4]。

四、胃癌篩檢指南

▣ 篩檢對象

年齡大於等於四十歲，且符合下列任意一條者，建議其作為胃癌篩檢對象人群：

- 胃癌高發地區人群。
- 幽門螺旋桿菌感染者。
- 既往患有慢性萎縮性胃炎、胃潰瘍、胃息肉、胃切除手術、肥厚性胃炎、惡性貧血等胃的癌前疾病。
- 胃癌患者一級親屬。
- 存在胃癌其他風險因素（如攝入高鹽、醃製飲食，吸菸、重度飲酒等）。

■ 檢查措施：血清學篩檢和內視鏡篩檢，最終確診需要病理證實。

■ 具體建議：早期胃癌篩檢的流程見下頁圖A-1。

五、食道癌篩檢指南

▣ 篩檢對象

年齡大於等於四十歲，並且符合下列任一項者應列為食道癌高危人群，建議其作為篩檢

4 在臺灣，凡年滿四十五歲至五十四歲民眾、四十至六十歲原住民，可享終身一次肝炎篩檢補助。

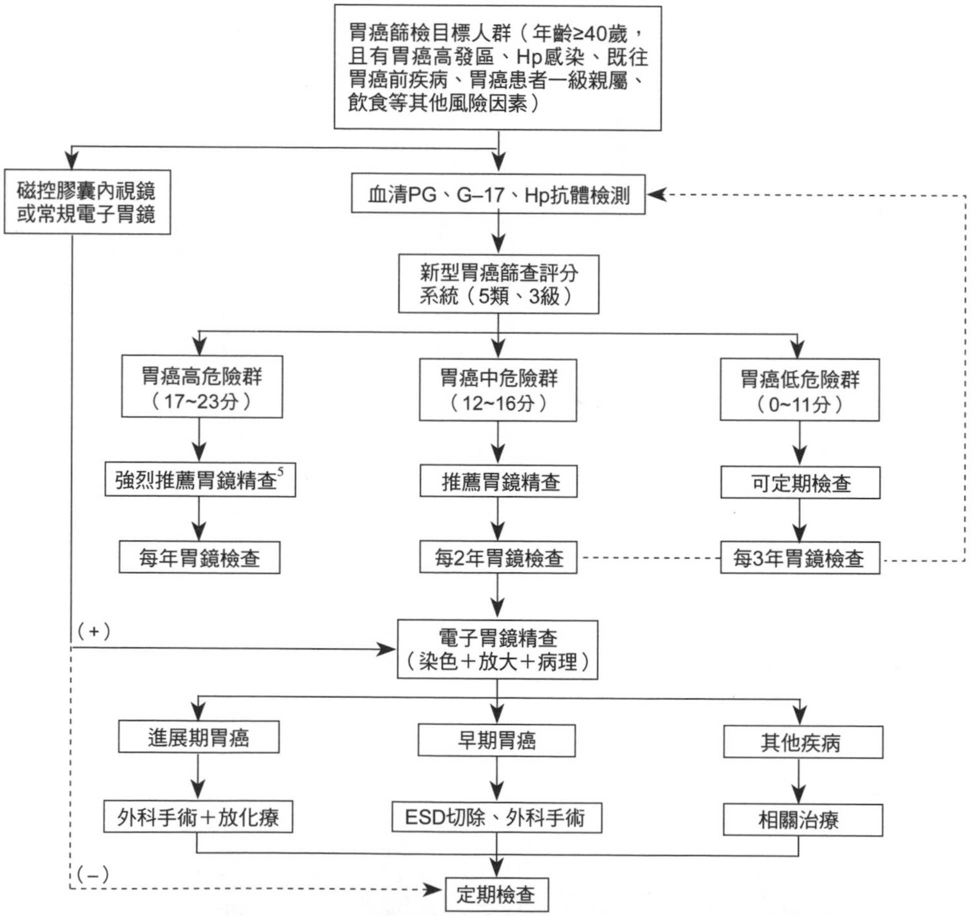

注：PG 為胃蛋白酶原、G–17 為血清胃泌素 17，Hp 為幽門螺桿菌，ESD 為內視鏡黏膜下剝離術。

▲ 圖 A-1　早期胃癌篩查流程圖。

對象：

- 來自食道癌高發區。
- 有上消化道症狀。
- 有食道癌家族史。
- 患有食道癌前疾病或癌前病變。
- 具有其他食道癌高危險因素（吸菸、重度飲酒、頭頸部或呼吸道鱗狀細胞癌等）。

■ 檢查措施：內視鏡和活組織切片檢查。

■ 具體建議：早期食道癌內鏡篩檢流程見下頁圖A-2。

此外，對於以下癌症，可以參考美國癌症學會發布的二〇一八年最新癌症篩檢指南。

六、子宮頸癌篩檢指南

◙ 篩檢年齡

■ 二十一歲至二十九歲的女性

5 胃鏡檢查時同時進行染色、電子放大、活檢病理，在肉眼觀察基礎上盡量避免漏檢。

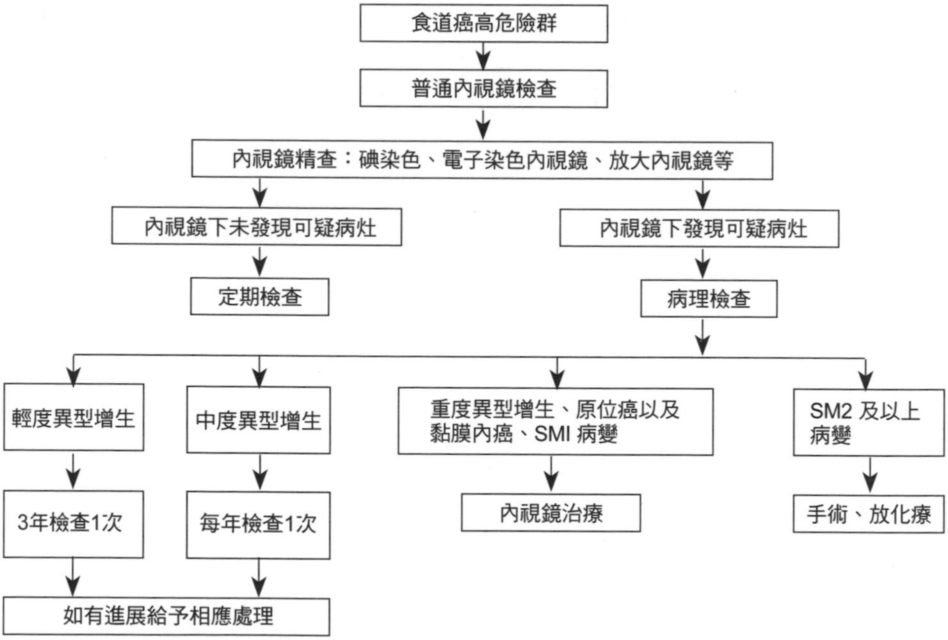

注：SMI為病變浸潤黏膜下層上1/3，SM2 為病變浸潤黏膜下層中 1/3。

▲ 圖 A-2 早期食道癌內視鏡篩查流程圖。

- 檢查措施：子宮頸抹片（巴氏塗片）檢查[6]。
- 具體建議：子宮頸癌篩檢應從二十一歲開始；對於二十一歲至二十九歲的女性，應每三年進行一次常規或液基薄層抹片檢查。

■ 三十歲至六十五歲的女性

- 檢查措施：子宮頸抹片檢查和 HPV-DNA 檢測。
- 具體建議：對於三十歲至六十五歲的女性，應每五年進行一次ＨＰＶ檢測加子宮頸抹片檢查作為篩檢（首選），或每三年進行一次子宮頸抹片檢查（可接受）。

■ 年齡大於六十五歲的女性。

- 檢查措施：巴氏塗片檢查和 HPV-DNA 檢測。
- 具體建議：年齡大於六十五歲的女性，在最近十年內有「連續兩次正常的抹片加ＨＰＶ檢查結果」或「連續三次正常的抹片檢查結果」，且最近一次檢測發生在最近五年內，可停止子宮頸癌篩檢。

■ 已接受過全子宮切除術的女性。

- 具體建議：已接受過全子宮切除術的女性不需要接受子宮頸癌篩檢。

6 在臺灣，只要年滿三十歲的婦女，政府補助每年一次免費子宮頸抹片檢查。並建議至少「每三年做一次」檢查。

七、結直腸癌篩檢指南

▣ 篩檢年齡

■ 四十五歲至七十五歲的男性和女性。

• 檢查措施：每年進行免疫法糞便潛血檢查（FIT）；每年進行高敏感性糞便潛血檢查（HSgFOBT）；每三年進行多基因糞便DNA檢測（mt-sDNA）；每十年進行大腸鏡檢查；每五年進行電腦斷層大腸鏡檢查（CTC）；每五年進行軟式乙狀結腸鏡檢查（FS）。

• 具體建議：年齡在四十五歲及以上的成年人，應根據患者的偏好和檢測的可行性進行定期篩檢，包括高敏感性糞便潛血檢查或結直腸結構（視覺）檢查；非大腸鏡篩檢試驗的所有陽性結果都應及時進行大腸鏡檢查，這應作為篩檢過程的一部分；健康狀況良好、預期壽命大於十年的成年人應繼續篩檢至七十五歲。

■ 七十六歲至八十五歲的男性和女性。

• 具體建議：應根據患者的偏好、預期壽命、健康狀況和既往篩檢史，進行個體化的篩檢決策；如果決定繼續篩檢，可按上述篩檢方案進行。

■ 年齡大於八十五歲的男性和女性。

• 具體建議：不建議繼續進行篩檢。

八、子宮內膜癌篩檢指南

▣ 篩檢對象

■ 高危人群為更年期女性。

• 具體建議：應向更年期女性告知子宮內膜癌的風險和症狀，並強烈建議這些女性及時向醫生報告意外出血情況，即使是少量的點狀出血。

九、攝護腺癌篩檢指南

▣ 篩檢年齡

高危險群為年齡五十歲以上的男性。

■ 檢查措施：攝護腺特異抗原檢測（PSA），同時進行或不進行肛門指診（DRE）。

■ 具體建議：對於預期壽命少於十年的男性，應該在獲得攝護腺癌篩檢潛在益處、風險和不確定性的相關資訊後，與醫務人員一起就是否要進行攝護腺癌篩檢做出決策；攝護腺癌的篩檢必須在患者充分知曉利弊的情況下進行。

圖片來源

編號	網址
第一章	
1-1	http://gallery.lib.umn.edu/exhibits/show/openheart/item/1705（credit：courtesy the University of Minnesota Archives-Twin Cities）
1-2	Blausen.com staff（2014）. "Medical gallery of Blausen Medical 2014". WikiJournal of Medicine 1 (2). DOI:10.15347/wjm/2014.010. ISSN 2002-4436（作者：BruceBlaus）
1-3	https://www.scienticanimations.com/wp-content/upl4-oads/2018/03/Atheroma.jpg
1-4	提供者：CDC/ Dr. Patricia Fields, Dr. Collette Fitzgerald（作者：Janice Carr）
第二章	
2-2	https://wellcomeimages.org/indexplus/obf_images/14/02/ede375316928120b12c2b9bd2cac.jpg
2-3	https://commons.wikimedia.org/wiki/File:A_surgeon_instructing_a_younger_surgeon_how_to_bleed_a_male_Wellcome_V0016799.jpg（welcome images）
2-4	https://commons.wikimedia.org/wiki/File:Helicobacter_pylori_in_a_case_of_gastritis.jpg（作者：Patho）
2-7	https://uk.wikipedia.org/wiki/%D0%94%D0%B5%D0%B2%D1%96%D0%B4_%D0%92%D0%B5%D1%82%D1%82%D0%B5%D1%80

接下頁

編號	網址
第三章	
3-1	https://upload.wikimedia.org/wikipedia/commons/4/40/Michael_Jackson_Dangerous_World_Tour_1993.jpg
3-2	https://en.m.wikipedia.org/wiki/File%3ALen-terry-wiles.jpg
3-6	https://commons.wikimedia.org/wiki/File:Map_of_England_showing_prevalence_of_cholera,_1849_Wellcome_L0039174.jpg （welcome images）
第四章	
4-3	https://commons.wikimedia.org/wiki/File:PTCA_stent_NIH.gif
4-4	https://upload.wikimedia.org/wikipedia/commons/d/d8/%E4%BC%8F%E6%A1%88%E5%86%99%E5%AD%97%E7%9A%84%E6%A2%81%E5%90%AF%E8%B6%85.jpg
4-7	https://upload.wikimedia.org/wikipedia/commons/0/0e/Ecole_polytechnique_%2844336305584%29.jpg（作者：Ecole polytechnique / Paris / France）
第五章	
5-1	https://commons.wikimedia.org/wiki/File:Louis_Pasteur,_foto_av_Paul_Nadar.jpg
5-2	https://commons.wikimedia.org/wiki/File:Wellcome_polio_vaccine_Wellcome_L0033971.jpg （welcome images）

接左頁

編號	網址
5-3	https://en.m.wikipedia.org/wiki/File:Venous_Access_Port_Catheter.png（作者：BruceBlaus）
5-4	https://commons.wikimedia.org/wiki/File:Human_Infant_in_Incubator.jpg（作者：Zerbey）
5-5	https://commons.wikimedia.org/wiki/File:Ether_Monument_in_Boston_Public_Garden---e_Good_Samaritan.jpg
5-6	https://commons.wikimedia.org/wiki/File:Portrait_of_Crawford_Williamson_Long._Wellcome_M0003193.jpg（welcome images）
5-7	https://commons.wikimedia.org/wiki/File:Florence_Nightingale_CDV_by_H_Lenthall.jpg https://commons.wikimedia.org/wiki/File:Nightingale-mortality.jpg
5-9	https://wellcomeimages.org/indexplus/obf_images/25/6c/455217b196f1240f326dc6fa9ac0.jpg https://commons.wikimedia.org/wiki/File:X-ray_by_Wilhelm_R%C3%B6ntgen_of_Albert_von_K%C3%B6lliker%27s_hand_-_18960123-02.jpg
5-10	By Edwin J. Houston - Retrieved December 22, 2014 from Edwin J. Houston, "Elementary Electricity Ch. 13: The X-rays" in Popular Electricity magazine,Popular Electricity Publishing Co., Chicago, Illinois, Vol. 2, No. 1, May 1908, p. 6,g. 87 on Google Books, Public Domain, https://commons.wikimedia.org/w/index.php?curid=37565089

接下頁

編號	網址
5-11	By J. P. Hoguet-Retrieved 12 October 2013 from A. M. Jungmann, "X-rays:Samaritans of war" in Waldemar Kaempffert, Ed., The Book of Modern Marvels,Leslie Judge Co., New York, p. 172 on Google Books, Public Domain, https://commons.wikimedia.org/w/index.php?curid=28986607
5-12	https://zh.wikipedia.org/wiki/File:Synthetic_Production_of_Penicillin_TR1468.jpg
5-13	美國國立衛生研究院National Institutes of Health
5-14	https://ja.m.wikipedia.org/wiki/%E3%83%95%E3%82%A1%E3%82%A4%E3%83%AB:Iron_Lung_ward-Rancho_Los_Amigos_Hospital.gif
5-16	Von Unbekannt-http://www.pubmedcentral.nih.gov/articlerender.fcgi?artid=2504278, Gemeinfrei, https://commons.wikimedia.org/w/index.php?curid=6790335
5-18	https://www.maxpixel.net/Chernobyl-Gas-Mask-Pripyat-1366160
5-19	ErlingMandelmann.ch
5-20	https://en.wikipedia.org/wiki/File:MargaretSanger-Underwood.LOC.jpg
5-21	https://fertilitysuccessrates.com
第六章	
6-1	https://www.flickr.com/photos/raedmansour/14392278678

接左頁

編號	網址
6-2	https://wellcomeimages.org/indexplus/obf_images/57/6b/ ae68a03a9f8829b8d5005687d09f.jpg
6-3	https://zh-min-nan.wikipedia.org/wiki/t%C3%B3ng-%C3%A0n:William_ Osler_c1912.jpg
6-6	https://en.wikipedia.org/wiki/Werner_Forssmann https://commons.wikimedia.org/wiki/File:Werner_Forssmann.jpg
6-7	https://commons.wikimedia.org/wiki/File:Ignaz_Semmelweis.jpg
6-8	https://zh.wikipedia.org/wiki/File:Yearly_mortality_rates_1784-1849.png
6-9	https://zh.wikipedia.org/wiki/File:Wu_Lien-teh_-_ c._1910%E2%80%931915.jpg
第七章	
7-1	https://commons.wikimedia.org/wiki/File:HMS_Captain_dock.jpg
篩檢指南	
A-1	中國早期胃癌篩查流程專家集體意見
A-2	中國早期食管癌篩查及內鏡診治專家集體意見

國家圖書館出版品預行編目（CIP）資料

薄世寧醫學通識：全國醫護與零醫學基礎者傳閱的第一線醫生搶命筆記，做自己和家人的健康守護者。／薄世寧著.
-- 臺北市：大是文化，2020.09
432 面；17×23公分. --（EASY；094）
ISBN 978-986-95313-8-2（平裝）

1.醫學 2.通俗作品

415　　　109008941

EASY 094

薄世寧醫學通識

全國醫護與零醫學基礎者傳閱的第一線醫生搶命筆記，做自己和家人的健康守護者。

作　　者／薄世寧
責任編輯／蕭麗娟
校對編輯／陳竑悳
美術編輯／張皓婷
副總編輯／顏惠君
總 編 輯／吳依瑋
發 行 人／徐仲秋
會　　計／許鳳雪、陳嬅娟
版權經理／郝麗珍
行銷企劃／徐千晴、周以婷
業務助理／王德渝
業務專員／馬絮盈、留婉茹
業務經理／林裕安
總 經 理／陳絜吾

出 版 者／大是文化有限公司
臺北市 100 衡陽路 7 號 8 樓
編輯部電話：（02）23757911
購書相關資訊請洽：（02）23757911 分機 122
24 小時讀者服務傳真：（02）23756999
讀者服務 E-mail：haom@ms28.hinet.net
郵政劃撥帳號／ 19983366 戶名／大是文化有限公司

法律顧問／永然聯合法律事務所
香港發行／豐達出版發行有限公司 Rich Publishing & Distribution Ltd
地址：香港柴灣永泰道 70 號柴灣工業城第 2 期 1805 室
Unit 1805,Ph .2,Chai Wan Ind City,70 Wing Tai Rd,Chai Wan,Hong Kong
Tel：2172-6513 Fax：2172-4355
E-mail：cary@subseasy.com.hk

封面設計／ Patrice
內頁排版設計／ Judy
印　　刷／鴻霖印刷傳媒股份有限公司
出版日期／ 2020 年 9 月初版
定　　價／新臺幣 499 元（缺頁或裝訂錯誤的書，請寄回更換）
ISBN 978-986-95313-8-2